JN253569

慶應義塾大学医学部神経内科教授 **鈴木則宏** ●シリーズ監修

大阪市立大学大学院医学研究科神経内科教授 **伊藤義彰** ●編集

脳血管障害

神経内科 Clinical Questions & Pearls

中外医学社

■執筆者一覧 (執筆順)

秋山久尚	聖マリアンナ医科大学神経内科 准教授
上田雅之	多摩総合医療センター神経・脳血管内科 部長
山田　哲	済生会中央病院神経内科
山口啓二	一宮西病院神経内科 部長
田中亮太	順天堂大学医学部附属順天堂医院脳神経内科 准教授
安池政志	京都府立医科大学放射線診断治療学
横田　元	Department of Radiological Sciences, David Geffen School of Medicine at UCLA
山田　惠	京都府立医科大学放射線診断治療学 教授
此枝史恵	済生会中央病院神経内科
安部貴人	大阪市立大学大学院医学研究科神経内科学 准教授
星野晴彦	済生会中央病院神経内科 部長・脳卒中センター長
秋山武紀	慶應義塾大学医学部脳神経外科 専任講師
棚橋紀夫	埼玉医科大学国際医療センター神経内科 教授
山本康正	京都桂病院脳神経内科 脳血管センター長
長尾毅彦	日本医科大学多摩永山病院脳神経内科 部長・臨床准教授
堀口　崇	慶應義塾大学医学部脳神経外科 専任講師
森原隆太	岡山大学大学院医歯薬学総合研究科脳神経内科学
山下　徹	岡山大学大学院医歯薬学総合研究科脳神経内科学 講師
阿部康二	岡山大学大学院医歯薬学総合研究科脳神経内科学 教授
大木宏一	慶應義塾大学医学部神経内科 専任講師
山脇健盛	広島市民病院脳神経内科 主任部長
松本典子	日本医科大学大学院神経・脳血管内科 病院講師

木村和美	日本医科大学大学院神経・脳血管内科 教授
北川一夫	東京女子医科大学神経内科 教授
徳岡健太郎	東海大学医学部付属八王子病院神経内科 講師
野川　茂	東海大学医学部付属八王子病院神経内科 教授
黒田　敏	富山大学医学部脳神経外科 教授
小泉健三	東京歯科大学市川総合病院神経内科 准教授
高嶋修太郎	富山大学附属病院神経内科 診療教授
小笠原邦昭	岩手医科大学脳神経外科 教授
細見直永	広島大学大学院医歯薬保健学研究院脳神経内科学 講師
大槻俊輔	近畿大学医学部附属病院脳卒中センター 教授
一ノ瀬努	八尾徳洲会病院脳神経外科 部長
芝原友也	国立病院機構九州医療センター脳血管神経内科
矢坂正弘	国立病院機構九州医療センター脳血管神経内科 科長
浜口　毅	金沢大学大学院医薬保健学総合研究科脳老化・神経病態学（神経内科学）講師
山田正仁	金沢大学大学院医薬保健学総合研究科脳老化・神経病態学（神経内科学）教授
遠藤英徳	広南病院脳神経外科 部長
冨永悌二	東北大学大学院医学系研究科神経外科学分野 教授
片山正輝	東京歯科大学市川総合病院脳神経外科 講師
中込忠好	帝京大学医学部 名誉教授
越智　崇	東京大学大学院医学系研究科脳神経外科
斉藤延人	東京大学大学院医学系研究科脳神経外科 教授
藤原俊之	東海大学医学部リハビリテーション科 准教授
橋本洋一郎	熊本市民病院神経内科 主席診療部長

シリーズ刊行にあたって

　神経内科は，現在のわが国の専門医制度においては内科のsubspecialtyの一つであり，初期研修あるいは専門医への専攻医研修においては内科の必須研修科目の一つになっています．しかし神経内科疾患を「患者の主訴」という切り口で眺めてみると，「神経内科」はきわめて広い守備範囲を持っています．たとえば，「物がダブって二つに見える」「手がしびれる」「目がチカチカした後に激しい頭痛がする」などの感覚障害，「片側の手足が動かない」「ふらついて転びやすい」「呂律が回らない」「物が飲み込みにくい」などの運動障害，「朝食の内容を思い出せない」「自分の家族が誰であるかわからない」などの認知機能障害，「いくら呼んでも目を覚まさない」「時々失神する」などの意識障害など，さらには救急車で搬送されるような「激しい回転性めまいがして歩けない」「痙攣が止まらない」などの救急症状まで多岐にわたります．これらの多彩でかつ一般的な主訴から神経内科特有の疾患を鑑別し診断するのが神経内科なのです．神経疾患には，中枢神経の疾患（脳梗塞や脳出血等の脳血管障害，脳炎，髄膜炎，頭痛，てんかん，認知症，パーキンソン病，筋萎縮性側索硬化症，多発性硬化症，視神経脊髄炎など），末梢神経疾患，(Bell麻痺，Guillain-Barré症候群，慢性炎症性脱髄性ニューロパチーなど），筋疾患（筋ジストロフィー症，多発筋炎，周期性四肢麻痺など），神経筋接合部疾患（重症筋無力症，Lambert-Eaton筋無力症症候群など）が含まれ，きわめて多くの疾患があります．

　シリーズ『神経内科 Clinical Questions & Pearls』はこのような神経内科を標榜し，さらに専門医を目指すという大きな志を抱く若き医師を対象として立案・企画されました．神経内科疾患を主な領域別に分け，各領域を独立したシリーズとして刊行することとし，各巻ごとに当該領域におけるオピニオンリーダーに責任編集者として内容を企画していただきました．テーマとしては，広い神経内科疾患の領域の中から，脳血管障害，パーキンソン病，認知症，頭痛，てんかん，多発性硬化症・視神経脊髄炎などの中枢脱髄性疾

患，神経感染症，小脳失調症，高次脳機能障害，運動ニューロン疾患，末梢神経疾患そして筋疾患の12領域を抽出し，それぞれ1冊単位の独立したモノグラフとしました．ただし，各巻相互に統一性を持たせるため，編集骨格は神経内科診療の現場で遭遇する疑問・課題を，諸疾患の診療ガイドラインで一般化した「Clinical Questions（CQ）形式」として50〜100項目をとりあげ，それぞれについてエビデンスも踏まえて解説するという方針としました．構成としては，疾患の病態理解のための要点，診断と治療の要点，そして外来・病棟での実臨床の要点をQ&A形式にまとめ，それを中核にして前後に総説あるいはコラムなどを交えて解説するという形をとりました．さらに各章の結びとして「Pearls」と題するコラムを設け，診療のポイント，コツ，ピットフォール，最新の知見，読んでおきたい重要文献などについて紹介する工夫を施したことも本シリーズの特徴といえると思います．すなわち，本シリーズは各神経疾患診療に必要な知識を学び，現場での実践力を身につけることができるようまとめられた，新しいコンセプトに基づく神経内科ガイドブックといえるでしょう．最後に，各疾患領域におけるCQを精力的かつ網羅的に抽出していただいた各巻の分担編集者の先生方，ならびに本シリーズ全体の企画編集にご協力いただきました慶應義塾大学医学部神経内科専任講師 清水利彦先生に心から感謝したいと思います．

　本シリーズが，神経内科専門医を志す方々にとって血となり肉となり，将来の臨床の場において大きな花を咲かせ，そして大きく豊かな実を結ぶことを期待しています．

　　　2016年5月吉日

慶應義塾大学医学部神経内科教授
鈴 木 則 宏

序　文

　シリーズ「神経内科 Clinical Questions & Pearls」の中で，脳血管障害の分野は特に救急医療に直結しており，症例ごとに迅速・適切な対応が求められることが多い領域です．したがって，「これは困ったな，どうしたらいいだろう」という疑問に要領よく回答がまとめられてある本シリーズの形式は，便利でまさにうってつけと思われます．本書はそうした問題に直面しやすい神経内科専門医を目指す若き医師から総合的に内科を目指す医師，さらには脳卒中に取り組み始めた外科医の先生方にまで幅広く読んでいただけるように，項目ごとにわかりやすく，しかも実用性の高い解説をご執筆いただきました．

　構成としては，まず第1章においては脳血管障害の最新の疫学情報や社会的問題点をクローズアップし，続く第2章では脳血管障害の救急体制について取り上げました．医療の現場で何が問題になっているかを明らかにし，救急診療から検査まで，Time is Brain（一刻遅れるごとに相応する脳が失われていくこと）の観点からわかりやすくご解説いただきました．

　第3～5章は病型別の問答集となっており，本書の中核と言える部分です．超急性期の血栓溶解療法から機械的血栓除去術，さらには新たな抗血小板剤の併用療法，抗凝固療法，そして外科的手術治療に至るまで，臨床医が直面する「よくある疑問」やなかなか整理の付かない疑問に，第一線の現場で活躍する先生から「目からウロコ」の解説をいただきました．

　そして第6章では，脳血管障害で実は最も重要な治療であるリハビリテーションと，急性期治療が終わった後の地域連携の疑問に解説をいただきました．

　問答形式をとる本書が，脳血管障害診療における多くの問題の解決にお役に立てていただけると確信いたしております

　最後に，本書の企画を監修いただいた慶應義塾大学医学部神経内科　鈴木則宏教授に心より感謝させていただきます．

　　2016年7月吉日

大阪市立大学大学院医学研究科神経内科

伊　藤　義　彰

Contents

I 脳血管障害の疫学,社会的負担,病型分類

1 脳血管障害の患者を支援する社会的仕組みは
何が不足していますか? 〈秋山久尚〉 2
2 脳血管障害の病型分類法にはどのような問題点がありますか?
〈上田雅之〉 15

II 脳血管障害の救急体制,急性期評価,緊急検査

1 脳卒中救急診療の地域ネットワークはどのように整備すれば
よいでしょうか? 〈山田 哲〉 24
2 急性期の神経学的所見やNIHSSはどうすれば要領よく
診察できますか? 〈山口啓二〉 32
3 脳卒中急性期での頭部CTおよびCT血管撮影の有用性,
問題点について教えてください 〈田中亮太〉 42
4 脳血管障害急性期において,どのような頭部MRIの
撮像法が有用でしょうか? 〈安池政志 横田 元 山田 恵〉 48
5 脳卒中急性期に用いられる超音波検査には
どのようなものがありますか? 〈此枝史恵〉 59

III 脳梗塞・一過性脳虚血発作

1 一過性脳虚血発作が疑われた場合どのように対処すれば
よいでしょうか? 〈安部貴人〉 68
2 血栓溶解療法ではどのようなことに気をつけたら
よいでしょうか? 〈星野晴彦〉 74

3 機械的血栓除去術はどのような症例に有効なのでしょうか？
   .... 〈秋山武紀〉 81

4 アテローム血栓性脳梗塞の急性期治療はどのように
  行われますか？ .... 〈棚橋紀夫〉 90

5 ラクナ梗塞および branch atheromatous disease の
  急性期治療はどうしますか？ .... 〈山本康正〉 96

6 心原性脳塞栓症の急性期，慢性期はどのように治療すれば
  よいでしょうか？ .... 〈長尾毅彦〉 104

7 急性期の脳浮腫，脳圧上昇はどのように対処すれば
  よいでしょうか？ .... 〈堀口　崇〉 113

8 脳保護薬にはどのような臨床的な効果がありますか？
   .... 〈森原隆太　山下　徹　阿部康二〉 121

9 境界領域梗塞の病態はどのように考えられているのですか？
   .... 〈大木宏一〉 129

10 頭蓋内・外の脳動脈解離はどのように診断・治療すれば
   いいでしょうか？ .... 〈山脇健盛〉 135

11 奇異性脳塞栓症の診断はどのようにすればよいでしょうか？
   .... 〈松本典子　木村和美〉 146

12 脳静脈・静脈洞血栓症はどのように診断，治療すれば
   よいでしょうか？ .... 〈北川一夫〉 155

13 トルーソー症候群の発症機序と治療法を教えてください
   .... 〈徳岡健太郎　野川　茂〉 165

14 もやもや病の治療はどう行いますか？ .... 〈黒田　敏〉 173

15 若年性脳梗塞の原因にはどのようなものがありますか？
   .... 〈小泉健三〉 183

16 直接作用型経口抗凝固薬（DOAC）はワルファリンと
   どのように使い分けたらいいですか？ .... 〈高嶋修太郎〉 194

17 頸動脈内膜剝離術（CEA）とステント留置術（CAS）の
   適応症はどのように違いますか？ .... 〈秋山武紀〉 201

18 EC-IC バイパスはどのような症例に行われますか？ .... 〈小笠原邦昭〉 209

19 再発予防のための脳血管リスク因子の管理 〈細見直永〉 215
   case approach 脳梗塞・一過性脳虚血発作 〈安部貴人〉 225

IV 脳出血

   1 高血圧性脳内出血の急性期に手術以外の治療はどのように
     行いますか？ 〈大槻俊輔〉 230
   2 脳出血の手術適応はどのような症例に考慮しますか？ 〈一ノ瀬努〉 236
   3 抗血栓療法・血栓溶解療法に伴う脳出血にはどのように
     対処しますか？ 〈芝原友也　矢坂正弘〉 245
   4 脳アミロイドアンギオパチーの診断，治療はどのように
     行いますか？ 〈浜口　毅　山田正仁〉 254
   case approach 脳出血 〈大木宏一〉 261

V くも膜下出血

   1 脳動脈瘤の外科的治療の適応はどのように考えられていますか？
     〈遠藤英徳　冨永悌二〉 268
   2 脳動脈瘤の血管内治療はどのような症例に適応がありますか？
     〈片山正輝〉 275
   3 遅発性脳血管攣縮の予防と治療はどのように行いますか？
     〈中込忠好〉 285
   4 未破裂脳動脈瘤の治療指針はどのように考えられていますか？
     〈越智　崇　斉藤延人〉 291
   case approach くも膜下出血 〈堀口　崇〉 301

VI リハビリテーション

1 脳血管障害のリハビリテーションはどのように
  進めればよいでしょうか？ 〈藤原俊之〉 308
2 脳卒中のクリティカルパス，地域連携パスは
  どのように利用すればいいでしょうか？ 〈橋本洋一郎〉 315

索引 323

脳血管障害の疫学, 社会的負担, 病型分類 I

脳血管障害の患者を支援する社会的仕組みは何が不足していますか？

1. 本邦における脳血管障害の疫学

1 脳血管障害による死亡率（数）

本邦における人口10万人対の死亡率で，"脳血管疾患"は1951～1980年にかけて第1位を続けてきたが，高血圧をはじめとした脳血管障害の危険因子管理，一過性脳虚血発作（transient ischemic attack: TIA）への救急対応，2005年10月から承認された超急性期虚血性脳血管障害に対する経静脈的血栓溶解療法，脳血管障害再発予防の抗血栓療法など治療と予防の進歩により，1981年には"悪性新生物"に抜かれ第2位へ，1985年には"心疾患"に抜かれ第3位へ，2011年には"肺炎"にも抜かれ，現在，第4位まで低下している❶．また死亡数についても2014年には，前年の2013年と比較し4229人減少して年間約11万4118人，死亡総数の9.0％（厚生労働省2014年人口動態統計）となっている 図1 ❶❷．ここで注意すべきは，現在，死亡率の第3位である"肺炎"には"脳血管疾患"による意識障害や寝たきりといった後遺症のためADLが低下し，結果的に誤嚥

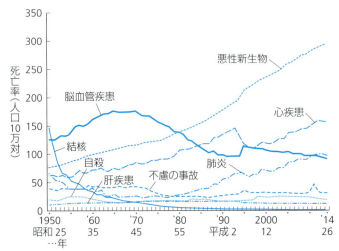

図1 主要死因別にみた死亡率（人口10万対）の推移
（厚生労働省2014年人口動態統計より）

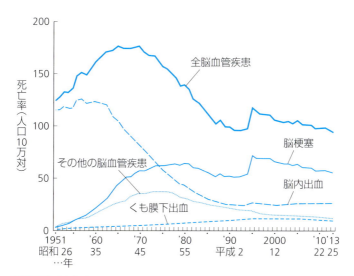

図2 脳血管疾患の死亡率（人口10万対）の推移
（厚生労働省2014年人口動態統計より）

性肺炎を発症し死亡へ至った症例が多数含まれている可能性があり，必ずしも"脳血管疾患"による死亡率（数）が低下しているわけではないとされている[3]．

さらに脳血管疾患による死亡率（人口10万人対）の内訳では，特に脳内出血の死亡率は1960年以降減少しているが，脳梗塞の死亡率は1980年頃まで増加した後は50前後で推移し，2014年には52.6と，ここ最近ではほぼ横ばいとなっている 図2 [1]．

しかし一方で，急速な高齢化や糖尿病，脂質異常症，高血圧などの生活習慣病の増加に伴い脳梗塞，なかでも高齢化とともに増加する心房細動による心原性脳塞栓症の罹患数が年々増加してきている．この結果，脳血管障害の罹患数は2020年には現在より15万人多く，2倍以上にあたる288万人に達すると予測され，これに伴い要介護者も2025年まで増え続けるとされている．

2 脳血管障害の総患者数

厚生労働省での"2014年患者調査の概況"によると，調査日に全国の医療施設を脳血管障害で受療した推計患者数は入院15万9,400人（病院15万4,900人，一般診療所4,600人），外来9万4,000人（病院4万4,700人，一般診療所4万9,200人），人口10万人対での脳血管疾患受療率は入院125（男114，女

136），外来74（男77，女71）であり，脳血管障害で継続的な医療を受けている総患者数は117万9,000人（男59万2,000人，女58万7,000人）と報告されている❷．これは"2011年患者調査の概要"の総患者数123万5,000人と比較して約6万人，2005年をピークに入院受診率も減少し，脳血管障害の総患者数は漸減してきている．

3 脳血管障害の国民医療費

このように治療と予防の進歩により脳血管障害による全死亡数は減る一方，高齢化や医療の高度化に伴い国民医療費は増加し，2013年度は脳血管障害の医療費には1兆7,730億円（65歳以上に1兆4,116億円，70歳以上に1兆2,259億円，75歳以上に9,946億円）が支出され，また全退院患者の平均在院日数は減少しているものの，2014年患者調査では脳血管障害全体では全国平均89.5日（65歳以上 100.7日，75歳以上 116.0日）と特に高齢者で長いことが認められている❷．

転帰についても脳血管障害後5年の生存率は1960年代には22.2％であったが，1980年代には55.3％，2000年代には63.0％と改善しつつあり，再発についても久山町研究における10年間の再発率では脳梗塞49.7％，脳内出血55.6％，くも膜下出血70.0％と決して低値ではない❹．

4 経済的/精神的/リハビリテーション施設的援助を必要とする脳血管障害

脳血管障害は急性期死亡を免れたとしても運動麻痺などの重度後遺症を残すことが少なくない．さらに療養時の長期臥床や脳血管障害の再発で寝たきりなどADLのさらなる低下をきたすこともあり，結果的に要介護の主要な原因の第1位（18.5％） 図3 ，認知症の原因の3～4割，要介護4の30.9％，要介護5の34.5％を占めるに至っている．また，疾患別入院期間についても脳血管障害が最長で，入院・在宅を問わず，本人のみならず家族にとっても経済的/精神的に大きな負担がのしかかることが多い疾患である．

このように脳血管障害は健康寿命に甚大な影響を及ぼし，多大な負担，ことに医療費も要するため，後遺症軽減を目的として早期からのリハビリテーションを開始するなど，多くの脳血管障害患者を支援する様々な社会的支援が必要となる．しかし，現実的には経済的，精神的，介護的，リハビリテーション施行施設的援助が不足しているのは明白である．今後しばらくは，脳血管障害患者が増加し続けることが予測されており，以前にも増して発症の予防と発症後の支援対策の強

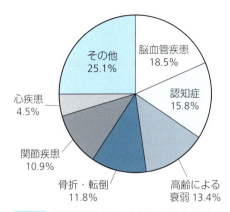

図3 介護が必要となった原因（平成25年）
（厚生労働省「国民生活基礎調査」より）

化が必要な時代となってきている．

2. 脳血管障害の患者を支援する社会的仕組み

　脳血管障害の患者の多くは，後遺症や再発について，場合によっては後遺症のために復職，再就職など就労困難について苦悩することが少なくない．また患者本人のみならず周囲の家族も，看病や介護のために休職や退職を余儀なくされ体力的/経済的/精神的負担が重くのしかかることも多い．たとえ脳血管障害が軽症であったとしても再発予防や高血圧などの危険因子に注意しながら就労支援を行わなければならず，約30％は再就労ができないまま離職せざるを得ないのも現実である．このため介護体制の早急な整備，就労支援，費用負担の対応が必要とされるが，これらすべてを支援する社会的な仕組みが十分に整備されているとは考えられない．

　一般的に人的介護サービスがあると，たとえ介護量が多くても家庭復帰が可能なことは多いが，本邦では人的介護サービスがいまだに不十分なため家庭復帰は実際難しいことが多い．さらに少子高齢化，核家族化，一人暮らしの増加に伴い，主介護者の確保も困難となっている．特に一人暮らしで介護量が多い場合は，一人暮らしへの復帰困難のみでなく，家族との同居も難しく，主介護者も仕事継続が困難となってしまう．主介護者が介護目的で仕事を辞めることは社会的にも経済的にも負担が大きく，逆に仕事を辞めることができないため在宅介護ができな

いことも少なくはない．

　近年，療養型病院，老人保健施設，特別養護老人ホームの数は増加してきており，不十分な介護による在宅生活より施設生活のほうが望ましいことも少なくはない．このように施設サービスの充実度が向上すると，施設生活への抵抗感が少なくなり，在宅生活ではなく施設生活を容易に選択するようになると考えられるが，介護保険の自己負担以外に，食事代やおむつ代などが必要な場合，経済的な負担がのしかかる．今後も少子高齢化，核家族化，一人暮らしの増加により家族の介護力向上は期待できず，現状の介護保険制度では長期的に，施設生活の割合が徐々に高くなると予測される．在宅復帰率を改善するためには，人的介護サービスをより多く導入できるような支援体制の見直しが求められる．

　以上のように脳血管障害の患者本人および家族に対する支援体制は十分ではないのが現状で，またリハビリテーションについても現在，急性期・回復期・維持期のように病院機能分担がなされており，同じ医療機関でリハビリテーションができないなど不安，不満も生じている．回復期リハビリ病棟は病気の種類によって入院可能な期間が定められており，通常の脳血管障害であれば最高 150 日，高次脳機能障害を伴った重症脳血管障害であったとしても 180 日までと制限されているため，十分なリハビリテーションを受ける前に在宅設定となる場合も少なくはない．在宅復帰，職場復帰には，これら急性期から慢性期にわたる脳血管障害による ADL 障害に対して継続的なリハビリテーションが必須であり，これらに費やされる高額医療費に対しては主に高額療養費制度を，介護に対しては介護保険を利用するが，補完できない経済的/精神的な負担は恒久的に付きまとうことになる　図4 ．現在，これらに対して十分とは言えないが以下のような支援制度が用意されている．

1 介護保険制度

　2000 年 4 月から始まった，家族が担ってきた寝たきりや認知症などの介護を要する主な高齢者を社会全体で支える制度である．原則として 65 歳以上の高齢者が市区町村に申請して要介護認定を受け，その介護度に応じて介護サービス計画（ケアプラン）を作成，在宅サービスか施設サービスのいずれかを受けることが可能となる．これまで介護サービスは措置制度のもと行政が決めていたが，利用者が民間も含めたサービス事業者と契約することになった．保険料を徴収し，制度を運営する主体（保険者）は市町村．保険料を払う被保険者は 40 歳以上で，うち 65 歳以上を第 1 号被保険者，40 歳から 64 歳までを第 2 号被保険者と区分

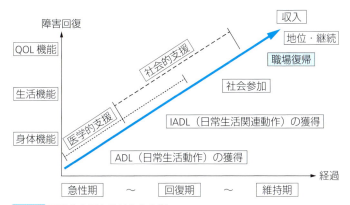

図4 医学的支援から社会的支援へ
(豊永敏宏, 編. 症例に見る脳卒中の復職支援とリハシステム.
労働者健康福祉機構; 2011 より)

する．第2号被保険者であっても脳血管障害など16種類の特定疾病に該当すれば介護サービスが受けられる．原則として利用者は介護費用の1割を自己負担し，それ以外の9割は半分が保険料，残り半分が公費で賄われる（2015年8月から合計所得金額160万円以上の者は，給付が8割となり，利用者負担は費用の2割となった）．脳血管障害では，居宅サービスである訪問介護，訪問看護，訪問入浴介護，訪問リハビリテーションや施設サービスである介護老人保健施設，介護療養型医療施設などが利用可能である 図5 図6 表1 ．

2 身体障害者福祉法

　　障害のある人も普通に暮らし，地域の一員としてともに生きる社会作りを目指して，障害者福祉サービスをはじめとする障害保健福祉施策を推進するための制度である．身体障害とは身体機能に何らかの障害があることを言い，身体障害者福祉法により障害の範囲と程度が規定されている．脳血管障害などで身体障害と認定された者は身体障害者手帳の交付を受け，障害者自立支援法等の各種サービスを利用することができる．

3 障害者総合支援法

　　法に基づく日常生活・社会生活の支援が，共生社会を実現するため，社会参加の機会の確保および地域社会における共生，社会的障壁の除去に資するよう，総合的かつ計画的に行われることを法律の基本理念とし，障害の有無にかかわらず

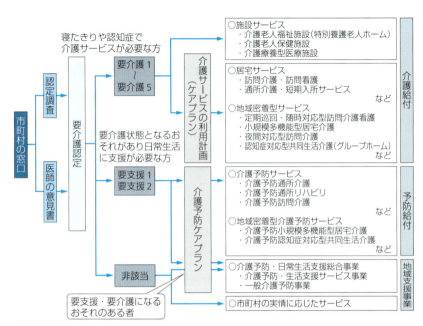

図5 介護サービス
(厚生労働統計協会, 編. 国民衛生の動向 2015/2016. 厚生の指標 増刊. 2015; 62 (9)❶より)

　国民が相互に人格と個性を尊重し安心して暮らせる地域社会の実現に寄与することを目的としている．障害者・障害児が基本的人権を享有する個人として尊厳ある生活を営めるよう，必要な障害福祉サービスの給付や地域生活支援事業などの支援を総合的に行うことを定めた法律である．

　障害者に対する支援としては，①重度訪問介護の対象拡大（重度の肢体不自由者等であって常時介護を要する障害者として厚生労働省令で定めるものとする），②共同生活介護（ケアホーム）の共同生活援助（グループホーム）への一元化，③地域移行支援の対象拡大（地域における生活に移行するため重点的な支援を必要とする者であって厚生労働省令で定めるものを加える），④地域生活支援事業の追加（障害者に対する理解を深めるための研修や啓発を行う事業，意思疎通支援を行う者を養成する事業等）が挙げられている．

　サービス基盤の計画的整備として，①障害福祉サービス等の提供体制の確保に係る目標に関する事項及び地域生活支援事業の実施に関する事項についての障害福祉計画の策定，②基本指針・障害福祉計画に関する定期的な検証と見直しを

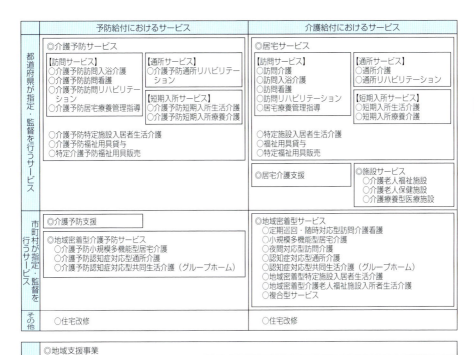

図6 介護サービスの種類
(厚生労働統計協会, 編. 国民衛生の動向 2015/2016. 厚生の指標 増刊. 2015; 62 (9)より)

法定化, ③市町村は障害福祉計画を作成するに当たって, 障害者等のニーズ把握等を行うことを努力義務化, ④自立支援協議会の名称について, 地域の実情に応じて定められるよう弾力化するとともに, 当事者や家族の参画を明確化としている.

表1　介護保険制度における居宅/地域密着型サービス

居宅サービス等の種類	居宅サービス等の内容
訪問介護 （ホームヘルプサービス）	ホームヘルパーが要介護者等の居宅を訪問して，入浴，排せつ，食事等の介護，調理・洗濯・掃除等の家事，生活等に関する相談，助言その他の必要な日常生活上の世話を行う
訪問入浴介護	入浴中等により居宅を訪問して浴槽を提供して入浴の介護を行う
訪問看護	病状が安定期にあり，訪問看護を要すると主治医等が認めた要介護者等について，病院，診療所または訪問介護ステーションの看護師等が居宅を訪問して療養上の世話または必要な診療の補助を行う
訪問リハビリテーション	病状が安定期にあり，計画的な医学的管理の下におけるリハビリテーションを要すると主治医等が認めた要介護者等について，病院，診療所または介護老人保健施設の理学療法士または作業療法士が居宅を訪問して，心身の機能の維持回復を図り，日常生活上の自立を助けるために必要なリハビリテーションを行う
居宅療養管理指導	病院，診療所または薬局の医師，歯科医師，薬剤師等が，通院が困難な要介護者等について，居宅を訪問して，心身の状況や環境等を把握し，それらを踏まえて療養上の管理および指導を行う
通所介護 （デイサービス）	老人デイサービスセンター等において，入浴，排せつ，食事等の介護，生活等に関する相談，助言，健康状態の確認その他の必要な日常生活上の世話および機能訓練を行う
通所リハビリテーション （デイ・ケア）	病状が安定期にあり，計画的な医学的管理の下におけるリハビリテーションを要すると主治医等が認めた要介護者等について，介護老人保健施設，病院または診療所において，心身の機能の維持回復を図り，日常生活の自立を助けるために必要なリハビリテーションを行う
短期入所生活介護 （ショートステイ）	老人短期入所施設，特別養護老人ホーム等に短期間入所し，その施設で，入浴，排せつ，食事等の介護その他の日常生活上の世話および機能訓練を行う
短期入所療養介護 （ショートステイ）	病状が安定期にあり，ショートステイを必要としている要介護者等について，介護老人保健施設，介護療養型医療施設等に短期間入所し，その施設で，看護，医学的管理下における介護，機能訓練その他必要な医療や日常生活上の世話を行う
特定施設入居者生活介護 （有料老人ホーム）	有料老人ホーム，軽費老人ホーム等に入所している要介護者等について，その施設で，特定施設サービス計画に基づき，入浴，排せつ，食事等の介護，生活等に関する相談，助言等の日常生活上の世話，機能訓練および療養上の世話を行う
福祉用具貸与	在宅の要介護者等について福祉用具の貸与を行う
特定福祉用具販売	福祉用具のうち，入浴や排せつのための福祉用具その他の厚生労働大臣が定める福祉用具の販売を行う
居宅介護住宅改修費 （住宅改修）	手すりの取り付けその他の厚生労働大臣が定める種類の住宅改修費の支給

（厚生労働統計協会，編．国民衛生の動向 2015/2016．厚生の指標 増刊．2015; 62（9）[1]より）

表1 つづき

居宅サービス等の種類	居宅サービス等の内容
居宅介護支援	在宅の要介護者等が在宅介護サービスを適切に利用できるよう，その者の依頼を受けて，その心身の状況，環境，本人および家族の希望等を勘案し，利用するサービス等の種類，内容，相談者，本人の健康上・生活上の問題点，解決すべき課題，在宅サービスの目標およびその達成時期等を定めた計画（居宅サービス計画）を作成し，その計画に基づくサービス提供が確保されるよう，事業者等との連絡調整等の便宜の提供を行う．介護保険施設に入所が必要な場合は，施設への紹介等を行う

地域密着型サービスの種類	地域密着型サービスの内容
定期巡回・随時対応型訪問介護看護	重度者を始めとした要介護高齢者の在宅生活を支えるため，日中・夜間を通じて，訪問介護と訪問看護が密接に連携しながら，短時間の定期巡回型訪問と臨時の対応を行う
小規模多機能型居宅介護	要介護者に対し，居宅またはサービスの拠点において，家庭的な環境と地域住民との交流の下で，入浴，排せつ，食事等の介護その他の日常生活上の世話および機能訓練を行う
夜間対応型訪問介護	居宅の要介護者に対し，夜間において，定期的な巡回訪問や通報により利用者の居宅を訪問し，排せつの介護，日常生活上の緊急時の対応を行う
認知症対応型通所介護	居宅の認知症要介護者に，介護職員，看護職員等が特別養護老人ホームまたは老人デイサービスセンターにおいて，入浴，排せつ，食事等の介護その他の日常生活上の世話および機能訓練を行う
認知症対応型共同生活介護（グループホーム）	認知症の要介護者に対し，共同生活を営むべく住居において，家庭的な環境と地域住民との交流の下で，入浴，排せつ，食事等の介護その他の日常生活上の世話および機能訓練を行う
地域密着型特定施設入居者生活介護	入所・入居を要する要介護者に対し，小規模型（定員30人未満）の施設において，地域密着型特定施設サービス計画に基づき，入浴，排せつ，食事等の介護その他の日常生活上の世話，機能訓練および療養上の世話を行う
地域密着型介護老人福祉施設入所者生活介護	入所・入居を要する要介護者に対し，小規模型（定員30人未満）の施設において，地域密着型施設サービス計画に基づき，可能な限り，居宅における生活への復帰を念頭に置いて，入浴，排せつ，食事等の介護その他の日常生活上の世話および機能訓練，健康管理，療養上の世話を行う
複合型サービス（看護小規模多機能型居宅介護）	小規模多機能型居宅介護と訪問看護など，複数の既存の在宅サービスを組み合わせて提供する

1 脳血管障害の患者を支援する社会的仕組みは何が不足していますか？

4 就労支援

　勤労世代に発症した脳血管障害による患者では，しばしば復職や新たな就労が問題となることが少なくない．通常の事業所に雇用されることが困難な脳血管障害後遺症を含む障害者に就労の機会を提供し，生産活動その他の活動の機会の提供を通じ，その知識および能力の向上のために必要な訓練を行う事業支援である．雇用契約を結び利用するＡ型と，雇用契約を結ばないで利用するＢ型の２種類がある．

5 高額療養費制度

　１日から月末までの同一月にかかった医療費の自己負担額が高額になった際，年齢および所得状況などにより設定された一定の金額（＝自己負担限度額）を超えた分が，医療機関等から提出される診療報酬明細書の審査を経て，約３か月以上経て払い戻される制度である．

6 傷病手当金

　病気休業中に被保険者とその家族の生活を保障するために設けられた制度で，被保険者が病気や怪我のために会社を休み，事業主から十分な報酬が受けられない場合に，支給開始した日から最長１年６か月まで支給される．この１年６か月を超えた場合は，仕事に就くことができない場合であっても，傷病手当金は支給されないという問題点が残る．

　この傷病手当金の支給条件は，①業務外の事由による病気や怪我の療養のための休業であること，②仕事に就くことができないこと，③連続する３日間を含み４日以上仕事に就けなかったこと，④休業した期間について給与の支払いがないこと，の４点をすべて満たす必要がある．

7 障害年金

　公的年金の被保険者が傷病により障害者になったときに支給される年金である．障害年金を受けられるのは，公的年金に加入し，一定の保険料納付要件を満たし，かつ，障害の状態などの障害年金の支給要件を満たしている必要があり，障害基礎年金，障害厚生年金，障害共済年金の３種類がある．

　国民年金に加入している間に初診日のある病気や怪我で，法令により定められた障害等級表（１級・２級）による障害の状態にある間は障害基礎年金が支給される．

厚生年金に加入している間に初診日のある病気や怪我で障害基礎年金の1級または2級に該当する障害の状態になったときは，障害基礎年金に上乗せして障害厚生年金が支給される．また，障害の状態が2級に該当しない軽い程度の障害のときは3級の障害厚生年金が支給される．なお，初診日から5年以内に病気や怪我が治り，障害厚生年金を受けるよりも軽い障害が残ったときには障害手当金（一時金）が支給される．

同様に共済年金に加入し支給要件を満たしていれば障害共済年金が支給される．

8 成年後見制度

脳血管障害後遺症による認知症，知的障害，精神障害などの理由で判断能力の不十分な人は，不動産や預貯金などの財産を管理したり，身のまわりの世話のために介護などのサービスや施設への入所に関する契約を結んだり遺産分割の協議をしたりする必要があっても，自分でこれらのことをするのが難しい場合がある．また，自分に不利益な契約であっても十分に判断ができずに契約を結んでしまうといった悪徳商法の被害にあうおそれもある．このような判断能力の不十分な方々を保護し，支援するのが成年後見制度である．

まとめ

脳血管障害の患者本人は後遺症，再発，復職，再就職などの問題点が少なからず生じえる．また患者本人のみならず周囲の家族も，看病，介護のために休職や退職を余儀なくされ，体力的/経済的/精神的負担のほかリハビリテーション施行施設的援助も必要となる．これらを支援する社会的仕組みが必須であるが，現在，十分に支援が可能な状況とは言い難い．今後，脳血管障害の患者がしばらくは増加し続けるのを見据え，以前にも増して脳血管障害の患者が恒久的に安心して支援を受けられるような社会的仕組みの構築が必要である．

Pearls

　急性期治療が進歩した現代でも，大なり小なり後遺症を残すことが少なくないのが脳卒中である．このため脳卒中急性期から慢性期に至るまでのリハビリテーション施行は不可欠となっており，急性期病院から回復期リハビリ病院，さらには在宅復帰後リハビリへのシームレスな連携が理想的である．しかし現実にはこの連携に手間取ることも少なからず見受けられ，このような場合，大抵は背景に経済的・心理的な問題が隠れていることが多い．今後も虚血性脳卒中の増加が見込まれており，以前にも増して手厚い社会的支援が必要である．

文献
① 厚生労働統計協会，編．国民衛生の動向 2015/2016．厚生の指標 増刊．2015; 第 62 巻第 9 号通巻第 976 号．
② 平成 26 年 (2014) 患者調査の概況　厚生労働省．http://www.mhlw.go.jp/toukei/saikin/hw/kanja/14/index.html
③ 小川　彰．脳卒中の概念—診断と治療の歴史—．日本臨床．2014; 72: 7-12.
④ 鴨打正浩．脳卒中の疫学．Medicina．2016; 53: 210-4.

〈秋山久尚〉

2 脳血管障害の病型分類法にはどのような問題点がありますか？

1. 脳血管障害分類の概要

　脳血管障害には出血性脳血管障害と虚血性脳血管障害があり，また症状の有無によって無症候性脳血管障害と症候性脳血管障害（脳卒中）に分類される．脳血管障害は，その病因・病態によって治療方針や予後が異なり，臨床研究において共通の分類法のもとで比較検討するためにも脳血管障害を病因・病態別に分類することは重要と考えられる．脳血管障害の病型分類としては，米国国立神経疾患・脳卒中研究所（National Institute of Neurological Disorders and Stroke）の脳血管疾患分類第Ⅲ版（NINDS-Ⅲ）❶，TOAST（Trial of ORG10172 in Acute Stroke）分類❷，A-S-C-O 分類❸，CISS（Chinese Ischemic Stroke Subclassification）分類❹ が順次提唱されてきた．いずれの分類においても脳梗塞の基本病型は，アテローム血栓性脳梗塞，ラクナ梗塞，心原性脳塞栓，その他の脳梗塞になるが，その特徴と問題点は多少異なっている．

2. NINDS-Ⅲ分類

　NINDS-Ⅲ分類は，1990 年に米国国立神経疾患・脳卒中研究所が発表した脳血管障害の病型分類であり❶，その後に発表される脳血管障害病型分類の基本概念となっている．この分類では脳血管障害が無症候性と局所性脳機能障害に分けられ，さらに局所性脳機能障害を一過性脳虚血発作，脳卒中，血管性認知症，高血圧性脳症に分類，さらに脳卒中を脳出血，くも膜下出血，脳動静脈奇形からの頭蓋内出血，脳梗塞に分類した 表1 ．NINDS-Ⅲ分類の脳梗塞の項目では虚血発生機序による分類があることが大きな特徴であり，血栓性機序（アテローム硬化血管病変に血栓が形成される），塞栓性機序（アテローム硬化血管病変に形成された血栓が末梢に流入する），血行力学性機序（灌流圧の低い分水嶺領域に虚血が発生する）が提唱され，さらに病因・病態を考慮した臨床病型としてアテローム血栓性脳梗塞，心原性脳塞栓，ラクナ梗塞，その他に分類された．アテローム血栓性脳梗塞は，頭蓋内外主幹動脈のアテローム硬化血管病変による脳梗塞であり，虚血発生機序として血栓性，塞栓性，血行力学性のいずれの機序もあ

表1　NINDS-Ⅲ分類

A．無症候性
B．局所性脳機能障害
　　1．一過性脳虚血発作
　　　　a．頸動脈系　b．椎骨脳底動脈系　c．両者
　　　　d．部位不明　e．一過性脳虚血発作の可能性
　　2．脳卒中
　　　　a．時間的プロフィール
　　　　　　1）改善　2）悪化　3）安定
　　　　b．脳卒中病型
　　　　　　1）脳出血
　　　　　　2）くも膜下出血
　　　　　　3）脳動静脈奇形からの頭蓋内出血
　　　　　　4）脳梗塞
　　　　　　　　a）機序
　　　　　　　　　　（1）血栓性　（2）塞栓性　（3）血行力学性
　　　　　　　　b）臨床分類
　　　　　　　　　　（1）アテローム血栓性　（2）心原性塞栓　（3）ラクナ　（4）その他
　　　　　　　　c）部位による症状と症候
　　　　　　　　　　（1）内頸動脈
　　　　　　　　　　（2）中大脳動脈
　　　　　　　　　　（3）前大脳動脈
　　　　　　　　　　（4）椎骨脳底動脈系　（a）椎骨動脈（b）脳底動脈　（c）後大脳動脈
C．血管性認知症
D．高血圧性脳症

(National Institute of Neurological Disorders and Stroke Ad hoc Committee. Stroke. 1990; 21: 637-76[1]より)

り得る．心原性脳塞栓では塞栓源となり得る心疾患があり，心内血栓が脳血管を閉塞して発症する．心臓弁疾患，心房細動，心筋梗塞などに由来する左心系血栓による脳動脈閉塞のみならず，下肢深部静脈血栓などの右心系血栓も卵円孔開存などの右左シャントを介して脳動脈を閉塞することがある（奇異性脳塞栓）．ラクナ梗塞は，主に穿通枝の細動脈硬化による穿通枝の閉塞である．

　この分類は，脳血管障害の基本概念として非常に大きな意義を持っており，また国際的にも広く受け入れられているが，具体的な診断基準がないことが問題であった．

3．TOAST分類

　概念的で臨床診断基準を持たないNINDS-Ⅲ分類の問題点を踏まえ，臨床試験

表2 TOAST 分類

A．脳梗塞病型分類
1．大血管アテローム硬化（Large-artery atherosclerosis）＊
2．心原性塞栓（Cardioembolism）＊
3．小血管閉塞（Small-vessel occlusion）＊
4．その他の原因（Stroke of other determined etiology）＊
5．原因不明（Stroke of undetermined etiology）
 a．2つ以上の原因（two or more causes identified）
 b．異常所見なし（negative evaluation）
 c．検査未完了（incomplete evaluation）

（＊補助検査所見により"possible"あるいは"probable"に分類）

B．心原性脳塞栓における塞栓源
1．高リスク塞栓源（High-risk sources）
   人工弁，心房細動を伴う僧帽弁狭窄，心房細動（孤立性を除く），左房血栓，洞不全症候群，心筋梗塞（4週未満），左室血栓，拡張型心筋症，左室壁運動消失，左房粘液腫，感染性心内膜炎

2．中等度リスク塞栓源（Medium-risk sources）
   僧帽弁逸脱，僧帽弁輪石灰化，心房細動を伴わない僧帽弁狭窄，左房もやもやエコー，心房中隔瘤，卵円孔開存，心房粗動，孤立性心房細動，生体弁，非細菌性血栓性心内膜炎，うっ血性心不全，左室壁運動障害，心筋梗塞（4週以上6か月未満）

(Adams HP Jr, et al. Stroke. 1993; 24: 35-41[2] より)

に際して脳梗塞を分類する方法論としてTOAST分類が1993年に提唱された[2]．TOAST分類には臨床診断基準が導入されているため，その後の多くの臨床試験で用いられるようになったことは周知のことである．この分類はNINDS-Ⅲ分類に準じており，アテローム血栓性脳梗塞に相当する大血管アテローム硬化（large-artery atherosclerosis），心原性脳塞栓に相当する心原性塞栓（cardio-embolism），ラクナ梗塞に相当する小血管閉塞（small-vessel occlusion），その他の原因，および原因不明の5つに分類され，原因不明については「2つ以上の原因」，「異常所見なし」，「検査未完了」に区別される 表2A．

TOAST分類では，神経徴候，画像所見，その他の検査所見により各病型の臨床診断がなされる．大血管アテローム硬化では主幹動脈に50％以上の狭窄あるいは閉塞が認められること，心原性塞栓では高リスク塞栓源あるいは中等度リスク塞栓源となる心疾患が認められることが必須である 表2B．小血管閉塞と診断するには，古典的ラクナ症候群を示す神経徴候と画像検査における直径1.5cm未満の病巣であることに加え，塞栓源となり得る心疾患も主幹動脈狭窄（50％以上）もないことが必要である．TOAST分類における評価者間の病型診断

の一致率は比較的良好とされているが，軽度の頭蓋内外主幹動脈狭窄（50％未満）では大血管アテローム硬化の診断ができないこと，直径1.5 cm未満の梗塞巣でも古典的ラクナ症候群を示さないと小血管閉塞と診断できないこと，小血管閉塞では評価者間の不一致がやや目立つことが問題点であり，診断基準を厳格に適応すると原因不明のカテゴリーに多く分類されてしまうことが指摘されている．また，TOAST分類における病型診断は画像所見に基づくため，特に画像診断がCTのみの場合には初療時の病型診断は必ずしも正確ではないことも問題であった．しかし，発症24時間以内にMRI検査を受けた脳卒中患者を対象にTOAST分類の初療時・最終診断の一致率を検討したところ[5]，48％であった一致率が，MRA所見を加えると56％，拡散強調画像所見を加えると83％，両者を加えると94％まで改善し，特に小血管閉塞では一致率が35％から100％まで改善した．このことは，拡散強調画像とMRAを診断基準の必須項目とすることでTOAST分類の初療時診断精度の問題点を改善できることを意味し，改変TOAST分類として臨床の現場で広く用いられている．

一方，NINDS-Ⅲ分類やTOAST分類が提唱された頃には確立されていなかった疾患概念が，これらの分類では区別できないという問題もある．主幹動脈壁のアテローム硬化により穿通枝起始部が閉塞する病態のbranch atheromatous disease（BAD）は，TOAST分類ではその他の原因に分類される．大動脈弓の壁在血栓由来の塞栓性脳梗塞として提唱された大動脈原性脳塞栓は，TOAST分類ではその他の原因あるいは複数の原因に分類される．さらに若年性脳梗塞の原因のひとつである動脈解離もTOAST分類で抽出できない病態である．

4. A-S-C-O分類

NINDS-Ⅲ分類やTOAST分類などの従来の脳卒中病型分類の問題点に対処するため，2009年にA-S-C-O分類が提唱された[3]．この分類では，アテローム硬化（Atherosclerosis）をA，小血管病（Small vessel disease）をS，心源性（Cardiac source）をC，その他の原因（Other cause）をOとし，それぞれの病型診断の確からしさによってグレードをつける特徴がある　表3　．このA-S-C-O分類では，多くの臨床情報を保持することと診断根拠における確からしさの情報を含むことが大きな利点ではあるが，各病型のグレードについて対応表　表3　を確認する必要があり，TOAST分類と比較するとかなり煩雑であることが日常臨床で用いるうえで問題となる．この分類では，大動脈原性脳塞栓はアテ

表3 A-S-C-O 分類の各病型のグレード対応表

A: アテローム硬化（atherosclerosis）		
1	確実	(a) 虚血領域の頭蓋内外動脈に 70〜99% のアテローム硬化性狭窄（A・B レベル） (b) 虚血領域の頭蓋内外動脈に血管内血栓を伴う 70% 未満の狭窄（A・B レベル） (c) 大動脈弓に可動性血栓 (d) 虚血領域の頭蓋内外動脈にアテローム硬化性閉塞
2	疑い	(a) 虚血領域の頭蓋内外動脈に 70〜99% のアテローム硬化性狭窄（C レベル） (b) 虚血領域の頭蓋内外動脈に血管内血栓を伴う 70% 未満の狭窄（C レベル） (c) 大動脈弓に 4 mm を超える可動性のないプラーク
3	直接の原因とは考えにくい	(a) 狭窄を伴わない頸動脈・椎骨動脈のプラーク (b) 大動脈弓に 4 mm 未満のプラーク (c) 梗塞の対側あるいは他領域の脳血管の狭窄 (d) 心筋梗塞・冠動脈血行再建術・末梢動脈疾患の既往

S: 小血管病（small vessel disease）		
1	確実	(a) 症状を説明し得る領域に MRI（CT）で 15 mm 未満の深部穿通枝梗塞 および下記のいずれかを認める (b) 別の灌流領域に陳旧性・無症候性ラクナ梗塞 (c) 画像検査で白質病変，微小出血，血管周囲腔拡大 (d) 最近の繰り返す同じ症状の一過性脳虚血発作
2	疑い	(a) 単発の深部穿通枝梗塞 (b) 画像検査で梗塞巣はないが深部穿通枝梗塞を示唆する臨床症候群
3	直接の原因らしくない	白質病変，微小出血，血管周囲腔拡大，別の灌流領域の無症候性・陳旧性ラクナ梗塞

C: 心源性（cardiac source）		
1	確実	(a) 僧帽弁狭窄，(b) 人工弁，(c) 4 週間以内の心筋梗塞，(d) 左心室壁在血栓，(e) 左心室瘤，(f) 持続性・一過性心房細動，(g) 洞不全症候群，(h) 拡張型心筋症，(i) 35% 未満の心駆出率，(j) 心内膜炎，(k) 心臓内腫瘍，(l) 血栓を伴う卵円孔開存，(m) 脳梗塞に先行する肺塞栓，深部静脈血栓を伴う卵円孔開存
2	疑い	(a) 卵円孔開存と心房中隔瘤，(b) 肺塞栓・深部静脈血栓を伴う卵円孔開存，(c) もやもやエコー，(d) 左心室心尖部壁運動停止と心駆出率低下（35% 以上），(e) 心筋梗塞や動悸の既往および複数の脳血管支配領域の多発性梗塞，(f) 脳梗塞に加えて下肢への塞栓・全身臓器梗塞
3	直接の原因らしくない	卵円孔開存，心房中隔瘤，心臓弁ストランド，僧帽弁輪石灰化，大動脈弁石灰化，左心室心尖部壁運動停止のうちひとつ

O: その他の原因の脳梗塞（other cause）		
1	確実	(a) 動脈解離（A, B レベル），(b) 動脈瘤を伴う動脈延長拡張症，(c) 真性多血症，血小板増多症（8万／mm³ 以上），(d) 全身性エリテマトーデス，(e) DIC，(f) 抗リン脂質抗体症候群，(g) Fabry 病，(h) 髄膜炎，(i) 鎌状赤血球症，(j) 動脈瘤破裂，(k) 高ホモシステイン血症
2	疑い	(a) 動脈解離（C レベル），(b) 線維筋性異形成
3	直接の原因らしくない	(a) 動脈瘤を伴わない動脈延長拡張症，(b) 動静脈奇形・嚢状動脈瘤，(c) 血小板増多症（1.5〜8 万／mm³），(d) 抗リン脂質抗体陽性，(e) 軽度ホモシステイン血症

病態グレードと診断の確からしさのレベル

病態のグレード	診断レベル
1．確実	A．ゴールドスタンダード検査で直接確認
2．疑い	B．間接的証拠あるいは感受性/特異性の低い検査で確認
3．直接の原因とは考えにくい	C．弱い証拠
0．当てはまる項目なし	
9．不十分な検査のため評価不可	

(Lee LJ, et al. Stroke. 2000; 31: 1081-9[3]より)

> 脳血管障害の病型分類法にはどのような問題点がありますか？

表4 CISS分類

1	大血管アテローム硬化（Large artery atherosclerosis） 　大動脈弓（Aortic arch atherosclerosis） 　頭蓋内・頭蓋外動脈（Intra- and extra-large artery atherosclerosis） 　　親動脈による穿通動脈閉塞（Parent artery occluding penetrating artery） 　　動脈源性塞栓（Artery to artery embolism） 　　血行力学性・塞栓クリアランス障害（Hemodynamic/impaired emboli clearance） 　　複数の機序（Multiple mechanisms）
2	心原性脳卒中（Cardiogenic stroke）
3	穿通動脈疾患（Penetrating artery disease）
4	その他の原因（Other etiology）
5	原因不明（Undetermined etiology） 　複数（Multiple） 　不明（Unknown） 　不適切な検査（Inadequate evaluation）

(Amarenco P, et al. Cerebrovasc Dis. 2009; 27: 502-8[4]より)

ローム硬化に分類され，動脈解離はその他の原因による脳梗塞に記載があるが，BADについては分類できないままとなっている．

5. CISS分類

　NINDS-Ⅲ分類，TOAST分類，A-S-C-O分類での問題点であったBADを含む病型分類として2011年にCISS分類 表4 が提唱された[4]．大動脈弓アテローム硬化の診断は，①多発性の急性期脳梗塞，②頭蓋内外大血管アテローム硬化（50％以上狭窄または脆弱性プラーク）がないこと，③心原性塞栓でないこと，④血管炎や腫瘍塞栓などでないこと，⑤大動脈弓にアテローム硬化（4 mm以上のプラーク，大動脈壁の血栓）を認めること，でなされる．頭蓋内外大血管アテローム硬化は，①50％以上狭窄または脆弱性プラークのある動脈の領域に脳梗塞巣を認めること，②心原性塞栓でないこと，③他の原因が除外されていること，で診断され，本分類では親動脈のプラークまたは狭窄による穿通枝領域の梗塞も頭蓋内外大血管アテローム硬化に含まれることが特徴である．心原性脳卒中は，①多発性の急性期脳梗塞，②頭蓋内外大血管アテローム硬化（50％以上狭窄または脆弱性プラーク）のないこと，③血管炎や腫瘍塞栓などでないこと，④塞栓源となり得る心疾患の存在，⑤可能なら大動脈弓にアテローム硬化が除外されていること，で診断される．穿通動脈疾患は，穿通動脈近位部のアテローム硬化また

は細動脈の硝子様変性による単一穿通動脈領域の脳梗塞とされ，BADはここに分類された．その他の原因と原因不明のカテゴリーについては，TOAST分類とほぼ同じである．本分類は，従来の病型分類では対応できなかった疾患概念も含む特徴があるが，有効性の検証はこれからであり広く用いられているとは言えない．

Pearls

脳血管障害病型分類

脳血管障害の病型分類の基本概念であるアテローム血栓性脳梗塞，心原性脳塞栓，ラクナ梗塞はNINDS-Ⅲ分類で確立され，その概念に臨床診断基準を設けたTOAST分類が広く用いられるようになった．比較的新しい疾患概念であるBAD，大動脈原性脳塞栓，動脈解離については，その後に提唱されたA-S-C-O分類やCISS分類では含まれるようになったが，煩雑さなどにより未だ広く用いられているとは言えない．

文献

1. National Institute of Neurological Disorders and Stroke Ad hoc Committee. Special report from the National Institute of Neurological Disorders and Stroke. Classification of cerebrovascular diseases Ⅲ. Stroke. 1990; 21: 637-76.
2. Adams HP Jr, Bendixen BH, Kappelle LJ, et al. Classification of subtype of acute ischemic stroke. Definitions for use in a multicenter clinical trial. TOAST. Trial of Org 10172 in Acute Stroke Treatment. Stroke. 1993; 24: 35-41.
3. Lee LJ, Kidwell CS, Alger J, et al. Impact on stroke subtype diagnosis of early diffusion-weighted magnetic resonance imaging and magnetic resonance angiography. Stroke. 2000; 31: 1081-9.
4. Amarenco P, Bogousslavsky J, Caplan LR, et al. New approach to stroke subtyping: the A-S-C-O (phenotypic) classification of stroke. Cerebrovasc Dis. 2009; 27: 502-8.
5. Gao S, Wang YJ, Xu AD, et al. Chinese ischemic stroke subclassification. Front Neurol. 2011; 2: 6.

〈上田雅之〉

脳血管障害の疫学，社会的負担，病型分類 I

脳血管障害の救急体制，急性期評価，緊急検査 II

脳梗塞・一過性脳虚血発作 III

脳出血 IV

くも膜下出血 V

リハビリテーション VI

CQ1 脳卒中救急診療の地域ネットワークはどのように整備すればよいでしょうか？

1. 脳卒中救急診療の地域ネットワーク構築の必要性

2005年10月に発症3時間以内の脳梗塞患者に対するrecombinant tissue-plasminogen activator (rt-PA) 静注による血栓溶解療法がわが国でも許可され，脳卒中における超急性期治療が行われるようになった．しかし，当時，脳卒中患者は他の疾患と同じように，直近の救急医療機関を選定して搬送されていた．このため，rt-PA静注療法の適応のある患者が脳卒中専門施設に搬送されず，rt-PA静注療法を行うことができないケースが多くあった．そこで，各都道府県，市町村，医師会，病院等で救急搬送体制を含めた脳卒中医療の診療体制の構築が図られた．しかし，脳梗塞症例の約3〜5%程度にしかrt-PA静注療法が適用されていないのが現状であった．その後，超急性期脳梗塞治療は進歩し，2010年には発症から8時間以内の脳梗塞に対して，脳血管内治療により血栓除去を行うMerci Retrieval systemが承認され，2012年にはrt-PA静注療法の適応時間が4.5時間へと延長された．そして，2015年6月に前方循環系の脳主幹動脈閉塞症に対し，rt-PA静注療法に加えて，ステントリトリーバーを用いた経皮的脳血栓回収療法を行うことの有効性を示すランダム化試験の結果が相次いで報告された．これを受けて，アメリカではAHA/ASAのガイドラインの改定が行われ，経皮的脳血栓回収療法がclass Iで推奨された．脳主幹動脈閉塞症例では，rt-PA静注療法後，その結果を待たずに経皮的脳血栓回収療法を行う必要性が出てきた．しかし，脳卒中専門医，脳血管内治療専門医が必ずしも救急病院に24時間，365日常駐しているとは限らない．そこで，すみやかにrt-PA静注療法，経皮的脳血栓回収療法が行われるための脳卒中救急診療の地域ネットワーク構築が必要性となってきた．

2. rt-PA静注療法時代の地域ネットワーク

1 Ship & Drip 図1

rt-PA静注療法が承認された当初は，非専門施設や脳卒中専門医がいない地域では，超急性期脳梗塞患者に対しては，rt-PA静注療法を行うことができる脳卒

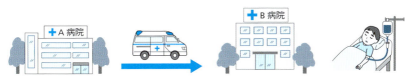

図1 A 病院から救急車で B 病院に搬送し rt-PA 治療

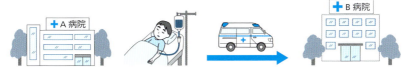

図2 A 病院で rt-PA 治療しながら救急車で B 病院に搬送

中センターへ転送し，発症 3 時間以内であれば rt-PA 静注療法を行う「Ship & Drip」が行われていた．脳梗塞の診断をしてから他施設へ転送し，rt-PA 静注療法を行うこの方法は，治療開始の時間を遅らせてしまっていた．

2 Drip & Ship 図2

そこで，Telestroke によるコンサルテーションにより rt-PA 静注療法を開始した後に，脳卒中センターのある他施設へ搬送する「Drip & Ship」が行われるようになった．Frey ら[1]は，脳卒中センターに直接収容し rt-PA 静注療法を行った症例と「Drip & Ship」で搬送されてきた症例を比較検討した結果，生命・機能予後は同等であったと報告した．そして Drip & Ship により，rt-PA 静注療法の適用される患者が増加しただけではなく，脳卒中センターで集中管理することにより安全性が向上し，rt-PA 静注療法の有効性が高められたとも報告した．

さらに，Drip & Ship の効果を示す論文として，Tekle ら[2]はアメリカの保険診療のデータを基に，直接搬入された 22,243 人と Drip & Ship で搬送された 4,474 人を比較検討した．その結果は，Drip & Ship 群の方が，自宅復帰率が高く，院内死亡も少なく，入院期間も短く，さらには医療費も安いという結果で，Drip & Ship による連携システムの有効性が示唆された 表1 ．

3. 経皮的脳血栓回収療法時代の地域ネットワーク

2015 年 6 月に米国 Nashville で開催された International stroke conference

表1 Drip & Ship 連携システムの効果

	直接搬入	Drip & Ship	p 値
患者数（人）	22,243	4,474	
女性	50.5%	48.7%	0.3319
平均年齢	69.5	68.3	0.0474
自宅退院	27.5%	32.1%	0.0151
院内死亡	11.3%	8.6%	0.0309
在院日数	7.4	5.7	<0.0001
医療費（USドル）	80,423	54,115	<0.0001

(Tekle WG, et al. Stroke. 2012; 43: 1971-4[2]より)

2015で，超急性期脳梗塞の脳血管内治療に関する3つのランダム化比較試験（ESCAPE, EXTEND IA, SWIFT PRIME）の結果が報告され，いずれもrt-PA静注療法に脳血管内治療を追加することで有意に予後を改善させることが示された．さらに，MR CLEANのランダム化比較試験を含めると4つのランダム化試験の結果で脳血管内治療の効果が示され，超急性期脳梗塞に対する脳血管内治療の有効性が確認された．

そして，2015年のAHA/ASAで「超急性期脳梗塞に対してはt-PA静注療法だけでなく，血管内治療をするべき」との勧告が出された．しかし，現在の医療体制では脳卒中専門医，脳血管内治療専門医をすべての救急病院に24時間365日，常駐させることは不可能である．そのため，経皮的脳血栓回収療法時代における地域ネットワークが必要となってきた．

1 Drip, Ship & Retrieve 図3

　rt-PA静注療法による再開通率は，ICAやM1などの閉塞血管が太いほど低いことがわかっている．rt-PA静注療法無効例に対しては，脳血管内治療による経皮的脳血栓回収療法の有効性が確認された．そこで，脳血管内治療の適応症例において，当該施設で脳血管内治療ができない場合，rt-PA静注療法を行いながら脳血管内治療を実施できる脳卒中センターへ搬送する必要がでてきた．Pfefferkornら[3]は，脳底動脈急性閉塞例に対して，地域病院から搬送後に脳血管内治療を行った群と，地域病院でrt-PA静注療法を開始後に脳卒中センターに搬送し，rt-PA静注療法の無効例に対し血管内治療を行った群を比較したところ，後者において3か月後の有意な機能予後の改善が得られたことを報告した．そして，彼

| Ⅳ 脳出血 | Ⅴ くも膜下出血 | Ⅵ リハビリテーション |

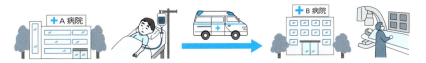

図3 A病院でrt-PA治療を開始してから救急車でB病院に搬送し脳血管内治療

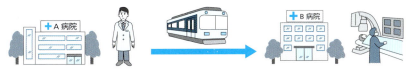

図4 A病院の医師が電車に乗ってB病院に行き脳血管内治療

らはこのrt-PA静注療法を施行した後に他施設に転送し血管内治療を行う方法を"Drip, Ship & Retrieve"と呼んだ．

　rt-PA静注療法無効例には脳血管内治療による経皮的脳血栓回収療法は必須の治療であり，当該施設で血栓回収療法ができない時には，「Drip, Ship & Retrieve」がとても重要となってくる．「Drip, Ship & Retrieve」における病院間の「連携」のあり方については，地域の特性に合った，それぞれのスタイルの構築が必要である．たとえば，都市部での脳卒中センターでは脳血管内治療専門医はいるが，他の治療を行っていて，すぐに経皮的脳血栓回収療法ができないケースがあり，そのような時には治療ができる脳卒中センターに「Drip, Ship & Retrieve」できるような連携が必要であるし，地方のような脳血管内治療専門医が少ないところでは，comprehensive stroke centerのような脳血管内治療専門医が多くいる施設に集中的に「Drip, Ship & Retrieve」できる連携システムが必要となってくる．

2 Mobile Endovascular-therapy Team[4] 図4

　2015年，天野らは超急性期脳梗塞症例に対する経皮的脳血栓回収療法において，脳血管内治療専門医が移動し血栓回収療法を行うMobile Endovascular-therapy Team（MET）という形態での病院間連携について報告した．MET症例と転送症例における画像診断から治療までの時間を検討している．治療開始をガイディングカテーテル（GC）留置時刻とし，初期画像撮影（画像）から治療開始までの時間推移で比較した．MET群は55例，Transfer群は9例．画像か

ら穿刺時間（MET 群 vs Transfer 群：54 分 vs 128 分，p＜0.0001），画像から治療開始時間（105 分 vs 168 分，p＝0.0003），MET 要請，あるいは転送要請から治療開始時間（80 分 vs 125 分，p＜0.0001）のいずれも MET 群で有意に短かった．以上の結果から MET により血栓回収療法を遅延なく開始することが可能であり病院間連携の 1 つとして有用な手段であると報告した．

4. 地域連携を成功させるためのポイント[5]

橋本らは，地域連携を成功させるためのポイントとして，①お互いの信頼，特に医師間の信頼関係（face-to-face の連携，責任の明確化，迅速な対応）②医療レベルの担保，③紹介患者は臨床力のある医師が診る，④返事をしっかり書く，⑤紹介患者は必ず戻す，⑥聖域なき逆紹介，⑦地域連携室とソーシャルワーカーの存在，⑧連携の会の開催，⑨病院訪問，⑩地域連携パスの 10 項目が重要であると提言している．

5. 地域ネットワークでのシステムツール

2015 年の脳卒中治療ガイドライン[6]における地域連携の遠隔医療システム（telemedicine or telestroke, teleradiology）の項で telestroke により，現場に脳卒中専門医療従事者が不在であっても，地方の病院での rt-PA 静注療法を安全に行うことができる可能性があるとグレード C1 で推奨している．

また，rt-PA 静注療法の適応決定において，脳卒中専門医の判断が問われる重要なポイントの 1 つは画像診断である．スマートフォンの普及に伴い，遠隔画像診断が脳卒中診断に応用されている．今後，地域ネットワークにも導入され普及していくことが期待される．

「汎用画像診断装置用プログラム　Join」[7]

東京慈恵会医科大学脳神経外科では，2008 年から「ひとつでも多くの命を救うプロジェクト」として，当時発売された iPhone 3Gs をつかったアプリケーションとして，遠隔画像診断用のプログラム開発が行われてきた．

2014 年，医療従事者間でいつでも，どこでも連絡が取れてチーム医療が可能な医療従事者間コミュニケーションアプリ「Join」を東京慈恵会医科大学，NTT ドコモ，アルムが共同開発した．「Join」は緊急時に必要な画像を必要な時に，高いセキュリティシステムのもと，CT，MRI，脳血管造影検査などの各モダリティ

| IV 脳出血 | V くも膜下出血 | VI リハビリテーション |

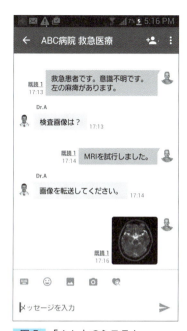
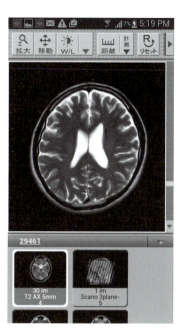

図5 「Join」のシステム
チャット機能と画像閲覧機能

Mobile×Cloudで医療機関の連携がスムーズに
医用画像などを迅速に情報共有

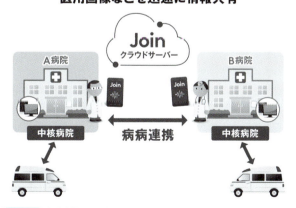

図6 地域連携での使用
患者情報や画像情報の迅速な共有

1 脳卒中救急診療の地域ネットワークはどのように整備すればよいでしょうか？

が簡単に閲覧できるようになっている．さらに，チャット方式でリアルタイムに意見交換ができるようにもなっている．これにより，夜間であっても時間を無駄にすることはなく，超急性期脳梗塞患者の状態を即座に複数の医師が把握できるようになった．そして，脳血管内治療が必要な時には複数の医師がすぐに駆けつけることも可能となった．

現在，東京慈恵会医科大学脳神経外科を中心に，周辺の脳卒中センター（東京医科歯科大学，虎の門病院，東京都済生会中央病院等の17施設）が，この医療関係者コミュニケーションアプリ「Join」を用いた，病-病間医療連携による転院搬送の臨床研究が進行中である．速やかに経皮的脳血栓回収療法が行われるようになることで，脳卒中患者の機能・生命予後の改善が期待されている．

2014年11月に薬機法改正によりソフトウエアが医療機器として認可されたことに伴い，「Join」は汎用画像診断装置ワークステーション用プログラムとして薬事認証された．さらに，2016年4月1日には「Join」が保険適用となり，スマートフォンのアプリを用いた診断に，初めて診療行為として保険点数が付くようになった．そして，「Join」を使用することで診療報酬が支払われるようになることで，遠隔医療システムの普及が期待されている．

遠隔医療システムは，医療の平等化や医師不足解消につながり，最終的には，医療の最適化による医療費の削減に繋がると考えられている．

Pearls

脳卒中は，本邦での死因の第4位，寝たきりとなる原因の第1位の疾患である．最近では，脳卒中，特に脳梗塞に対する超急性期の治療が進歩し，"治せる病気"として見直されている．発症4.5時間以内の脳梗塞に有効とされるt-PA静注療法や発症8時間以内の脳梗塞に有効とされる脳血管内治療などの最新治療，さらに脳卒中専門病棟での集約的治療の有用性が証明され，脳卒中は発症後できるだけ早く専門病院にて治療を開始することが生命予後だけでなく，機能的な予後も改善することがわかってきた．そのため脳卒中は緊急治療を要する疾患で，直ちに脳卒中専門病棟を有する病院で治療が受けられる医療体制を構築する必要性があり，病院間の連携がうまく図られることで，1秒でも早く脳血流を再開通させることが期待されている．

文献

1) Frey JL, Jahnke HK, Goslar PW, et al. tPA by telephone: extending the benefits of a comprehensive stroke center. Neurology. 2005; 64: 154-6.
2) Tekle WG, Chaudhry SA, Hassan AE, et al. Drip-and-ship thrombolytic treatment paradigm among acute ischemic stroke patients in the United States. Stroke. 2012; 43: 1971-4.
3) Pfefferkorn T, Holtmannspötter M, Schmidt C, et al. Drip, ship, and retrieve: cooperative recanalization therapy in acute basilar artery occlusion. Stroke. 2010; 41: 722-6.
4) 天野達雄, 佐藤允之, 寺西　裕, 他. 急性期脳梗塞治療における新しい病院間連携「Mobile Endovascular-therapy Team」と患者転送症例における血栓回収療法までの時間検討. JNET. 2015; 9: 238-44.
5) 橋本洋一郎, 寺崎修司, 渡邉　進, 他. オーバービュー: 脳卒中の地域連携と診療ネットワーク. J Clin Rehabil. 2011; 20: 612-9.
6) 日本脳卒中学会 脳卒中ガイドライン委員会, 編. 脳卒中治療ガイドライン 2015. 東京: 協和企画; 2015.
7) 郭　樟吾, 高尾洋之, 村山雄一. 急性期救急病院における遠隔診断・治療補助システムの実際と医療関係者間コミュニケーションアプリの開発. 治療. 2014; 96: 1366-9.

〈山田　哲〉

急性期の神経学的所見や NIHSS はどうすれば要領よく診察できますか？

　脳卒中はひとたび発症すると短時間で非可逆的障害をきたす therapeutic time window の非常に狭い疾患であり，従来の急性期治療では機能予後の劇的な改善は困難であった．しかし，1990 年代に急性期脳梗塞に対する recombinant tissue-plasminogen activator（rt-PA）静注療法の有効性が確立すると，我が国でも 2005 年から rt-PA 静注療法が可能となり，急性期治療で転帰の改善が期待できる再灌流療法時代となっている．

　rt-PA 静注療法は，当初，発症 3 時間以内の脳梗塞に限られていたが，その後，発症 4.5 時間まで適応は拡大した．さらに，rt-PA 適応外あるいは無効の脳梗塞であっても発症 8 時間以内であれば経皮経管的脳血栓回収療法が可能となっており，脳梗塞の therapeutic time window は大きく広がり，治療対象患者は大幅に増大してきている．

　しかし，再灌流療法を受けたからといって必ずしも転帰が改善するとは限らず，治療が遅れるほど予後は悪化する．また，TIA のように受診時には無症状であっても，その後に再発，進展して重篤な後遺症をきたす場合もある．したがって，急性期脳卒中診療においては，いかなる症例に対しても time is brain という意識を持って臨み，迅速な診断，治療，予防を心がけることが肝要である．

　本稿では，診療速度が治療の成否の鍵を握る再灌流療法の時代の急性期脳卒中診療において，神経学的診察をいかに要領よく行うかを概説する．

1. 脳卒中急性期の神経学的診察法

　脳卒中急性期に行われる神経学的診察には，脳卒中が疑われる患者が受診した際に迅速に行う「初期神経評価」，rt-PA などの際に行う「NIHSS（National Institutes of Health Stroke Scale）」，神経系の診療で一般的に用いられている「神経学的検査チャート」に準拠した神経学的検査などがある　表1　．これらの検査について，検査法や脳卒中診療における意義などについて述べる．

1 初期神経評価

　脳卒中急性期は迅速な治療が求められるが，そのためには迅速な診断が不可欠

表1 脳卒中急性期の神経学的診察（著者まとめ）

	1．初期神経診察	2．NIHSS（表2参照）	3．神経学的検査チャート
1）意識・精神状態	意識レベル JCS，GCS けいれんの有無	1a．意識水準 1b．意識障害（質問） 1c．意識障害（従命）	→意識レベル 検査への協力 けいれんの有無 見当識（時間，場所，人） 数字の逆唱: 286，3529 計算: 100−7=（ ）−7 =（ ）−7=（ ） 記憶 失行，失認
2）言語	言語障害の有無 （上記の評価の過程で確認）	9．最良の言語 10．構音障害	→失語 →構音障害，嗄声，開鼻声
3）利き手			利き手
4）脳神経	視野 眼位，眼球運動 複視 瞳孔不同 対光反射 顔面感覚 額のしわ，鼻唇溝 舌偏位	3．視野 2．最良の注視 4．顔面麻痺	視力 →視野 眼底 眼裂 →眼位，眼球運動 眼振 複視 瞳孔不同 対光反射，輻輳反射 角膜反射 顔面感覚 →上部顔面筋，下部顔面筋 聴力，めまい 軟口蓋麻痺，咽頭反射 嚥下障害 胸鎖乳突筋，上部僧帽筋 舌偏倚，萎縮，線維束性収縮
5）運動系	上肢バレー徴候 （腕落下試験） ミンガッツィーニ徴候 （下腿落下試験） （ ）内: 意識障害時の検査	5．上肢の麻痺 6．下肢の麻痺	筋トーヌス 筋萎縮 線維束性収縮 不随意運動 関節異常 無動・運動緩慢 徒手筋力検査 握力
6）感覚系	触覚　痛覚	8．感覚 11．消去現象と無視	→触覚，痛覚 　温度覚，振動覚，位置覚 異常感覚・神経痛

2　急性期の神経学的所見やNIHSSはどうすれば要領よく診察できますか？

表1 つづき

	1. 初期神経診察	2. NIHSS（表2参照）	3. 神経学的検査チャート
7）反射			深部腱反射 病的反射 　ホフマン 　トレムナー 　バビンスキー 　チャドック
8）協調運動	鼻指鼻試験 反復拮抗運動 踵膝試験	7．運動失調	→指—鼻—指 　かかと—膝 　反復拮抗運動
9）髄膜刺激徴候			項部硬直 ケルニッヒ徴候
10）脊柱			脊柱異常 ラゼーグ徴候
11）姿勢			姿勢異常
12）自律神経			排尿障害 排便障害 起立性低血圧
13）起立，歩行	歩行		ロンベルク試験 マン試験 つぎ足歩行 しゃがみ立ち

→：流用可能

である．今日の脳卒中の病型診断，病巣診断は頭部 CT，MRI にて行われており，診断速度を速めるには，迅速に画像検査を行う必要がある．

2000 年に報告された AHA（American Heart Association）の指針[1]では，rt-PA を考慮すべき症例に対しては，バイタルサイン，迅速な神経学的評価，検体検査などを搬入から 10 分以内に行うよう提言している．

画像検査前に行う診療は，診断の遅れをきたさないよう，必要最小限の診察，処置と律速段階となる検査にとどめるべきであり，そこでの神経学的診察は脳卒中の可能性と緊急性を判断するための評価にとどめる．

2 NIHSS

1989 年に脳梗塞急性期患者の重症度を客観的に評価することを主目的に作られた定性的評価スケールで，その後，何度か改変が加えられてきているが，現在，我が国で最も用いられているものは，1994 年に報告され，日本脳卒中学会の rt-PA（アルテプラーゼ）静注療法 適正治療指針[2]で用いられる旧版 NIHSS[3]の日

本語版(森悦朗教授監修)であると思われる.

表2 の一般的注意事項と検査や評価ポイントに従って11項目について評価を行うが,症状や障害がない場合は0点で,重症であるほど高く評点し,すべての項目の合計点数を算出して全般的重症度を判断する.すべて加算すると最大42点となるが,完全麻痺の場合には失調を0点と評価するために,0点から40点までの評価となる.

検査の所要時間は6〜7分程度と短く簡便であり,脳卒中急性期の重症度評価やリハビリテーションの際の評価などに用いられる.rt-PA静注療法を行う際には,適応判断にかかわる慎重投与項目に含まれており,AHAの指針ではCTとともに25分以内に行うべき項目に含まれている.

rt-PA静注療法の予後予測にも用いられ,NIHSSのスコアが5〜22点であった場合に良い適応とされる.点数が高値の場合は症候性頭蓋内出血の発現リスクが高くなり,26点以上はrt-PA静注療法の慎重投与項目の中でも特にリスクが高いとされる4項目の一つとなっている.

3 「神経学的検査チャート」

神経学的検査には,意識状態,言語,脳神経,運動系,感覚系,反射,協調運動,膜刺激徴候,起立歩行などの診察が含まれるが,これらの神経学的所見を総合的に評価することで,神経系のどの部位に障害が存在するのかを決定する局在診断が可能となる.

神経学的検査は,画像検査では困難な,「患者の実際の神経障害」を評価することが可能であり,画像検査が飛躍的進歩を遂げた今日においても神経疾患の診療に不可欠な検査である.また,局在診断は,検査法の選択,責任病巣の決定,あるいは,画像検査では確認できない病巣の推定に有用であり,脳卒中診療においても極めて有用な診断法である.

評価の項目や記載法については様々なものがあるが,診療報酬の算定に当たり,所定の「神経学的検査チャート」[4]を用いてすべての項目について検査する必要があり,現在はこのチャートに従って評価するのが一般的となっている.

すべての項目を診察した場合の所要時間は,検者の技量や患者の病状・協力にもよるが,30分程度必要とされ,一刻を争う急性期脳卒中の一般診療においてすべて評価するのは容易ではない.実際,rt-PA静注療法のガイドラインでは,rt-PA投与前に行うべき検査に含まれていないが,NIHSSはすべての神経学的所見を網羅しているわけではないことから,必ず早期に一度は「神経学的検

表2 NIHSS の評価法

評価に際しての一般的注意事項

1) リストの順に施行する.
2) 逆に行ったり評点を変更したりしない.
3) 患者が答えを修正した場合には最初に言った答えで評点する.
4) 評点は患者ができるだろうと医師が推測したことではなく,実際に患者がなしたことに基づいて行う.
5) 記入シートなどを利用し,各項目施行直後に結果を記録してゆく.
6) 特に指示されている部分以外では患者を誘導したり,何度も命令を繰り返したりしてはならない.
7) 実施されなかった項目があった場合にはその理由を明記する.

評価項目	評価法	検査と評価のポイント
1a. 意識水準	0:完全覚醒.的確に反応. 1:簡単な刺激で覚醒. 2:反復刺激や強い刺激で覚醒. 3:完全に無反応.	1) 気管内挿管,言語的障壁,あるいは口腔の外傷などによって評価が妨げられている場合でも,どれか一つを選択する. 2) 痛み刺激に対する反射的姿勢以外には全く運動を呈さないときのみ3点とする.
1b. 意識障害 【質問】	"今月の月名","年齢"を尋ねる. 0:2問とも正解 1:1問のみ正解 2:2問とも不正解	1) 最初の応答のみで評価する(検者は手がかりを与えて患者を助けてはならない). 2) 近似した答えは不正解とみなす. 3) 失語症または昏迷の患者には2点を与える. 4) 上記以外の問題のために話すことができない場合(気管内挿管,口腔外傷,強度の構音障害,言語的障壁など)には1点を与える.
1c. 意識障害 【従命】	「目の開閉」を命じ,続いて「手を握る・開く」を命じる. 0:両方とも可能 1:一方のみ可能 2:両方とも不可能	1) 外傷,切断または他の身体的障害のある患者には適当な1段階命令に置き換える. 2) もし手が使えないときは他の1段階命令に置き換えてもよい. 3) もし患者が命令に反応しないときはパントマイムで示してみせる. 4) 最初の企図のみを評価する. 5) 実行しようとする明らかな企図がみられるが,筋力低下のために完遂できないときは点を与える.
2. 最良の注視	随意的あるいは反射的(oculocephalic)眼球運動. 0:正常 1:部分的注視麻痺 2:完全注視麻痺(人形の目手技でも固定)	1) 水平眼球運動のみ評価する. 2) 随意的あるいは反射的(oculocephalic)眼球運動を評価するがcaloric testは行わない. 3) 注視は全ての失語症患者で評価可能なはずである. 4) 眼外傷,眼帯,病前からの盲,あるいは他の視野視力障害を有する患者は反射的運動あるいは適切な方法で評価する. 5) 視線を合わせ,患者の周りを横に動くことで注視麻痺の存在を検知できることがよくある. 6) 共同偏視を有しているが,随意的あるいは反射的にこれを克服できるときは1点とする.

表2 つづき

評価項目	評価法	検査と評価のポイント
		7) 単一の末梢性脳神経（Ⅲ，Ⅳ，Ⅵ）麻痺があるときは1点とする．
3．視野	対座法で評価： 視野（上下1/4）で指を動かすか，threatで評価． 0：視野欠損なし 1：部分的半盲 2：完全半盲 3：両側性半盲（皮質盲含む）	1) 視野（上下1/4）を対座法で動かしている指あるいはthreatで検査する． 2) 一側眼の盲や単眼の場合は健常側の視野を検査する． 3) 眼外傷，眼帯，病前からの盲や視力障害がある場合には反射的眼球運動で評価する． 4) 患者を励ましてもよい． 5) 動いている指の方を適切に向くのなら正常とする． 6) 1/4盲を含む明らかな左右差が認められたときのみ1点とする． 7) 共同偏視がある場合でも随意的，反射的に克服可能な場合には1点とする． 8) 全盲であればどのような理由であっても3点とする． 9) この時点で両側同時刺激を行い消去現象があれば1点とし，その結果は項目11の評点に用いる．
4．顔面麻痺	0：正常 1：軽度の麻痺 2：高度な麻痺 3：完全麻痺	1) 歯をみせるか笑ってみせる，あるいは目を閉じるように命じるかパントマイムで示す． 2) 顔面外傷，気管内挿管，包帯，あるいは他の身体的障壁のため顔面が隠れているときは，できるだけこれらを取り去って検査する． 3) 反応の悪い患者や理解力のない患者では痛み刺激に対する渋面の左右差でみる．
5．上肢の麻痺（左）	上肢を座位90°（仰臥位45°）に挙上・保持させる． 0：下垂なし（10秒間保持可能） 1：挙上・保持可能だが10秒以内に下垂 2：挙上・保持ができない 3：重力に抗する動きがみられない 4：全く動きがみられない N：切断，関節癒合	1) 上肢を90°（坐位のとき）または45°（仰臥位のとき）に置く． 2) 各肢は順に検査するが最初は非麻痺側から検査する． 3) 失語症患者には声やパントマイムで示すが，痛み刺激は用いない． 4) 上肢は10秒間維持できないときに下垂と評価する． 5) 切断肢や肩あるいは股関節の癒合のときのみ9点とし，検者は9点とつけた理由を明確に記録しておく．
上肢の麻痺（右）	同上	同上
6．下肢の麻痺（左）	仰臥位で下肢を30°に挙上・保持させる． 0：下垂なし	1) 下肢を30°（必ず仰臥位）に置く． 2) 各肢は順に検査するが最初は非麻痺側から検査する．

表2 つづき

評価項目	評価法	検査と評価のポイント
	1：5秒以内に下垂 2：重力に抗するが落下 3：重力に抗せず即座に落下 4：全く動きがみられない N：切断，関節癒合	3）失語症患者には声やパントマイムで示すが，痛み刺激は用いない． 4）下肢は5秒間維持できないときに下垂と評価する． 5）切断肢や肩あるいは股関節の癒合のときのみ9点とし，検者は9点とつけた理由を明確に記録しておく．
下肢の麻痺（右）	同上	同上
7．運動失調	両側の指-鼻-指試験，踵-膝試験で評価． 0：なし，理解力のない患者，片麻痺の患者 1：1肢にあり 2：2肢にあり N：切断，関節癒合	1）この項目は一側性の小脳損傷に関する症候を評価するものである． 2）検査は開眼で行う． 3）視野障害がある場合は健常側で検査を行う． 4）指—鼻—指試験と踵—脛試験は両側で行う． 5）全盲の場合は伸展位から鼻に触れることで検査する． 6）運動失調は，筋力低下の存在を割り引いても存在するときのみありと評価する． 7）理解力のない患者，片麻痺の患者では失調はないと評価する． 8）切断肢や関節癒合のときのみ9点とし，検者は9点とつけた理由を明確に記録しておく．
8．感覚	0：正常 1：軽度から中等度の障害 2：高度の障害	1）知覚または検査時のpinprickに対する渋面，あるいは意識障害や失語症患者での痛み刺激からの逃避反応により検査する． 2）脳血管障害に帰せられる感覚障害のみを異常と評価し，半側感覚障害を正確に調べるのに必要なできるだけ多くの身体部位（手ではなく前腕，下肢，体幹，顔面）を検査すること． 3）重篤あるいは完全な感覚障害が明白に示された時のみに2点を与える． 4）したがって昏迷あるいは失語症患者はおそらく1または0点となる． 5）脳幹部血管障害で両側の感覚障害があるときは2点とする． 6）無反応あるいは四肢麻痺の患者は2点とする．昏睡患者（項目1a=3）は2点とする．
9．最良の言語	0：失語なし 1：軽度から中等度の失語（意思疎通は可能） 2：高度の失語（意思疎通が困難） 3：無言，全失語	1）これより前の項目の検査を行っている間に言語理解に関する多くの情報が得られている． 2）絵カードの中で起こっていることを尋ね，呼称カードの中の物の名前を言わせ，文章カードを読ませる． 3）言語理解はここでの反応および前の神経学的検査の際の命令に対する反応から判断する．

表2 つづき

評価項目	評価法	検査と評価のポイント
		4) もし視覚障害によってこの検査ができないときは,手の中に置かれた物品の同定,復唱,発話を命ずる. 5) 挿管されている患者は書字するようにする. 6) 昏睡患者（項目 1a=3）は 3 点とする. 7) 昏迷や非協力的患者でも評点をつけなければならないが,患者が完全に無言か,1 段階命令に全く応じない場合にのみ 3 点を与えることとする.
10. 構音障害	0：正常 1：軽度から中等度の障害（理解可能） 2：高度の障害（理解不能） N：挿管または身体的障壁	1) もし患者が失語症でなかったら,前出のカードの音読や単語の復唱をさせることから適切な発話の例を得なければならない. 2) もし患者が失語症なら,自発語の構音の明瞭さを評価する. 3) 挿管,発話を妨げる他の身体的障壁があるときのみ 9 点とし,検者は 9 点とつけた理由を明確に記録しておく.患者にこの項目の検査の理由を告げてはならない.
11. 消去現象と無視	0：異常なし 1：視覚,触覚,聴覚,視空間または自己身体に対する不注意,あるいは 1 つの感覚様式で 2 点同時刺激に対する消去現象 2：重度の半側不注意,あるいは 2 つ以上の感覚様式に対する消去現象	1) これより前の項目の検査を行っている間に無視を評価するための充分な情報を得られている. 2) もし 2 点同時刺激を行うことを妨げるような重篤な視覚異常がある場合,体性感覚による 2 点同時刺激で正常なら評価は正常とする. 3) 失語があっても両側に注意を向けているようにみえる時,評価は正常とする. 4) 視空間無視や病態失認の存在は無視の証拠としてよい. 5) 無視は存在した時のみありと評価されるので,この項目は検査不能のはずはありえない.

合計点＝[   ]/40

（日本脳卒中学会脳卒中医療向上・社会保険委員会　rt-PA（アルテプラーゼ）静注療法指針改訂部会,編.rt-PA（アルテプラーゼ）静注療法適正治療指針第二版.2012 より一部改変）

チャート」を用いた評価を行うことが望ましい.

2. 急性期脳卒中診療の流れと神経学的診察のタイミング

　急性期脳卒中診療においては,第一に治療の遅れが機能予後,生命予後を悪化させるおそれがある患者かどうかを見極めることが大切であり,まずは,問診

（発症時間，病歴），バイタルサインを確認する．激しい頭痛や重度の意識障害を認めるものでは重篤な出血性脳卒中を念頭に，また，脳卒中症状を呈する早期受診例（rt-PAのみ可能な施設であれば発症3.5時間程度以内，血管内治療も可能であれば6時間程度以内）では再灌流療法を念頭に迅速な診療を開始する．

　一刻を争う脳卒中を疑ったら，速やかに採血（血栓溶解療法の除外項目の確認に必要な検査を含める），ライン確保を行い，心電図，X線，頭部画像検査を指示したうえで，**初期神経診察**を行う．頭部画像検査としては，通常，まずは頭部CTを行い，出血性脳卒中が否定された場合に，rt-PA静注療法に遅れをきたさない範囲で可能であれば頭部MRIを行う．迅速に施行できる場合には頭部MRIを優先することもありうる．

　脳梗塞であれば，画像検査の実施や検査結果を待つ間に，「rt-PA静注療法のチェックリスト」の禁忌項目と慎重投与項目の確認を進めるが，中でも慎重投与項目に含まれるNIHSSはAHAの指針に従い25分以内に行い，さらに時間があれば「**神経学的検査チャート**」に基づく神経診察をすすめる．

　検査結果がそろい，チェックリストの確認を終えると同時に，慎重投与項目やNIHSS点数などを踏まえて総合的にrt-PA静注療法の適応を判断し，本人，家族にICを行い，同意が得られると同時に治療を開始する．なお，経皮経管的脳血栓回収療法が可能な施設においては，CTで出血が否定できた時点，あるいは，遅くともMRI，MRAの結果が出た時点で血管内治療の担当者に連絡して準備を進め，rt-PA投与中にICを終えておき，症状の改善が得られない場合には，NIHSSを再評価したうえで速やかに血管内治療に進む．

　再灌流療法後はrt-PA静注療法適正治療指針の管理指針に従って神経学的評価を行う．

3. 神経学的診察を要領よく行うには

　要領よく診察するためには，まずは急性期脳卒中診療の流れを理解することが大切である．神経学的診察には，前述したように1）初期神経評価，2）NIHSS，3）「神経学的検査チャート」に基づく神経学的検査があり，診療のどのタイミングでそれらを評価するか理解しておく必要がある．

　次に，診察の技量を高めることが重要である．少なくとも「神経学的検査チャート」の評価項目については「ベッドサイドの神経の診かた[5]」などで検査法を確認し，日本神経学会が企画制作した「標準的な神経診察法」のDVDなど

で実技を確認し,習熟する.NIHSSについては各項目の評価法と評点の基準を理解し,正確に検査と評価ができるようにしておく **表2**.その後は実際の急性期診療で繰り返し実践し速度と正確性を高めることが肝要である.

最後になるが,ひとたび診察法を身につけたとしても,長期に臨床の現場から離れれば衰えてしまうものである.要領よく診察するには,急性期脳卒中診療の前線に立ち続け,実践し続けることが大切である.

Pearls

脳卒中診療における神経学的診察の意義は,鑑別診断(脳卒中を疑うかどうか)と神経障害の把握にある.時間が予後を左右する急性期診療においては,短時間で主要な脳卒中の症状が確認でき,重症度の評価が可能なNIHSSは大変有用であり,rt-PA静注療法の際に必須の検査となっていることもあって広く脳卒中診療に用いられている.しかし,評価項目が脳卒中の主要所見に限られており,項目外の神経障害を見落とすリスクがある.したがって,治療に遅滞をきたさないよう注意しつつ,早期に系統的な神経学的診察を行うことが望ましい.

文献

❶ Guidelines 2000 for Cardiopulmonary Resuscitation and Emergency Cardiovascular Care. Part 7; the era of reperfusion: section 2: acute stroke. The American Heart Association in collaboration with the International Liaison Committee on Resuscitation. Circulation. 2000; 102(8 Suppl): I204-16.
❷ 日本脳卒中学会脳卒中医療向上・社会保険委員会 rt-PA(アルテプラーゼ)静注療法指針改訂部会,編.rt-PA(アルテプラーゼ)静注療法適正治療指針第二版.2012.
❸ Lyden P, Brott T, Tilley B, et al. Improved reliability of the NIH Stroke Scale using video training. NINDS TPA Stroke Study Group. Stroke. 1994; 25(11): 2220-6.
❹ 日本神経学会のホームページ.神経学的検査チャート作成の手引き.
https://neurology-jp.org/news//pdf/news_20080715_01_01.pdf
❺ 田崎義昭,斎藤佳雄.ベッドサイドの神経の診かた.17版.東京: 南山堂; 2010.

〈山口啓二〉

脳卒中急性期での頭部CTおよびCT血管撮影の有用性，問題点について教えてください

1. 脳卒中急性期におけるCTの有用性について

　CT検査が本邦で広く用いられ，脳卒中急性期の脳出血やくも膜下出血などの出血性脳卒中の診断が容易にされるようになったのは言うまでもない．急性期の脳梗塞巣はCTでlow density area（LDA）として描出されるが，CTで脳梗塞巣が出現するのは8〜12時間程度とされている．一方でCTに代わってその利便性と有用性が増しているのがMRIである．特に拡散強調画像（DWI）では虚血性病変を早期に描出することが可能で，MRAによる閉塞脳血管の評価と合わせることにより，急性期脳卒中の治療戦略が大きく進歩してきた．しかしながら，MRIが全ての医療施設で整備されているわけでないことや，MRIの撮影にはCTに比して時間を要すること，脳梗塞急性期ではできるだけ早く治療開始することが患者の予後を改善するエビデンスが示されていることなどから，脳卒中急性期におけるCT検査の有用性はいまだ健在である．

2. 脳梗塞急性期のearly CT sign

　中大脳動脈領域（MCA領域）の脳梗塞の75%が3時間以内になんらかの異常をきたす．早期虚血性変化（early ischemic change: EIC）はhypodensity（低吸収領域）とbrain swelling（脳浮腫性変化）の両方から構成される．低吸収領域は高度に血流が低下している領域で，最終梗塞に陥る可能性が高い．一方で低吸収を伴わない浮腫性変化は可逆性のある領域である．すなわちEICはischemic coreとpenumbra両者の混在した領域であると考えられている[1]．

1 Hyperdense artery sign

　単純CTによる中大脳動脈内（MCA）の高信号が閉塞した血栓を表し，"hyperdense MCA sign"として認識されており，脳梗塞の予後と関係している 図1 [1][2]．Haematocrit高値や動脈硬化による石灰化も高信号を示すので，左右差や臨床情報と合わせて判断する．MCAのdistal occlusionは"sylvian dot sign"としてドット状の高信号として描出される．Hyperdense MCA signは予後不良

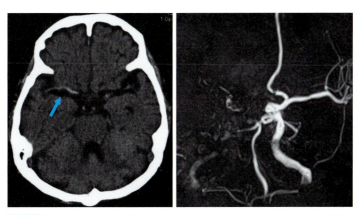

図1 左: Hyperdense MCA sign（矢印），右: MR Angiography（MRA）

因子の一つとされており，血栓溶解療法時の出血のリスクである．一方で血栓溶解療法後の hyperdense MCA sign の消失は予後良好と関係しており，急性期脳梗塞の予後を予測する上で有用である．

2 ASPECTS

CTにおける早期虚血性変化（EIC）は特に前方循環の梗塞において，1．病巣側の脳溝の消失，2．島皮質の不鮮明化，3．レンズ核の不鮮明化，4．皮髄境界の不鮮明化，などで評価される 図2 ．広範囲の EIC の存在は t-PA 治療後の出血性変化の出現や予後不良の予測因子となり，特に MCA 領域の 1/3 を超えるような EIC は出血のリスクが高いので血栓溶解療法の適応とならない（one-third rule）．一方で，EIC は定量性の問題があり，評価者間でのばらつきが大きいのも事実で，実際の急性期の現場では戸惑う場面もしばしば経験されてきた．近年CTの早期虚血性変化を半定量化しスコア化することにより，t-PA 静注療法の予後を予測する Alberta Stroke Programme Early CT Score（ASPECTS）が広く認識され，実臨床で用いられている．これはCTでレンズ核と視床を通る軸位断と，それより約2cm頭側のレンズ核が見えなくなった最初の断面の2スライスで，中大脳動脈領域を10か所に区分し，浮腫性変化，実質の低信号などのEICが認められた箇所を減点法で病変範囲を表し，予後を評価したものである

図3 ．ASPECTS 7点は中大脳動脈領域の3分の1に相当するとされ，ASPECTS>7 では t-PA 静注療法後の出血性梗塞が少なく，3か月後の mRS 0-2 の予後良好群の有意な予測因子となることが示された．一方で NINDS や

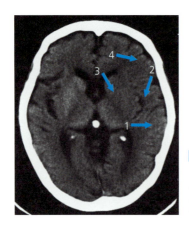

図2 early ischemic change（EIC）
1. 病巣側の脳溝の消失,
2. 島皮質の不鮮明化,
3. レンズ核の不鮮明化,
4. 皮髄境界の不鮮明化

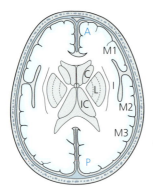
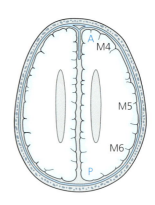

図3 ASPECTS score
中大脳動脈領域を10か所に区分し, 減点法でEIC領域を評価.
(Barber PA, et al. Lancet. 2000; 355: 1670-74)

ECASS-Ⅱ trialではASPECTSは予後不良の独立した危険因子として示されなかったが, ASPECTS≦2の症例は出血と予後不良のリスクであることが示された[1]. 後述する脳梗塞急性期の血管内治療のランダム化比較試験ではASPECTS 6点未満の症例は基本的に除外されており, CTによるEICの評価が再開通療法の決定に有用であることが伺える[4].

3 Multimodal CTによる脳卒中急性期の画像診断

脳卒中急性期においては脳血管の形態と閉塞部位, 脳循環動態の評価を一度に行えるmultimodal CT imageが有用である 図4 . CTの利点は撮影時間が短

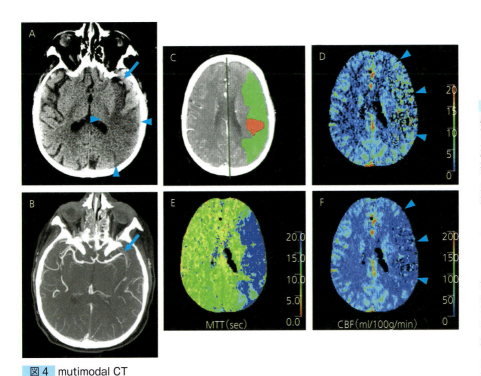

図4 mutimodal CT
A: non-contrast CT（hyperdense artery sign），B: 左MCA分岐部血栓（CTA），
C: ischemic core（赤），ischemic penumbra（緑），D: CBV，E: MTT，F: CBF
(Donahue J, et al. J Neuroradiol. 2015; 42: 21-9)

いことであるが，造影剤の腎毒性，被曝の問題，後頭蓋窩の骨によるアーチファクトなどが欠点として挙げられる．MRIより低コストで，MRIの必ずしも緊急で使用できない施設やMRI禁忌の症例に対しても有用である．またCT perfusion（CTP）画像を解析することで，脳血流分布が迅速かつ簡易的に把握でき，脳梗塞急性期の脳実質障害の評価が可能となる．CTPでは単位脳組織重量中を単位時間当たり流れる脳血流量（cerebral blood flow: CBF mL/100 g/min），単位脳組織重量中に存在する脳血流量（cerebral blood volume: CBV mL/100 g），脳組織中を流れる血液の平均通過時間（mean transit time: MTT min），造影剤投与から信号変化が最大になるまでの時間（time to peak: TTP min）を評価する．急性脳動脈閉塞に伴い灌流圧は低下し，MTTは延長する．一方動脈閉塞は反応性に血管径を拡張させ，側副血行が増加し，CBFを保つ結果として

CBVの増加をきたす．この状態でのCBVの増加はペナンブラ領域のhallmarkとなる．この動脈閉塞が長時間続き，脳血流維持のためのホメオスターシスのバランスが崩れるとCBVが低下し，不可逆的ischemic coreに陥る．これらの画像解析からischemic coreとペナンブラ領域（救済可能範囲）を可視化することが可能となる[3]．CT angiography（CTA）と合わせ，閉塞血管の評価とペナンブラ領域を評価することにより，急性期再開通療法の適応を正確に判断することが可能になる．

4 急性期再開通療法におけるMultimodal CTの有用性

　　脳梗塞急性期の再開通療法においては発症4.5時間以内のt-PA静注療法とカテーテルによる血栓除去（endovascular treatment: EVT）の併用が患者の予後を大きく改善するエビデンスが報告され，まさに急性期の現場ではパラダイムシフトが起きている．2013年に報告された急性期脳梗塞に対する血管内治療の効果を検証するランダム化比較試験（SYTHESIS，MR RESCUE，IMS Ⅲ）では閉塞血管が確認されていない症例においてもEVTが行われたこともあり，t-PA単独によるスタンダード治療群に対するEVT併用療法の有効性は示されなかった．一方2015年に発表されたランダム化比較試験（MR CLEAN，ESCAPE，EXTEND-IA，SWIFT-PRIME，REVASCAT）では，t-PA単独のスタンダード治療に対し，EVT併用療法が90日後のmRSによる予後良好群を有意に増やすことが示された[4]．いずれの試験もCTAやMRAで内頸動脈や中大脳動脈などの閉塞血管が確認された症例を登録したこと，CTやMRIで救済可能領域の存在を確認し患者を選択したこと，新しいデバイスにより再開通率が高く，再開通までの時間も短縮されたことが大きく寄与したと考えられる．その中でEXTEND-IA試験は発症4.5時間以内の急性期脳梗塞症例で，CTAで内頸動脈，中大脳動脈のいずれかの閉塞が確認され，CTPにて救済可能なペナンブラ（target mismatch）を有し，虚血コアが70 mL未満と確認された症例を対象とした[5]．主要評価項目の24時間後の再灌流（Tmax≧6秒の領域の減少）および早期神経症状の改善（発症3日目のNIHSS 8点以上の改善またはNIHSS 0，1点）はいずれもEVT併用群で有意に多く，90日後のmRS 0-2の予後良好群はt-PA治療群40％に対し，EVT併用群71％と大きく予後を改善した（adjusted OR 4.2，p＝0.01）．一方で症候性頭蓋内出血や死亡率は両群で有意差はなかった．この試験の結果からCTAによる閉塞血管の確認と共にCTPによるtarget mismatchの有無を評価することで，確実に治療効果の高い症例を選択することが可能となり，multimodal CTを用いた画像診断に基づいた患者選択がますます重要になるだろう．

Pearls

脳卒中急性期の画像検査は重要である．我が国は諸外国に比べ，MRIの整備が行き届いているが，24時間365日使用できる施設ばかりとは限らない．MRIに比し撮影時間の短いCTを上手に利用した脳卒中急性期の診療体制を整えることも重要である．一方で，CTPによるtarget mismatchの検出には解析用に臨床供用されているソフトが標準化されておらず，今後の課題である．各施設にあわせた脳卒中急性期の画像検査のプロトコールを策定し，治療介入までの時間をいかに短縮し患者の予後を改善するかが重要なポイントである．

文献

1. Muir K, Buchan A, Kummer RV, et al. Imaging of acute stroke. Lancet Neurol. 2006; 5: 755-68.
2. Barber PA, Demchuk AM, Zhang J, et al, for the ASPECTS Study group. Validity and reliability of a quantitative computed tomography score in predicting outcome of hyperacute stroke before thrombolytic therapy. Lancet. 2000; 355: 1670-4.
3. Donahue J, Wintermark M. Perfusion CT and acute stroke imaging: foundations, applications, and literature review. J Neuroradiol. 2015; 42: 21-9.
4. Badhiwala JH, Nassiri F, Alhazzani W, et al. Endovascular Thrombectomy for Acute Ischemic Stroke: A Meta-analysis. JAMA. 2015; 314: 1832-43.
5. Campbell BC, Mitchell PJ, Kleinig TJ, et al; EXTEND-IA Investigators. Endovascular therapy for ischemic stroke with perfusion-imaging selection. N Engl J Med. 2015; 372: 1009-18.

〈田中亮太〉

CQ4 脳血管障害急性期において，どのような頭部MRIの撮像法が有用でしょうか？

1. 脳血管障害急性期におけるMRIの役割

　急性期の脳血管障害が疑われた場合，撮像時間の短さや禁忌事項の少なさといった迅速性・簡便性を考慮して，まずはCT検査が行われるのが通常である．そして，CTで出血性病変が除外された後，MRIで梗塞の有無の確認が行われる．MRIでは複数の撮像法を用い，梗塞の発症時期や発症機序の推定，灌流異常域の検出や血栓溶解療法の適応の評価を行う．

2. MRIの禁忌事項の確認

　MRIとCTとの最も大きな運用上の違いは，禁忌事項の存在である．これはどんなに急を要する検査でも必ず確認しなければならない．しかし，緊急検査の場合は特に見落としやすく，念入りな確認が行える体制作りが必要である．禁忌事項の代表はペースメーカである．ペースメーカへのMRIの影響としては，物理的な牽引，一時的もしくは永久的な機能停止，リード線の発熱による心筋の熱傷などがあり，死亡事故も報告されている．2012年にMRI対応のペースメーカが発売されたが，これは一定の施設基準を満たした1.5T（テスラ）装置のみ対応で，ペースメーカの機種によって設定条件や撮像範囲などの制限が異なっており，MRI対応を明記した所持カードの確認が必須である．脳動脈瘤クリップは，最近はMRI対応のものが多いが，その中でも3TのMRIには非対応のものもあり，患者毎に確認が必要である．血管内などに留置されたステントも，デバイス毎に留置術後数週間の禁忌期間が存在する．

　医療従事者のヘアピン，メガネなど身近な物の吸着事故も起こりうる．また，酸素ボンベやストレッチャーの吸着事故は致命的になりえ，2001年にはニューヨーク州で酸素ボンベ吸着による6歳男児の死亡事故が起きている．MRI室には検査中以外でも24時間365日高磁場が発生しており，磁性体は絶対に持ち込まないということを，MRIに関わる全ての人間が徹底しなければならない．リスクマネジメントとして，当院では時間外の緊急検査でも相応の経験を有する放射線科医が必ず立ち合いをしている．特に夜間は禁忌項目のスクリーニングに慣れた

看護師や放射線技師が存在しないことも多く，このような運用は重要と思われる．
　2006年に腎性全身性線維症（nephrogenic systemic fibrosis: NSF）の原因がガドリニウム（Gd）造影剤であると報告され，腎機能低下例(eGFR: estimated glomerular filtration rate 30 mL/min/1.73 m² 未満）への投与は禁忌となっている．NSFは，全身性の皮膚・臓器に線維化を生じ，四肢の運動障害や臓器不全を生じる病態であり，現時点で治療法は存在しない．幸い，Gd造影剤の腎機能低下例への使用を禁忌とするガイドラインが発表されて以降，本邦でNSFの発症は報告されていない．ただ，近年，正常腎機能の患者でも造影剤投与によって組織へガドリニウムが沈着することが知られるようになった❶．複数回のGd造影剤投与歴のある症例の脳MRIにおいて，単純T1強調像で淡蒼球や歯状核，視床枕がガドリニウム沈着を反映した淡い高信号を呈するようになる．また，沈着自体は上記の部位のみならず，様々な部位に起こるとされる．Gd造影剤の製品には線状型と環状型があり，前者の方が沈着しやすい．今のところ，脳への沈着で臨床症状を呈した症例は報告されておらず，診断上，造影剤使用が不可欠な患者への投与を控える必要はないと考えるが，今後の動向には気に留めておくべきであろう．

3. 急性期脳梗塞で用いる撮像法

　急性期脳梗塞の治療において，血栓溶解療法の治療可能時間が4.5時間に拡大され，さらに一昨年来，機械的血栓除去術が脚光を浴びており，それらの治療適応検討における画像検査の役割は非常に重要である❷❸．その中で，画像検査が治療の律速段階とならないように，必要最小限のプロトコールを組む必要がある．当院では超急性期プロトコールとして，拡散強調像（diffusion-weighted imaging: DWI），MRA（magnetic resonance angiography），FLAIR（fluid attenuated inversion recovery），T2*強調像を順に撮像している．検査時間は全体で6〜7分である．T1強調像やT2強調像はオプションとしており，ルーチンには含めていない．また，灌流画像（perfusion-weighted imaging: PWI）も治療適応検討に用いられる場合がある．以下，これらの撮像法のポイントを解説していく．

4. 拡散強調像

　DWIは梗塞の診断における必須シークエンスである．報告では，超急性期梗塞に対して，感度88〜100%，特異度95〜100%とされる．体内の水素原子核のランダムな動き（ブラウン運動）を強調して画像化する方法であり，早期に虚血による細胞性浮腫を検出できる．組織の虚血深度が強いほど早く信号変化が生じるため，主幹動脈や皮質動脈近位側の塞栓性梗塞では1時間以内に高信号を呈してくる．ただし，ラクナ梗塞や分枝粥腫型梗塞は虚血深度が弱く，信号変化まで時間がかかることがあり，特に脳幹部の梗塞で信号変化に時間がかかる傾向がある．超急性期の撮像で所見がみられなかったとしても，症状が疑わしければ時間をおいて再撮像するべきである．また，DWIのスライス厚に関しては，5 mm厚よりも3 mm厚と，より薄いスライス厚の方が病変の検出率や臨床病型診断の正診度が高いとされている[4]．

　DWIで検出された病変の分布から，患者背景なども加味し，おおよそではあるが以下のように発症機序を推定していく．主幹〜皮質動脈近位の支配領域の灰白質を含んだ大きな病変は，心原性脳塞栓症が示唆される．アテローム血栓性梗塞は灰白質が保たれる傾向があり，大きな病変であっても白質優位の分布を呈する．アテローム血栓性のような分布で灰白質にも病変をきたしている場合は，動脈原性塞栓症（artery-to-artery embolism）を考えなければならない．基底核や脳幹の病変で，一見ラクナ梗塞のようにみえて，上下または前後方向に長く伸びている場合は，分枝粥腫型梗塞を考える．前方および後方循環系の両方に散在している病変は，心原性や大動脈原性塞栓に加えて，奇異性塞栓症や悪性腫瘍合併梗塞（Trousseau症候群）を忘れてはいけない．

　ピットフォールとして，DWIはT2強調像の要素を理論的に含んでおり，T2強調像で元々高信号を示す病変は，DWIでも高信号となる．これをT2 shine-throughと呼ぶ．DWI高信号が，虚血の急性期である細胞性浮腫を真に反映しているかは，ADC（apparent diffusion coefficient）の低下を確認する必要がある．また，DWIは磁場の不均一の影響を受けやすいので，前頭葉底部や側頭葉など，隣接する副鼻腔や乳突蜂巣の空気によって磁場の不均一が生じる部位には，高信号のアーチファクトが出やすい．錐体路や上小脳脚交叉は正常でも淡く高信号を呈することがあるので注意を要する．

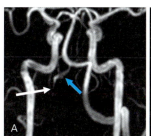 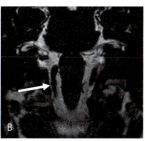 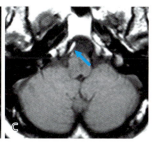

図1　50代男性，右椎骨動脈解離

A：MRA．右椎骨動脈 V4 は後下小脳動脈分岐部以遠のみ描出されているようにみえる（青矢印）．また，V4 近位側の描出不良は正常変異でもよくみる所見であり，これだけでは低形成か閉塞かは判断が難しい（白矢印）．
B：BPAS．血管外径が明瞭に描出されており，MRA での V4 近位側の描出不良は，低形成ではなく閉塞であることがわかる．
C：T1 強調像．椎骨動脈 V4 の後下小脳動脈以遠が高信号を呈しており，比較的新しい血腫の存在が示される．MRA での同部位の高信号は，血流ではなく解離腔の血腫による偽像であった．

5. MRA

　非造影で容易に血管の情報を得ることができる撮像法であり，通常はタイムオブフライト（time of flight: TOF）法が用いられる．高流速の血流を高信号として描出するため，内頸動脈や大脳動脈近位側の開存性が容易に判断可能となる．ピットフォールとして，低流速の血流は高信号には描出されないため，内頸動脈起始部の高度狭窄のような遠位内腔が虚脱する偽性閉塞の症例では，血流が残っているにも関わらず閉塞しているようにみえる．この際には造影 MRA が有用である．また，TOF-MRA には T1 強調像の要素が含まれているため，急性期の血栓が高信号を呈することがある．これは動脈解離の際に問題となり，MIP（maximum intensity projection）像にてあたかも血流が存在するような偽像を作るため，元画像や他の撮像法での確認が必要となる　図1　．

　脳梗塞の際に，一側の中大脳動脈近位部の閉塞に伴って，同側の後大脳動脈が拡張して末梢まで描出されることがある．軟髄膜吻合（leptomeningeal anastomosis）を介した側副血行路の発達を反映した所見である．これは超急性期から観察可能であり，一般的には緩徐に狭窄が進行するアテローム血栓性梗塞を示唆する所見とされる．ただし，実際には塞栓性でもみられうる　図2C　．

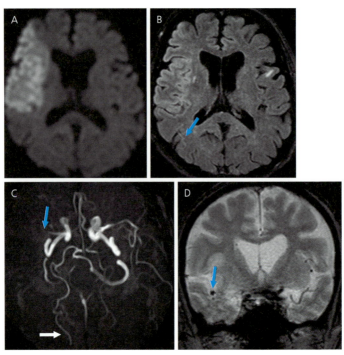

図2 70代男性，左上下肢麻痺発症7時間後の右中大脳動脈領域塞栓性梗塞

A: DWI．右中大脳動脈皮質枝上幹領域前半部の急性期梗塞が高信号を呈している．
B: FLAIR．DWI高信号域に一致して，淡い信号上昇を認める．右中大脳動脈皮質枝上幹領域の後半部に hyperintense vessel sign を認め（青矢印），灌流低下域が DWI 異常域よりも広範囲に広がっていることが示唆される（FLAIR-DWI mismatch）．
C: MRA．右中大脳動脈水平部での血流信号の途絶がある（青矢印）．右後大脳動脈は対側よりも末梢まで描出されており，右中大脳動脈閉塞に伴う代償性の拡張と思われる（白矢印）．
D: T2*強調像．MRA での信号途絶部に合致して，右中大脳動脈水平部に塞栓子を示す明瞭な低信号域を認める．

6. FLAIR

急性期での FLAIR の役割として，発症時期と灌流低下域の推定が挙げられる．脳梗塞のおよそ20％が発症時期不明といわれており，画像のみが発症時期を推

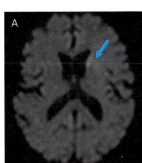 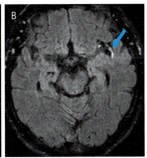 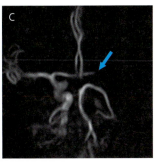

図3 70代女性，右上下肢麻痺発症40分後の左中大脳動脈領域塞栓性梗塞
A：DWI．左尾状核頭部から被殻前半部にかけて，淡い信号上昇を認める．しかし，非常に淡い所見である．
B：FLAIR．左中大脳動脈に hyperintense vessel sign を認める．
C：MRA．左内頸動脈から中大脳動脈にかけて，血流信号の途絶を認める．画像のみでは閉塞が急性か慢性かの判断は難しい．これらの所見に臨床情報を加味することで，梗塞の診断が可能である．

定できる手段になる[5]．DWIで高信号を呈し，かつFLAIRで信号上昇が出現していない場合（DWI-FLAIR mismatch），ほとんどが発症4.5時間以内と推察できるとされている[6]．しかし，発症後3時間以内でも虚血深度が深ければ，FLAIRで高信号を呈する場合もあるので注意しなければならない．

灌流状態の推定には動脈の信号が有効なことがある．動脈の閉塞部位から末梢では低流速となっており，FLAIRで血管内腔が高信号を呈し，FLAIR intraarterial signal や hyperintense vessel sign と呼ばれる 図2B 図3B ．この血管内の高信号の範囲は灌流低下域に合致しており，DWIで高信号を呈する領域よりも広範囲にみられた場合（FLAIR-DWI mismatch），治療によって障害を免れる可能性がある領域，すなわちペナンブラの存在が示唆される．この所見はDWIでの高信号よりも発症後早期からみられることがあり，超急性期でDWIの所見が淡いときに，判断材料になることがある 図3 ．ただし，慢性の狭窄でも血管内腔は高信号にみえうるので，必ず臨床症状との対比をしなければならない．

7．T2*強調像

出血の検出にはT2*強調像が用いられ，近年ではより鋭敏な磁化率強調像（susceptibility weighted imaging: SWI）も普及してきている．これらの撮像法で塞栓子や血栓は，含有するデオキシヘモグロビンを反映して限局性の低信号を

呈し，artery susceptibility signと呼ばれる　図2D　．このサインの有無を治療予後予測に用いた報告がある．rt-PA（recombinant tissue plasminogen activator: 遺伝子組み換え組織プラスミノゲン・アクティベータ）静注を行った症例のうち，サイン陽性（塞栓子の同定が可能）のものは，治療後の再開通不良例と3か月後のmRS（modified Rankin Scale）での転機不良例が有意に多かった．その一方で，機械的血栓除去術を施行した症例では，サイン陽性の方が，治療後の再開通や転帰が良好であった[7]．これらの報告から，artery susceptibility signの有無が急性期の治療法の選択に有用な可能性が示されている．また，SWIや3TによるT2*強調像では，灌流低下域からの静脈還流では血中デオキシヘモグロビン濃度が上昇しているため，静脈内の低信号が増強する．前述のFLAIR intraarterial signal同様，灌流低下域の推定に役立つ所見である．

8. オプションの撮像法

　MRA，FLAIRなどから類推される灌流低下域と，DWIで高信号を呈している梗塞域に差がある場合，ペナンブラの存在が疑われる．灌流画像では毛細血管レベルまでの血流情報を得ることで，より詳細に灌流低下域・虚血深度を評価することができる．一般には灌流画像は造影剤を用いて撮像され（dynamic susceptibility contrast: DSC），局所脳血液量（regional cerebral blood volume: rCBV），局所脳血流量（regional cerebral blood flow: rCBF），平均通過時間（mean transit time: MTT），到達時間（time-to-peak: TTP）といったパラメータが得られる．ただし，血栓溶解療法の適応に関するDSCの臨床的有用性は，未だ議論の対象となっている．例えば，DSC撮像に伴う検査時間の延長やGd造影剤使用に関するリスク，パラメータ解析ソフトウェアの違いによる結果の相違が指摘されている[8]．前述のようなFLAIR-DWI mismatchやartery susceptibility signで代用可能とする報告もみられている[9]．現在，梗塞発症後9時間までの患者に対するrt-PAの有用性に関するtrialが進行中で，その患者選別にDSC（DWI-PWI mismatch）が用いられており，その結果が待たれる．

　近年，造影剤を用いない灌流画像としてarterial spin labeling（ASL）法が注目されている[10]．頸部で血流に信号を与えて磁気的に標識（ラベリング）し，それらを内因性トレーサー（造影剤のかわり）として利用する方法である．頸部でラベリングしてから，脳実質を灌流する血流信号を収集するまでの時間をPLD（post labeling delay）時間という．最適なPLD時間が個々の症例で異なること

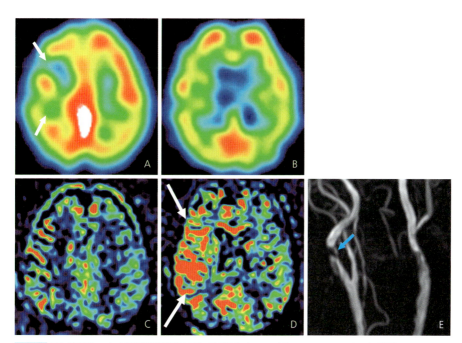

図4 70代男性，右内頸動脈狭窄に対してCAS（carotid artery stenting）術前

A，B：IMP-SPECT．高位円蓋レベル（A）で右前頭葉上部や右頭頂葉で血流低下がみられる（矢印）．側脳室体部レベル（B）での左右差は目立たない．

C，D：ASL（同日検査，A-C，B-D は同レベル断面）．右大脳半球で全体的に rCBF が上昇しているようにみえ，SPECT の所見と乖離している（矢印）．右内頸動脈狭窄に伴って，右大脳半球への血流の到達遅延があり，ラベリングされた血液が脳表レベルに存在するタイミングで撮影されたものと思われる．

E：頸部 MRA．右内頸動脈近位側に高度狭窄を認める．

があり，特に近位側の血管狭窄や側副路の発達によって評価したい脳領域までの血流の到達遅延が生じている場合は，血流量の過小もしくは過大評価につながり，注意が必要である 図4 ．脳血管障害領域での ASL の臨床応用については，大きな超急性期梗塞では DSC と概ね同様の結果を示すとの報告や，一過性脳虚血発作では DWI や MRA で検出できない灌流異常域を描出できるといった報告がみられている[11]．ただ，今のところパラメータは rCBF しか算出できないこともあり，判断材料としてはまだまだ未熟な技術である印象が残る．現時点では DSC を完全に代替し得るものではなく，今後の発展が期待される．

　血管自体の評価には，まずは MRA が使用されるが，前述のように通常用いられる非造影 TOF-MRA は高流速の血管内腔しかみていないことに注意を払うべ

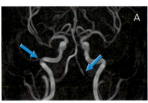
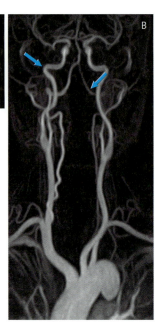

図5 造影剤の有無によるMRAの描出範囲および描出能の差

A: 頭部非造影MRA．右内頸動脈の頸動脈管入口部や左椎骨動脈に描出不良がみられる．アーチファクトか真の狭窄かの判断が難しい．

B: 頭頸部造影MRA．大動脈弓～頭蓋内血管にかけて，良好なコントラストの画像が得られており，アクセスルートの評価に有用である．また，非造影MRAでみられた描出不良はアーチファクトであったことがわかる．

きである．T1強調像では血管壁の状態を確認でき，動脈硬化性変化による壁肥厚や壁在血栓の有無をみることができる．T2強調像は，flow voidによる血管の内腔のみならず外径の評価にも有用である．椎骨脳底動脈の走行に平行な冠状断像を撮影するBPAS（basi-parallel anatomical scanning）では，血管外径が明瞭に描出され，MRAと比較することで椎骨動脈解離の診断に役立つ 図1B ．内頸動脈解離を疑う場合には，頸部MRAが必要である．静脈性梗塞は，動脈支配域に一致しない分布や病変内の点状出血，静脈洞内の異常信号から疑いうるが，SWIでの病変部皮質に沿った低信号域が鑑別に有用と言われている．

9. 機械的血栓除去術の適応におけるMRI

周知の通り，近年，超急性期梗塞に対する機械的血栓除去術の有用性が複数のtrialで示されている[12]．一部でMRIの使用が許容されているものもあるが，多くのtrialでは，迅速性・簡便性を優先してCTで患者選別を行っている．機械的血栓除去術の術前評価においては，デバイスのアクセスルートに関する情報が重要

となる．CT でもヨード造影剤を使用することでアクセスルートの検討が可能だが，血栓除去術でもヨード造影剤を使用するため，腎毒性を考えて使用量をできるだけ控える必要がある．その点，造影 MRA は，ガドリニウム造影剤で頸部血管や大動脈弓を描出可能であり，今後重要な撮像法となる可能性がある　図5　．

10．MRI による急性期出血の診断

　主に虚血に対する MRI の有用性を述べてきたので，最後に出血について触れる．急性期脳血管障害においては，通常 CT first で画像検査が行われる．しかし，超急性期の梗塞が疑われ，血栓溶解療法の適応の可能性がある場合などは，availability によっては MRI first で検査が行われることもあり得る．その際には，MRI で出血性病変を除外する必要がある．超急性期〜急性期の脳実質内出血は，DWI 高信号，ADC 低下を示し，この点のみでは急性期梗塞と鑑別を要する．しかし，T2 強調像では超急性期から病変全体が中等度の高信号を呈し，その後に低信号へと変化するため，所見発現まで数時間を要する梗塞とは明らかに異なる．また，血管支配域に合致しない異常信号という点でも鑑別は可能であり，MRI でも脳実質内出血は感度・特異度 90% 以上で診断できるとされる．とはいえ，小さな急性期出血とラクナ梗塞とでは鑑別が難しい場合などもあり，迷った際には即座に CT で高吸収域の有無を確認する姿勢を忘れてはいけない．

　くも膜下出血は FLAIR で鋭敏に検出することができる．特に CT で淡くなった亜急性期の出血も，FLAIR で明瞭な高信号が確認可能である．ただし，くも膜下腔の FLAIR 高信号は脳脊髄液の流れや金属のアーチファクト，高濃度酸素の投与でも生じることがあり，注意を要する．流れのアーチファクトは特に脳底槽や橋前槽で目立つため，普段からその描出の程度に慣れておく必要がある．

Pearls

　急性期脳血管障害の診断に MRI が有用であるのは論をまたないが，やはり時間の制約が運用上のネックとなる．血栓溶解療法の適応になりそうな症例は，必要最小限のプロトコールの設定に加えて，撮像以外の時間を短縮する工夫も必要となる．具体的には，患者到着前での MRI 検査室への連絡，放射線科医・技師の当直・待機体制の構築，造影剤ダイナミック注入用のルートの事前確保，検査室での撮像中からの読影などが MRI の迅速な運用に重要である．

文献

1. Kanda T, Ishii K, Kawaguchi H, et al. High signal intensity in the dentate nucleus and globus pallidus on unenhanced T1-weighted MR images: relationship with increasing cumulative dose of a gadolinium-based contrast material. Radiology. 2014; 270: 834-41.
2. Menon BK, Campbell BC, Levi C, et al. Role of imaging in current acute ischemic stroke workflow for endovascular therapy. Stroke. 2015; 46: 1453-61.
3. Fisher M, Saver JL. Future directions of acute ischaemic stroke therapy. Lancet Neurol. 2015; 14: 758-67.
4. Nakamura H, Yamada K, Kizu O, et al. Effect of thin-section diffusion-weighted MR imaging on stroke diagnosis. AJNR Am J Neuroradiol. 2005; 26: 560-5.
5. Rimmlel DL, Thomalla G. Wake-up stroke. clinical characteristics, imaging findings, and treatment option-an update. Front Neurol. 2014; 5: 35.
6. Emeriau S, Serre I, Toubas O, et al. Can diffusion-weighted imaging-fluid-attenuated inversion recovery mismatch (positive diffusion-weighted imaging/negative fluid-attenuated inversion recovery) at 3 tesla identify patients with stroke at＜4.5 hours? Stroke. 2013; 44: 1647-51.
7. Bourcier R, Volpi S, Guyomarch B, et al. Susceptibility vessel sign on MRI predicts favorable clinical outcome in patients with anterior circulation acute stroke treated with mechanical thrombectomy. AJNR Am J Neuroradiol. 2015; 36: 2346-53.
8. Kudo K, Christensen S, Sasaki M, et al. Accuracy and reliability assessment of CT and MR perfusion analysis software using a digital phantom. Radiology. 2013; 267: 201-11.
9. Legrand L, Tisserand M, Turc G, et al. Fluid-attenuated inversion recovery vascular hyperintensities-diffusion-weighted imaging mismatch identifies acute stroke patients most likely to benefit from recanalization. Stroke. 2016; 47: 424-7.
10. Grade M, Tamames JAH, Pizzini FB, et al. A neuroradiologist's guide to arterial spin labeling MRI in clinical practice. Neuroradiology. 2015; 57: 1181-202.
11. Bivard A, Krishnamurthy V, Stanwell P, et al. Arterial spin labeling versus bolus-tracking perfusion in hyperacute stroke. Stroke. 2014; 45: 127-33.
12. Grotta JC, Hacke W. Stroke neurologist's perspective on the new endovascular trials. Stroke. 2015; 46: 1447-52.

〈安池政志　横田 元　山田 惠〉

5 脳卒中急性期に用いられる超音波検査にはどのようなものがありますか？

　超音波検査は非侵襲的で被曝の心配もなく繰り返し実施できる検査であるため緊急時のベッドサイドでの評価から治療中の経時的な変化を追うこともでき非常に有用である．主に虚血性脳血管障害においてスクリーニングから治療方針決定にいたるまで様々なフェーズで行われる．本稿では脳卒中，特に虚血性脳血管障害の急性期に用いられる超音波検査のうち，頸動脈エコー，経頭蓋エコー，経胸壁心エコー，経食道心エコーについて述べる．

1. 頸動脈エコー

　急性期脳卒中を扱うほぼすべての施設で検査可能であり，救急外来から亜急性期まで病態把握や治療方針決定に重要な役割を果たす．特にrt-PA静注療法を行う際に動脈解離は除外すべき疾患であるが頸動脈エコーを行うことで総頸動脈に及ぶものについては除外することができる．そのほか評価のポイントとして重要なのはプラーク性状と狭窄度である．

　検査の実際は次の通りである．

　基本的には中心周波数7 MHz以上のリニア型プローブを用いる．総頸，内頸，外頸，椎骨の4つの血管系を短軸，長軸，それぞれの方法で追える限り尾側から頭側までくまなく観察する．プローブは最大径になる位置で画面の頭側から尾側まで上下の内中膜複合体厚（intima media thickness: IMT）を描出するように置く．IMT計測するときには0.1 mmの測定感度を保つため表示深度を3 cm以下まで拡大する必要がある．IMTには近位壁と遠位壁があるが，エコーの特性上近位壁は誤差が生じるため一般には遠位壁で測定する．IMTは1.1 mm以上で肥厚ありと判断するが，最も厚い部分と前後1 cmのIMTの平均をmean IMTとするが，これも1.1 mm以上で異常と判断する．また解離が疑われる場合はflapの有無も確認する．

　パルスドプラー法では流速波形が表示されpeak systolic velocity（PSV）やendodiastolic velocity（EDV）を計測する．また流速波形により閉塞や高度狭窄の存在が推察されるため波形の形状の確認も重要である．

　カラードプラーは血流信号を示し血流の方向や流速を定性的に表示すること

ができる．例えば有意狭窄があると乱流が起こりモザイクエコーが観察されることがある．

1 プラークの評価

頸動脈狭窄症においてプラークの評価は治療方針を決める上で重要な情報の一つである．評価としてはプラーク輝度や均一性・表面性状・可動性である．

プラーク輝度には血管腔内と色調がほとんど変わらないhypoechoic，周囲の筋や結合織と比べ白く見えるhyperechoic，周囲の筋や結合織と同程度の輝度のisoechoicに分けられ，それぞれhyperechoicなものは石灰化とisoechoicなものは線維組織と，hypoechoicなものは血栓や粥腫と関連しているといわれている．ある程度の大きさがあるプラークはこれらのプラークが混在している場合がありそのようなものを不均一性のプラークと呼ぶ．

表面性状は平滑（smooth），壁不整（irregular），潰瘍（ulcer）に分類される．潰瘍の定義はその陥凹が2 mm以上のものとする．潰瘍と平滑の中間に位置するものは，壁不整と表現する．

低輝度プラークや潰瘍形成を見逃さないためにカラードプラー法は有用だが通常のカラードプラーのほかにパワードプラーや血管内腔をより正確に描出する方法を用いてより正確なプラーク性状を把握することができる．

可動性についてはプラークそのものが拍動に合わせ動く場合もあれば，プラークに付着した血栓が浮遊しているものを観察することもある．

上記のうち低輝度プラークや潰瘍形成，可動性プラークは動脈性塞栓のハイリスクであるため注意が必要である．自験例を 図1 図2 に示す．

2 狭窄度の評価

頸動脈超音波検査における狭窄度の評価法はいくつかある．短軸断面から内腔面積と血管面積を直接トレースする方法（area stenosis法）もあるが狭窄率が過大評価されてしまうため，長軸断面から狭窄率を求める方法が一般的である．長軸断面から狭窄率を求める方法としてはECST（European Carotid Surgery Trial）[1]法とNASCET（North American Symptomatic Carotid Endarterectomy Trial）[2,3]法がある． 図3 のようにECST法では狭窄部の内腔と血管腔の比から，NASCET法では狭窄部の血管腔とそれより遠位の内頸動脈血管腔の比から求めることができる．頸動脈狭窄症の血行再建術を行う際に脳神経外科領域で用いられるのがNASCET法であることから可能な限りNASCET法で計測

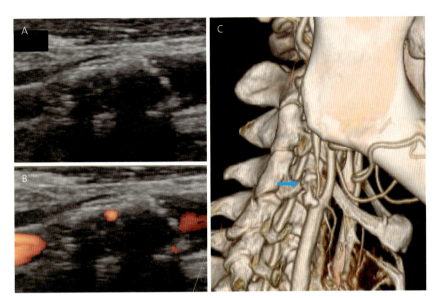

図1 不均一性プラークを伴う内頸動脈高度狭窄例
A: Bモード．高輝度プラークの下には音響陰影が確認される．
B: カラードプラー
C: 同一症例の 3DCTA

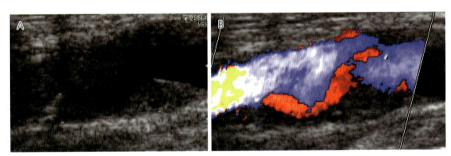

図2 潰瘍形成を認めるプラーク
A: Bモード　B: カラードプラー

するのが望ましい．遠位の内頸動脈径が得られず ECST 法で求めた場合は NASCET 法より狭窄率を過大評価していることを考慮する必要がある．
　内頸動脈起始部狭窄の場合は血流速度を用いて狭窄度を推定することも広く行われている．狭窄度を評価するためには狭窄直後の peak systolic velocity (PSV) を測定するものが最も多用されている．狭窄率が高くなると狭窄直後の

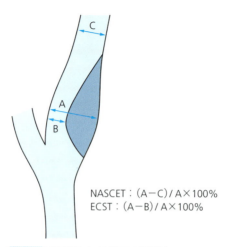

図3 NASCET，ECSTの計測法

血流速度は高くなる．カラードプラーでモザイクエコーが見られる場合はその部分で乱流が起こっていることになるのでその部分にカーソルをあて，もっともPSVが大きくなるところを記録する．報告によって数値の差異があるが日本脳神経超音波学会のガイドライン[4]ではPSV 150 cm/sec以上あればNASCET法で50%以上の狭窄が，PSV 200 cm/sec以上あればNASCET法で70%以上の狭窄が疑われるとされている．

このほか高位の狭窄または閉塞を評価する場合に信頼性が高いものとしては両側総頸動脈の拡張末期血流速度の左右比（ED ratio）があり，1.4以上あれば患側遠位部に高度狭窄または閉塞があることが推測できる．

2. 経頭蓋超音波

経頭蓋超音波は超音波骨窓（acoustic windows）と呼ばれる解剖学的に頭蓋骨が薄い，または存在しないから超音波を入れて頭蓋内主幹動静脈を検索するものである．超音波骨窓は前頭骨部，眼窩，大後頭孔などがあるが側頭骨部のtemporal windowを用いる場合が多い．経頭蓋超音波には経頭蓋カラードプラ法（transcranial color duplex sonography: TCDS）と経頭蓋超音波ドプラ法（transcranial color Doppler sonography: TCD）とがある．

ここではより使う機会が多いと思われるTCDについて述べる．

TCDは通常の超音波検査とは異なり専用のプローブと装置が必要となる．また微小塞栓子（microembolic signals: MES）の計測を行う場合などは長時間のモニタリングのため専用の固定器具を用いる．

　検査は2MHzのTCD用プローブを用い超音波骨窓から目標とする血管に当たるように超音波を当てていく．パワードプラーの向き，超音波の深度からどの血管に当たっているか推測する．奇異性脳塞栓症におけるシャント検索としてのマイクロバブルテストやMESの計測には中大脳動脈を用いることが多い．短時間の検査では問題にならないが長時間の検査を行う場合はプローブの向きを最もよいところに調整し出力を最小限とする．出力が大きいままだとプローブが熱を持ってしまうためである．

　虚血性脳血管障害と心疾患は密接に関係している．心原性脳塞栓症は虚血性脳血管障害の原因の約3割を占めるほか，アテローム血栓性脳血栓症において虚血を背景とした心不全を合併していることはしばしば経験するが，心機能を評価することでin overによる不要な合併症を回避することができる．また心臓を介して塞栓症を起こしうる疾患は弁膜症，感染性心内膜炎などの塞栓の原因としてよく知られているもののほか，または左房粘液腫のような後天性のものと，卵円孔開存などの先天性のものと多岐にわたる．

3. 経胸壁心エコー

　経胸壁心エコー 2.0～5.0 MHz程度の電子セクタ型のプローブを用いて，胸骨左縁アプローチ左室長軸像，胸骨左縁アプローチ左室短軸像，心尖アプローチ四腔断面像，心尖アプローチ二腔断面像，心尖アプローチ左室長軸像をルーチンの基本断面とし心機能，左室内血栓の有無，大動脈解離によってみられるflapの有無を確認する．経胸壁心エコーでの左心耳内血栓の検出率は解剖学的に左房の位置が胸壁からもっとも奥となること，超音波の減衰が加わることから実際に存在しても観察できないことが多い．これは次に述べる経食道心エコーの感度が90～95％であるのと比べ，圧倒的に劣る．また左房内のもやもやエコーは血液がうっ滞するため赤血球が連銭形成を起こしもや状にみえるものであるが，やはり上記の理由で観察が難しい．そのためこれらの所見が指摘されなかった場合でも経胸壁心エコーの結果のみでは存在は否定できない．

4. 経食道心エコー

　上部消化管内視鏡のようなファイバースコープの先端に深触子を取り付けて食道内から心大血管を描出する方法で経胸壁心エコーでは描出が困難な左房内や心房中隔，胸部大動脈を評価することができる．経食道心エコーの禁忌は①活動性上部消化管出血，②食道の手術歴や病歴，③嚥下障害，④縦隔などへの放射線治療後，⑤胸部の鈍的および穿通性外傷後，⑥検査に非協力的な患者であり，合併症は口腔内出血や迷走神経反射，心室性不整脈や心房性不整脈などで全体的に頻度は低いがごくまれではあるものの死亡例もある．しかし禁忌や合併症を十分認識して施行すれば安全性は確立されている．虚血性脳血管障害で行う場合は経胸壁心エコーでは診断の難しい左房内/左心耳内のもやもやエコー 図4B や血栓形成 図4A の有無，卵円孔開存などによる奇異性塞栓症の原因検索，感染性心内膜炎による疣贅や弁破壊の検索などを目的とする．特に奇異性塞栓症におけるシャント検索ではバルサルバ手技で卵円孔開存が確認できる場合もあるが，生理食塩水に少量の空気を攪拌したものに微量の血液またはジアゼパムを混注してコントラスト剤を作りマイクロバブルテストを行うことで肺動静脈瘻の存在も知ることができる．注意すべき点としては虚血性脳血管障害ではしばしば嚥下障害や意識障害を伴う．このような症例では症状に応じて検査時期を考慮する必要がある．

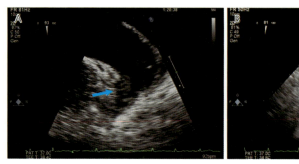
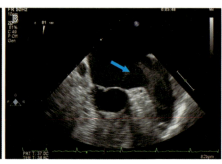

図4　経食道心エコーにおける左心耳内血栓（A）ともやもやエコー（B）

Pearls

パルスドプラー法の原理は，周波数 f の超音波パルス波を血流に乗って移動する赤血球にあてると，反射してくる周波数 f' は"ドップラー効果"を受け，血流速度 V に応じて偏移する．これより血流速度 V は，$V=c\Delta f/2f\cos\theta$（c: 超音波の音速，θ: 血流と超音波ビームのなす角度）によって求めることができる．血流速度を測る際には角度補正を行うが上記式の θ が 60°を超えると誤差が大きくなるため，必ず 60°を超えないように調整する必要がある．特に狭窄率や遠位閉塞の評価ではこの誤差は致命的であるので十分注意が必要である．

むすび

脳卒中，特に虚血性脳血管障害の急性期に用いられる超音波検査の概略について述べた．詳細は日本脳神経超音波学会・栓子検出と治療学会合同ガイドライン[4]や，日本脳神経超音波学会発刊の脳神経超音波マニュアル[5]を参照されたい．検査を依頼した際にはレポートのみを見るのではなく，添付された元画像やデータも確認することで病態の理解がより深まると考える．

文献

[1] Beneficial effect of carotid endarterectomy in symptomatic patients with high-grade carotid stenosis. North American Symptomatic Carotid Endarterectomy Trial Collaborators. N Engl J Med. 1991; 325: 445-53.
[2] Barnett HJ, Taylor DW, Eliasziw M, et al. Benefit of carotid endarterectomy in patients with symptomatic moderate or severe stenosis. North American Symptomatic Carotid Endarterectomy Trial Collaborators. N Engl J Med. 1998; 339: 1415-25.
[3] MRC European Carotid Surgery Trial: interim results for symptomatic patients with severe (70-99%) or with mild (0-29%) carotid stenosis. European Carotid Surgery Trialists' Collaborative Group. Lancet. 1991; 337: 1235-43.
[4] 日本脳神経超音波学会・栓子検出と治療学会合同ガイドライン作成委員会．頸部血管超音波ガイドライン．Neurosonology. 2006; 19: 49-69.
[5] 日本脳神経超音波学会，編．脳神経超音波マニュアル．2006．

〈此枝史恵〉

脳梗塞・一過性虚血発作

一過性脳虚血発作が疑われた場合どのように対処すればよいでしょうか？

1. 主な症状・症候のポイント

　一過性脳虚血発作（transient ischemic attack: TIA）は症状が一過性であり，多忙な救急外来ではともすれば軽視されがちとなる．しかし，TIA は高率に脳梗塞に進展する可能性があり，また症状が消失していても脳内には既に梗塞病変が認められる場合もあるため，緊急性を要する疾患と認識し対応することが重要である❶．

　TIA は一つの血管系の灌流領域に短時間に虚血が生じることにより一過性の神経症状をきたす．定義的には 24 時間以内に改善する運動麻痺，感覚障害，失語，視野障害などの症状を指すが，持続時間は一般的には 2〜15 分で，発症から症状の極期までは 2 分以内であることが多い．

　また 24 時間以内に症状が消失した場合でも，MRI を施行すると拡散強調画像にて急性期梗塞病変が認められる症例も多い❷．そのため新しい TIA の定義として，「短時間，典型的には 1 時間以内に消失する神経学的症状があり，かつ画像上脳梗塞所見を認めないもの」❸が提案されている．

　NINDS III 分類では TIA では 表 1 のような症状を呈する．鑑別疾患として，

表 1-1 TIA の症状

左内頸動脈系 TIA
a．運動障害（構音障害，右上下肢，右顔面の筋力低下，麻痺あるいは巧緻運動障害）
b．左眼の視力低下（一過性黒内症），まれに右同名半盲
c．感覚障害（右上下肢，右顔面の感覚脱失，感覚鈍麻，異常感覚）
d．失語（言語障害）

右内頸動脈系 TIA
左内頸動脈系 TIA の症状が対側に出現する．ただし失語は右半球が優位半球の場合のみ

椎骨脳底動脈系 TIA
a．左右顔面，上肢，下肢のさまざまな組み合わせの運動障害（筋力低下，麻痺，巧緻運動障害）
b．左右あるいは両側の感覚障害（感覚脱失，感覚鈍麻，異常感覚）
c．片側あるいは両側の同名半盲
d．平衡障害，回転性めまい，浮動感，複視，嚥下障害，構音障害は特徴的であるが，これらの症状が単独で出現した場合は TIA とはみなさない．

（Storoke. 1990; 21: 637-76❹より改変）

表1-2 TIAとして非典型的な症状

a. 椎骨脳底動脈系症状を伴わない意識障害
b. 強直間代痙攣
c. 身体の複数の部位にわたって遷延する症状のマーチ
d. 閃輝性暗点

(Storoke. 1990; 21: 637-76[4] より改変)

表1-3 TIAとはみなされない症状

a. 感覚障害のマーチ
b. 単独に出現する回転性めまい，浮動性めまい，構音障害，嚥下障害，複視
c. 尿失禁，便失禁
d. 意識レベルの変化に伴う視力障害
e. 片頭痛に伴う局所神経症状
f. 他の症状を伴わない錯乱
g. 他の症状を伴わない健忘
h. 他の症状を伴わない転倒発作

(Storoke. 1990; 21: 637-76[4] より改変)

片頭痛，てんかん，一過性全健忘，メニエール病，過換気症候群，血圧低下に伴う失神，低血糖，ナルコレプシー，カタプレキシー，周期性四肢麻痺などがあげられる．

2. TIA後の脳梗塞発症の予後とABCD$_2$スコア

TIA発症後90日以内に脳卒中を発症する危険度は15～20%といわれ，90日以内の脳梗塞発症例の半数はTIA後48時間以内に発症している．しかし，TIA発症後ただちに専門医を受診し，24時間以内に治療を開始した場合，90日以内の重症脳卒中発症率が低下し，また入院期間も短縮し後遺症の度合いが軽減するといわれている．

このようにTIA患者においては早期の評価，治療開始が望まれるが，入院加療の適応を含めた危険度の評価指標として，いくつかのリスクを点数化するシステムが提唱されている．

JohnstonとRothwellらが提唱したABCD$_2$スコアは，年齢（Age），血圧（Blood pressure），発症時の臨床症候（Clinical symptom），発作持続時間（Duration），糖尿病（Diabetes）の有無の5項目から算出される 表2 [5]．TIA患者が2日以内に脳梗塞を発症するリスクは，0～3点が1.0%，4～5点が4.1%，

表2 ABCD$_2$スコア

危険因子	条件	点数
年齢（Age）	60歳以上	1
血圧（Blood pressure）	SBP≧140 または DBP≧90	1
臨床症候（Clinical symptom）	片側の脱力	2
	脱力のない言語障害	1
発作持続時間	60分以上	2
	10〜59分	1
糖尿病	あり	1
	合計スコア 0〜7点	

（Johnston SC, et al. Lancet. 2007; 369; 283-92[5]より改変）

6〜7点が8.1％といわれており，3点以下は外来フォロー可能，4点以上なら入院して経過観察が望ましいとされている．

しかしABCD$_2$スコアでは，非弁膜症性心房細動や，頸動脈高度狭窄病変，頭蓋内狭窄病変などの危険因子がスコアに反映されないため，これらの要素についてスコアとは別個に注意を払う必要がある．

3. TIAの病態と治療方針

TIAにおいては，脳梗塞への進展を可能な限り予防することが治療の基本的方針だが，原因により以下のような治療を使い分けていく．TIAの発症機序は基本的に脳梗塞と同様だが，頻度としては頸動脈プラークなどからの微小血栓や脳主幹動脈の高度狭窄に伴う血行力学的機序など，アテローム血栓症が関与するものが多い．

1 抗血小板療法

アテローム血栓性TIAでは，動脈硬化により血管が狭窄，閉塞したり，硬化部の血栓やプラークの断片が末梢に流れて血管閉塞を起こしてTIAを生じる．この場合，TIAの再発，脳梗塞への進展予防に抗血小板療法を行う．

本邦にて保険適応がある抗血小板薬はアスピリン，シロスタゾール，クロピドグレル，チクロピジンの4剤である．しかし，クロピドグレルが2006年5月に我が国でも使用可能となってからは，肝障害，顆粒球減少，血栓性血小板減少性紫斑病（TTP）などの重篤な副作用が報告されているチクロピジンの新規投薬は

表3 直接作用型経口抗凝固薬の特徴

	ダビガトラン	リバーロキサバン	アピキサバン	エドキサバン
作用機序	Ⅱa 阻害薬	Xa 阻害薬	Xa 阻害薬	Xa 阻害薬
t1/2（時間）	12〜17	9〜13	8〜15	6〜11
Tmax（時間）	0.5〜2	2〜4	1〜4	1〜1.5
腎排泄率	85%	33%	27%	35〜39%
代謝方法	グルクロン酸抱合	CYP3A4/2J2	CYP3A4	CYP3A

少なくなってきている．

2 抗凝固療法

　心原性 TIA は，心臓内に形成されるフィブリン血栓に起因するもので，多くの場合心房細動，僧帽弁狭窄，人工弁などの基礎疾患がある．この場合，抗凝固療法が第一選択となる．とくに心房細動は心原性塞栓の原因の約 70％以上を占め，心房細動により脳梗塞の頻度は 2.3〜6.9 倍増加する．EAFT（European Atrial Fibrillation Trial）の検討では，弁膜症を伴わない心房細動（NVAF）を持つ脳梗塞患者では，ワルファリンによる抗凝固療法が心血管イベントの発症抑制に有用とされている[6]．ワルファリンと抗血小板薬であるアスピリンの比較試験でも，ワルファリンの方が再発予防効果が高いという結果が報告されている[7]．

　これまで 50 年以上にわたり，唯一の経口抗凝固薬としてワルファリンが用いられてきたが，近年，トロンビン阻害薬や Xa 因子阻害薬などの直接作用型経口抗凝固薬（direct oral anticoagulant: DOAC）が開発され，現在ダビガトラン，リバーロキサバン，アピキサバン，エドキサバンの 4 剤が保険収載されている 表3 ．

　食事に影響されず速やかに効果が発現し，モニタリングが不要という点で，ワルファリンと比較して使いやすい．また，脳卒中予防効果は同等かそれ以上，全身の出血性合併症は同等かそれ以下，頭蓋内出血は激減する．今後は NOAC が抗凝固薬の中心となり，各薬剤の特性に応じ，症例によって使い分ける時代が到来すると思われる．

3 外科的治療

　進行した内頸動脈病変を伴う TIA は高率に脳梗塞に進展するリスクがある．70％以上の内頸動脈狭窄を有する大脳半球型 TIA 患者ではアスピリン投与下で

も7日以内に8.5%，90日以内に20%の割合で脳梗塞を発症するといわれる[8]．このような症例では，内科的治療に加え，外科的な頸動脈内膜剥離術（CEA）あるいは頸動脈ステント留置術（CAS: carotid artery stenting）の施行が検討される．

「脳卒中治療ガイドライン2015」では，NASCETで70%以上の症候性の高度内頸動脈狭窄はグレードA，症候性の中等度狭窄と無症候性の高度狭窄はグレードBで内科的治療に加えCEAを行うことが推奨されている[9]．ただし，手術および周術期管理に熟達した術者と施設において手術を行うべきとされている．

CASは，2008年に保険収載されて以来，使用症例数は増加の一途である．SAPPHIRE（Stenting and Angioplasty with Protection in Patients at High Risk for Endarterectomy）試験では，心臓疾患，重篤な呼吸器疾患，対側頸動脈閉塞，対側喉頭神経麻痺，頸部直達手術または放射線治療の既往などCEAの危険因子をもつ頸動脈狭窄症例を対象に，CASとCEAの治療効果，安全性が比較され，CASの非劣性が証明された[10]．

Pearls

軽症脳梗塞，TIA患者においてクロピドグレル＋アスピリンの併用療法vsアスピリン単剤の効果を比較したClopidogrel in High-Risk Patients with Acute Nondisabling Cerebrovascular Events（CHANCE）試験では，アスピリン単独群に比べて，クロピドグレルとアスピリンを21日間併用した群において32%の脳卒中発症抑制効果が認められた[11]．今後，亜急性期までの急性脳梗塞患者の治療法として併用療法が主流になっていく可能性がある．

文献

[1] 安部貴人，野川　茂．【脳卒中急性期患者へのアプローチ】一過性脳虚血発作．月刊レジデント．2011; 4: 62-70．
[2] Kimura K, Minematsu K, Wada K, et al. Lesions visualized by contrast-enhanced magnetic resonance imaging in transient ischemic attacks. J Neurol Sci. 2000; 173: 103-8.
[3] Albers GW, Caplan LR, Easton JD, et al. Transient ischemic attack--proposal for a new definition. N Engl J Med. 2002; 347: 1713-6.
[4] Special report from the National Institute of Neurological Disorders and Stroke. Classification of Cerebrovascular diseases III. Stroke. 1990; 21: 637-76.
[5] Johnston SC, Rothwell PM, Nguyen-Huynh MN, et al. Validation and refinement of scores to predict very early stroke risk after transient ischaemic attack. Lancet.

2007; 369: 283-92.
6) Secondary prevention in non-rheumatic atrial fibrillation after transient ischaemic attack or minor stroke. Eaft (European atrial fibrillation trial) study group. Lancet. 1993; 342: 1255-62.
7) Hart RG, Benavente O, McBride R, et al. Antithrombotic therapy to prevent stroke in patients with atrial fibrillation: A meta-analysis. Ann Intern Med. 1999; 131: 492-501.
8) Barnett HJ, Taylor DW, Eliasziw M, et al. Benefit of carotid endarterectomy in patients with symptomatic moderate or severe stenosis. North american symptomatic carotid endarterectomy trial collaborators. N Engl J Med. 1998; 339: 1415-25.
9) 日本脳卒中学会 脳卒中合同ガイドライン委員会. 脳卒中治療ガイドライン 2015. 東京: 協和企画; 2015.
10) Gurm HS, Yadav JS, Fayad P, et al. Long-term results of carotid stenting versus end-arterectomy in high-risk patients. N Engl J Med. 2008; 358: 1572-9.
11) Wang Y, Wang Y, Zhao X, et al. Clopidogrel with aspirin in acute minor stroke or transient ischemic attack. N Engl J Med. 2013; 369: 11-9.

〈安部貴人〉

2 血栓溶解療法ではどのようなことに気をつけたらよいでしょうか？

　1995年にNational Institute of Neurological Disorders and Stroke rt-PA Stroke Studyによってt-PA（tissue plasminogen activator）が超急性期脳梗塞に対して有効な治療であることが示され，2005年より我が国でもt-PA治療が保険適用となった．経静脈t-PA血栓溶解療法は，発症から3時間以内に投与すると，対照群と比較して，36時間以内の症候性頭蓋内出血が0.6％から6.4％と約10倍に増えるものの，全体の90日後の社会復帰できる率を26％から39％と1.5倍に増やすことが示された．その後に薬剤投与可能な時間が3時間から4.5時間に延長されたが，未だにその治療を受けられるのは全脳梗塞の5％程度と少ないとされ，さらなる普及が必要である．

　急性期脳梗塞の有効な治療法である経静脈t-PA血栓溶解療法を行う際には脳卒中治療ガイドライン2015❶と適正治療指針第2版❷を遵守することが重要である．ポイントを10項目に絞って解説する．

1. 発症時刻を確認すること．
薬剤投与は発症から4.5時間以内だが，1分でも早く！

　最初のt-PA臨床試験では発症3時間以内の脳梗塞例で有効性が示されたが，その後の臨床試験によって，発症4.5時間以内であれば，臨床的有用性が確認され，薬剤投与が4.5時間以内であれば保険適用となっている．発症時刻の定義は，「患者自身，あるいは症状出現時に目撃した人が報告した時刻」であり，情報が得られない場合には，「患者が無症状であることが最後に確認された時刻（最終未発症時刻）」である．階段状増悪の場合には最初に症状が発現した時点である．一過性脳虚血発作が前駆した場合には，症状が一旦完全に消失し，2度目に症状が発現した時刻を発症時刻と定義する．

　発症から4.5時間以内であっても，治療開始が早ければ早いほどが良好な転帰が得られる．いかに早く病院にたどりついてもらうか，たどりついてからいかに早く検査をし，説明と同意を得られるかを常に考えながら治療体制を構築する必要がある．4.5時間まで可能であっても1分でも早く治療開始することの重要性が強調される．

2. 家族をつかまえること

　実際に血栓溶解療法がはじまってみて問題となるのは家族から同意を得ることであった．治療指針では，「慎重投与項目該当のない適応例については，同意は必須条項ではなく，代諾者不在であるがゆえに治療を受けられないような事態は避けるべき」とされているが，「慎重投与例に対しては，患者ないし代諾者への説明と，それに基づく同意が不可欠である」とされている．脳梗塞発症が自宅等で家族がそばにいた場合には，救急車に同乗して来院してもらうこと，家族が離れている場合には連絡先を確保し，電話等を使って病状説明と同意が得られる体制を確保することが重要である．あわてて家族が病院に向かって移動を開始してしまい連絡がとれなくなると同意が得られず，貴重な投与時間を失うことになる．

3. まず採血，検体検査が一番時間がかかる

　患者到着から薬剤投与まで60分以内が目標であるが，その間に行う検査や処置で最も時間がかかるのが検体検査である．画像検査は，最近は対応が早く，CTやMRをとるのにそれほど時間を要しないことが多いが，検体検査は時間がかかる．チェックリストから必要な項目をあらかじめピックアップしておき「tPAセット項目」として検体検査項目を作成しておき，来院直後に採血，検体を検査室にすぐに搬送して血液検査を開始してもらう．

4. 急性大動脈解離を必ず除外する

　病歴（直前の胸痛，背部痛）や身体所見（血圧低下，末梢動脈拍動の減弱もしくは左右差，大動脈弁逆流性雑音），検査所見（胸部X線写真での上縦隔拡大）から大動脈解離を疑えば胸部CTで急性大動脈解離を除外する必要がある．しかし，典型的な病歴や所見が得られないことも多く，診断が困難な場合も少なくない．多くは右大脳半球虚血をきたし左片麻痺であることが多いこと，血圧の左右差，脳梗塞にしては血圧が低いこと，が診断に結びつくこともある．できれば頸部超音波検査によって解離が存在しないかどうか確認することが望ましい．

5. 内服薬のチェック，DOACでは最終内服時間を確認する

　PT-INR＞1.7あるいはaPTTが1.5倍以上の延長（目安は約40秒）は治療禁忌である．ワルファリンやヘパリン投与はこれらの数字が目安となるが，難しいのはDOAC（直接作用型経口抗凝固薬）である．DOACにおいてはこれらの凝固検査値が薬剤内服によってある程度上昇するが，易出血性の目安とはならない．上記の検査値を超えていれば，明らかに禁忌であるが，正常値であっても投与できる目安にはならない．EHRA AFガイダンスでは，半減期から考慮して内服後24（〜48）時間以内（腎機能にもよるが，半減期の2〜4倍）の血栓溶解療法は推奨していない[3]．これまでにダビガトラン内服中にt-PA血栓溶解療法を行った症例報告をみると，内服7時間以降であれば，大出血をきたすことなく治療が行えている[4][5]　表1　．現在，中和剤が開発され，海外では既に市場にでてきており，内服例に対しては中和剤を投与して血栓溶解療法を行う治療方針も考えられるが，その臨床的なデータはまだ不十分である．DOAC内服して間がない発症例については，血栓溶解療法よりも，血管内治療による血栓摘除術を考慮した方が良いと考えられる．

6. 1か月以内の脳梗塞は禁忌，CT上で高吸収域が残っている出血性梗塞は1か月を過ぎていても適応外

　脳梗塞の再発は急性期に多いことから，立て続けに脳梗塞を発症することがある．出血性変化をきたすのは10日以内が多く，1か月を過ぎてから出血性変化をきたすことはほとんどないことから，発症から1か月以内の脳梗塞は禁忌とされた．出血性脳梗塞についてはCT上高吸収域が残っている場合には適応外とされている．

7. 血圧コントロール

　収縮期血圧185 mmHg以上あるいは拡張期血圧110 mmHg以上は禁忌である．来院時に血圧が高い場合には降圧治療によって，これよりも低い値であることが投与の条件となる．

表1 ダビガトラン内服中の脳梗塞に対する経静脈 t-PA 血栓溶解療法の一覧

著者（年）	年齢/性	ダビガトラン用量	内服-投与時間	APTT	PT-INR	発症-投与時間	NIHSS	頭蓋内出血
De Smedt A, et al（2010）	46/F	NA	7 h	34.8	1.2	270 min	19→12	none
Matute MC, et al（2011）	76/F	220 qd	15 h	30.6	1	120 min	4→0	none
Naranjo CI, et al（2011）	62/M	110 bid	6 h	37.1	1.29	190 min	18→death	yes
Lee VH, et al（2012）	64/M	150 bid	NA	37.6	1.1	205 min	8→NA	none
Sangha N, et al（2012）	51/M	150 bid	18 h	30.7	1.07	153 min	6→NA	none
Marrone LC, et al（2012）	73/M	110 bid	>7 h	38	1.03	>120 min	14→<7	none
Tabata E, et al（2012）	79/M	110 bid	10 h	37	NA	115 min	10→1	none
Hayashi M, et al（2012）	78/F	110 bid	10 h	39.1	NA	105 min	9→8	none
Inaishi J, et al（2014）	72/M	110 bid	7 h	39.1	1.67	160 min	11→0	none
Shahjouei S, et al（2016）	61～76	1：110 bid 4：150 bid	4～18	27.5～40	0.9～1.3	70～145 min	2～15→0～5	none

NA: not available 該当データなし
（文献❹❺より作表）

8. 禁忌項目はもちろん，慎重投与項目も必ず確認すること

表2 に示すように経静脈 t-PA 血栓溶解療法のチェックシートを使って，各チェック項目を必ず確認すること．慎重投与に際しては十分な説明と同意のもとに投与を開始する必要がある．

9. 薬剤はアルテプラーゼのみ，その量は 0.6 mg/kg，最大 60 mg である

t-PA としてはアルテプラーゼ以外の薬剤も存在する．desmoteplase や tenecteplase の臨床試験が行われているが，脳梗塞の経静脈血栓溶解療法として治療効果が確立され，保険適用となっているのはアルテプラーゼのみである．ア

表2 アルテプラーゼ静注療法のチェックリスト

適応外（禁忌）	あり	なし
発症〜治療開始時刻 4.5 時間超 　※発症時刻（最終未発症確認時刻）[:]　※治療開始（予定）時刻 [:]	□	□
既往歴		
非外傷性頭蓋内出血	□	□
1 か月以内の脳梗塞（一過性脳虚血発作を含まない）	□	□
3 か月以内の重篤な頭部脊髄の外傷あるいは手術	□	□
21 日以内の消化管あるいは尿路出血	□	□
14 日以内の大手術あるいは頭部以外の重篤な外傷	□	□
治療薬の過敏症	□	□
臨床所見		
くも膜下出血（疑）	□	□
急性大動脈解離の合併	□	□
出血の合併（頭蓋内，消化管，尿路，後腹膜，喀血）	□	□
収縮期血圧（降圧療法後も 185 mmHg 以上）	□	□
拡張期血圧（降圧療法後も 110 mmHg 以上）	□	□
重篤な肝障害	□	□
急性膵炎	□	□
血液所見		
血糖異常（＜50 mg/dL，または＞400 mg/dL）	□	□
血小板 100,000/mm³ 以下	□	□
血液所見：抗凝固療法中ないし凝固異常症において		
PT-INR＞1.7	□	□
aPTT の延長（前値の 1.5 倍［目安として約 40 秒］を超える）	□	□
CT/MR 所見		
広汎な早期虚血性変化	□	□
圧排所見（正中構造偏位）	□	□

慎重投与（適応の可否を慎重に検討する）	あり	なし
<u>年齢</u>　81 歳以上	□	□
既往歴		
10 日以内の生検・外傷	□	□
10 日以内の分娩・流早産	□	□
1 か月以上経過した脳梗塞　<u>（とくに糖尿病合併例）</u>	□	□
3 か月以内の心筋梗塞	□	□
蛋白製剤アレルギー	□	□
神経症候		
<u>NIHSS 値 26 以上</u>	□	□
軽症	□	□
症候の急速な軽症化	□	□
痙攣（既往歴などからてんかんの可能性が高ければ適応外）	□	□
臨床所見		
脳動脈瘤・頭蓋内腫瘍・脳動静脈奇形・もやもや病	□	□
胸部大動脈瘤	□	□
消化管潰瘍・憩室炎，大腸炎	□	□
活動性結核	□	□
糖尿病性出血性網膜症・出血性眼症	□	□
血栓溶解薬，抗凝栓薬投与中　<u>（とくに経口抗凝固薬投与中）</u> 　※ 抗Xa薬やダビガトランの服薬患者への本治療の有効性と安全性は確立しておらず，治療の適否を慎重に判断せねばならない．	□	□
月経期間中	□	□
重篤な腎障害	□	□
コントロール不良の糖尿病	□	□
感染性心内膜炎	□	□

＜注意事項＞
1．1 項目でも「適応外」に該当すれば実施しない．
2．1 項目でも「慎重投与」に該当すれば，適応の可否を慎重に検討し，治療を実施する場合は患者本人・家族に正確に説明し同意を得る必要がある．
3．「慎重投与」のうち，下線をつけた 4 項目に該当する患者に対して発症 3 時間以降に投与する場合は，個々の症例ごとに適応の可否を慎重に検討する必要がある．

（峰松一夫, 他. 脳卒中. 2012; 34: 443-80[2] より）

表3 アルテプラーゼ静注療法後の管理指針

1. **神経学的評価**
    a. 投与開始〜1時間（rt-PA投与中）: 15分毎の評価
    b. 1〜7時間: 30分毎
    c. 7〜24時間: 1時間毎
    頭痛，悪心・嘔吐，急激な血圧上昇を認めた場合，緊急CTスキャンを実施する．
    rt-PAの投与中の場合，投与を中止する．

2. **血圧測定**
    a. 投与開始〜2時間: 15分毎の測定
    b. 2〜8時間: 30分毎
    c. 8〜24時間: 1時間毎
    収縮期血圧が180 mmHgまたは拡張期血圧が105 mmHgを超えた場合，測定回数を増やし，これ以下の血圧値を維持するため降圧療法を開始する．降圧薬の選択については，わが国の高血圧治療ガイドライン2009の推奨に準じる．

3. **その他の注意事項**
    a. CT（MRI）が24時間撮像可能な施設のSCU（ICU）またはそれに準じる病棟で管理する．最短でも治療開始後24時間まで観察を継続する．
    b. 経鼻胃管，膀胱カテーテル，動脈圧モニタカテーテルの挿入は，投与開始直後を避け，なるべく遅らせる．
    c. 治療後24時間以内の抗血栓療法の制限．発症から24時間以降にヘパリンを投与する場合，aPTTが前値の2倍を超えない．
    d. CT（MRI）で出血性梗塞を認めた場合はより厳重に経過の観察を行い，抗血栓療法の開始時期を決定する．
    e. 症状増悪の場合，速やかにCT（MRI）を施行，増悪の原因を明らかにし，処置を行う．

4. **症候性頭蓋内出血の処置**
    初期治療
    a. 血圧管理: 出血の増大を防ぐために，正常範囲（たとえば収縮期血圧140 mmHg程度）まで下降させる．
    b. 呼吸管理: 呼吸・換気障害があれば，気管挿管により気道を確保し，適宜呼吸を補助する．
    c. 脳浮腫・頭蓋内圧管理: 抗脳浮腫薬を投与する．
    d. 消化性潰瘍の予防: 抗潰瘍薬を投与する．
    神経症候の進行性増悪および以下のCT所見を認めた場合，外科治療を考慮する．
    a. 局所圧迫徴候
    b. 被殻あるいは皮質下の中等度血腫（血腫量＞50 mL）
    c. 小脳出血（径＞3 cm）
    d. 脳幹圧迫，水頭症

（峰松一夫, 他. 脳卒中. 2012; 34: 443-80[2]より）

ルテプラーゼの投与量については，国外では0.9 mg/kgであるが，本邦では0.6 mg/kgで同等の効果が得られることが示されている．欧米のガイドラインやマニュアルを基にすると間違う可能性がある．本邦の投与量をきちんと計算して間違わないようにする．

10. 静注療法後の管理指針 表3 を遵守する

　血栓溶解療法後は，管理指針に則った血圧管理すること，治療後の 24 時間までは抗血栓療法は使用しない．血管内治療への引継ぎや適用については別稿にゆずる．

Pearls

NIHSS（National Institute of Health Stroke Scale）に慣れよう！

　脳梗塞の迅速な治療開始を念頭に NIH が提唱した脳卒中評価スケールである．15 項目からなり，0～42 点（最重症は 40 点）で評価する．短時間で神経学的重症度を点数化でき，症状進行や治療効果を判定することができる．迅速な評価のためには慣れておくことが必要．適正治療指針[2]に NIHSS の内容と評価の上での注意点が記載されている．

文献

[1] 日本脳卒中学会脳卒中ガイドライン委員会．脳卒中治療ガイドライン 2015．東京: 協和企画; 2015．
[2] 峰松一夫，中川原譲二，森　悦朗，他．rt-PA（アルテプラーゼ）静注療法適正治療指針（第二版）．脳卒中．2012; 34: 443-80．
[3] Heidbuchel H, Verhamme P, Alings M, et al. Updated European Heart Rhythm Association Practical Guide on the use of non-vitamin K antagonist anticoagulants in patients with non-valvular atrial fibrillation. Europace. 2015; 17: 1467-507.
[4] Inaishi J, Nogawa S, Mano Y, et al. Successful thrombolysis without hemorrhage in a patient with cardioembolic stroke under dabigatran treatment – a case report and review of literature. Rinsho Shinkeigaku. 2014; 54: 238-40.
[5] Shahjouei S, Tsivgoulis G, Bavarsad Shahripour R, et al. Safety of Intravenous Thrombolysis among Stroke Patients Taking New Oral Anticoagulants – Case Series and Systematic Review of Reported Cases. J Stroke Cerebrovasc Dis. 2015; 24: 2685-93.

〈星野晴彦〉

機械的血栓除去術はどのような症例に有効なのでしょうか？

1. rt-PA 静注療法には限界がある

　2005 年より rt-PA の超急性期脳梗塞治療での利用が始まり，適応があれば常に最優先で使用される．しかし，rt-PA 静注療法で予後の改善が見込めない群があること，適応を外れた症例で有効な治療法がないことが，当初より問題視されていた．我が国における 0.6 mg/kg の rt-PA 静注療法における患者転帰を見た研究では，mRS≦1 の予後良好因子は NIHSS スコア低値，ASPECTS スコア高値などに加え，内頸動脈閉塞がないことなどであった[1]．また rt-PA 静注療法における再開通阻害因子は MRI における M1 閉塞所見である M1 susceptibility vessel sign であった[2]．内頸動脈（IC）遠位，中大脳動脈（MCA）近位部閉塞に対する rt-PA 静注療法後の機能的自立（mRS≦2）の割合は 40％を下回る[3]ことからも，この群に対するブレークスルーが望まれていた．

2. 超急性期主幹動脈閉塞に対する血管内治療の変遷

1 局所動注療法（1990 年代〜）

　超急性期主幹動脈閉塞に対する血管内治療の試みは rt-PA 静注療法が導入される以前の 1990 年代後半から行われていた．閉塞局所に対する抗血栓薬の動注や経皮的血管形成術（PTA）などがメインであった．1999 年 PROACT II 試験では，発症 6 時間以内の近位部 MCA 閉塞に対する r-proUK の局所動注をヘパリン群と比較し，90 日後の mRS≦2，MCA の再開通率が r-proUK 群において有意に多く[4]，局所動注療法に関する最初のエビデンスとなった．また 2000 年代初めに我が国でも MCA 閉塞に対する UK 局所動注療法の有効性を問う MELT-JAPAN が行われ，二次エンドポイントである 90 日後の mRS≦1 において UK 群の方が有意に多かった[5]．このように，中大脳動脈閉塞に対する局所動注療法はエビデンスを有するが，rt-PA 静注療法が基本の治療となって以降は，適用が困難となり，動注でも再開通し得ない症例も多いことから，より高い効果が期待される機械的血栓除去術に関心の中心が移ることとなった．

2 機械的血栓除去術　第一世代（2010～2012年）

　　　当初開発がすすめられ，一定の効果を示したのはMerciリトリーバー®（Stryker社）と呼ばれるらせん状に形状記憶されたワイヤーが装着されたデバイスで，閉塞部に誘導した後，これを展開し，血栓を捕捉，除去する．本デバイスを用い，発症8時間以内，t-PA非適応，t-PA無効例を対象としたMulti Merci trialで，TIMI grade 2-3の再開通率がMerciリトリーバーのみを使用した群で57.3％，再開通により有意に良好な予後（mRS≦2: 36％）が得られたことが報告された[6]．血栓除去術を受ける急性脳卒中患者において，臨床転帰の最も強力な予測因子は最終的な再開通の状態であることが明らかにされた[7]ため，さらなる再開通率向上の試みが続けられることとなった．またほぼ同時期に口径の大きいカテーテルをポンプの回路に接続し，血栓を吸引するタイプのPenumbraシステム®（Penumbra社）も導入された．同システムを使用した研究では，mRS≦2の患者の割合は25％だったものの，TIMI≧2で81.6％と高い再開通率を示した[8]．これらのデータをもとに我が国でもはじめて機械的血栓除去デバイスとして2010年にMerciリトリーバーが，2011年にPenumbraシステムが承認された．

　　　これらの臨床試験では発症8時間以内，脳内主幹動脈閉塞症（ICA/MCA/VA-BA閉塞），NIHSS≧8, rt-PA静注療法適応外または無効例を対象としており，現在の機械的血栓除去術としての適応の基本的骨格が形作られた．

3 機械的血栓回収術　第2世代（2013～）

　　　Merciリトリーバーを上回る再開通率を示した新規デバイスがステントリトリーバー　図1　と呼ばれるシステムである．マイクロカテーテルで閉塞血管の血栓を超え，カテーテル内に誘導したステントをカテーテルを引き抜くことによって展開，血栓を把持し，体外へ除去する．2016年6月現在Solitaire FR®（Medtronic），Trevo®ProVue Retriever（Stryker），Revive® SE（Codman）の3種類が我が国で導入されている．2012年SWIFT trial, TREVO2 trialの2つの試験で，ステントリトリーバーの安全性と有効性が，Merciより優れていることが報告され（SWIFTでは再開通率Solitaire 61％に対しMerci 24％（p＜0.0001）[9][10]，以後機械的血栓除去術の主役はステントリトリーバーとなった．

　　　またPenumbra systemについても機器の改良がすすめられ，より大口径の5MAX ACEが2014年に導入，手技に関してもセパレーターを使用せずに直接血栓を吸引するa direct aspiration first pass technique（ADAPT）が行われ

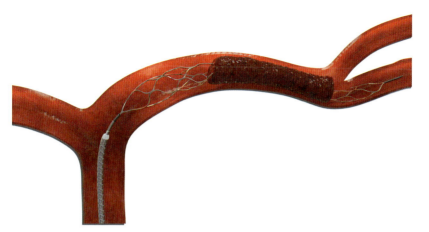

図1 ステントリトリーバー（Trevo® ProVue Retriever, Stryker）

るようになり，TICI grade≧2b（Pearls 参照）で78％という高い再開通率が報告された[11]．

4 急性期脳梗塞に対する血管内治療有効性の否定（2013）

　急性期主幹動脈閉塞に対する血管内治療への期待が高まる中，2013年血管内治療とrt-PA療法の治療成績を比較する3つのRCTの結果報告がなされた．IMS Ⅲ[12]，SYNTHESIS Expansion[13]，MR-RESCUE[14]であるが，いずれも血管内治療の有効性を証明できなかった．IMS Ⅲでは，発症3時間以内の急性期脳梗塞の患者を対象とし，rt-PA静注療法群と，これに血管内治療を追加した群とを比較した．90日後のmRS≦2の割合，死亡率で両群に差を認めず，血管内治療の追加による予後改善が見込めないとして，登録症例が目標に至る前に研究は中止された．割り付け時に閉塞血管の確認は行わず，発症から血管内治療開始までに平均249分を要し，TICI≧2bの再開通が得られたのは41％前後だった．

　SYNTHESIS Expansionでは，発症4.5時間以内の急性期脳梗塞の患者でrt-PA静注療法群と血管内治療群（動注および機械的血栓回収）とを比較したが，血管内治療の有効性は確認できなかった．本研究では脳梗塞の病型，閉塞部位は指定せずに行い，治療開始までの時間は血管内治療群で225分とrt-PA療法群よりも有意に長かった．

　MR-RESCUEは，発症8時間以内の前方循環の主幹動脈閉塞による急性期脳梗塞症例に対し，CTまたはMRIによる灌流画像からペナンブラ領域の有無を診

断,それぞれの中で機械的血栓除去術群とrt-PA静注療法を含む標準的治療群で比較した.いずれの群においても機械的血栓除去術の優位性は証明されなかった.使用されたデバイスが第一世代のMerciリトリーバーないしPenumbraシステムであり,発症から穿刺まで平均381分を要しTICI≧2bの再開通率は27%であった[15].

3. 2015年に発表された血管内治療の有効性を示した臨床試験

2013年に報告されたRCTでは血管内治療の有効性を示せなかったが,その間もデバイスは進歩し,より有効性の高いステントリトリーバーを主体とするRCTが組まれるようになった.デバイスだけでなく,治療手技の進歩,術前評価の迅速性・一貫性,発症から治療までの時間短縮など多くの面で進歩が認められ,2014～2015年にかけ,相次いで血管内治療の有効性が報告された.MR CLEAN, EXTEND-IA, ESCAPE, SWIFT PRIME, REVASCAT, THRACEなどのtrialがあるが,共通する点もあり,ここでは代表的な3つのtrialの概要をあげ,その特徴を述べる.

MR CLEANでは,発症6時間以内の前方循環系主幹動脈閉塞による急性期脳梗塞に対し,rt-PA静注療法を中心とした内科的治療群と,これに血管内治療を追加する群とを比較した.CTアンギオ(CTA)で主幹動脈閉塞を確認し,血管内治療施行群のうちステントリトリーバーが使用されたのは81%であった.TICI grade≧2bの再開通率は59%で,90日後mRSはオッズ比1.67,血管内治療群で有意に転帰が改善していた[16].急性期脳梗塞に対する血管内治療の有効性が初めて立証されたtrialである.

EXTEND-IAでは,発症4.5時間以内の急性期脳梗塞例のうち,CTAで内頸動脈,中大脳動脈M1, M2の閉塞を確認,CT灌流画像(CTP)でペナンブラ領域があること,虚血コアが70 mL未満であることの条件を満たした症例を対象に,rt-PA静注療法群と,これにSolitaire FRによる機械的血栓除去術を追加した群を比較した.TICI≧2b 86%で,24時間後に再灌流された領域の体積は血管内治療群で有意に大きく(p<0.001),3日後の神経症状改善の割合,90日後mRS≦2の割合も有意に高かった[17].

ESCAPEでは,発症12時間以内の急性期脳梗塞のうちASPECTS 6～10点,CTAで内頸動脈,中大脳動脈M1・M2の閉塞を確認,側副血行が不良でないと判断された症例を対象とし,rt-PA静注療法を中心とした内科的治療群と,ステ

ントリトリーバーによる機械的血栓除去術を追加する血管内治療群を比較した．TICI grade≧2b の再開通率は 72.4％．血管内治療群では内科治療群に比して，90 日後転帰良好例（mRS≧2）が有意に多く，死亡例が少なかった[17]．

4. 機械的血栓除去術はどのような症例に適しているか？

2013 年の IMS Ⅲ，SYNTHESIS Expansion，MR-RESCUE の 3 つの RCT とその後の血管内治療の有効性を証明した RCT のデザイン，結果を比較・検討することで，機械的血栓除去術に適した症例について理解をすることができる．

すなわち 2013 年の study では「症例の絞り込みを行わず，複数の病型の脳梗塞を含め」，「治療法およびワークフローが一定していないため治療開始に時間がかかり」，「有効性の低いデバイスを用いたため，再開通率が低く，再開通に要する時間を多く要した」ために rt-PA に上乗せする治療効果を示せなかったと考えられる．

2015 年の RCT に共通する項目から，機械的血栓除去術の適応と考えられる項目を検討，考察し，下記にまとめる．

1 閉塞血管は頭蓋内内頸動脈，中大脳動脈閉塞である

閉塞血管の検索を必須としなかった IMS Ⅲ，SYNTHESIS Expansion では血管内治療の有効性を示すことができなかったのに対し，2015 年の study では CTA や MRA で脳血管評価を行い，前方循環の主幹動脈（内頸動脈，中大脳動脈）閉塞を有すると診断された症例を対象としていた．rt-PA 静注療法の限界が内頸動脈から M1 までの主幹動脈閉塞であることからも，機械的血栓除去術の適応を判定するにあたり脳血管評価は必須といえる．

前大脳動脈など内頸動脈・中大脳動脈以外の前方循環系，さらに椎骨脳底動脈系の閉塞に対しては血管内治療の有効性は証明されていない．また中大脳動脈 M2 部の閉塞については一部臨床試験には組み込まれているものの有効な群であるという評価には至っていない．今後新たなデータが蓄積されるものと思われるが，現時点ではエビデンスのはっきりしない治療として（脳底動脈閉塞で救命目的の場合を除き）慎重に対応すべきと思われる．

2 NIHSS は 8～29 点が目安となる

MR CLEAN を除く 2015 年の study では発症時の NIHSS を 6～8 以上として

いる．SWIFT-PRIME では 8〜29 点としている．侵襲的で，出血性合併症の可能性がある治療であるだけに軽症例での適用には慎重になるべきである．また，NIHSS が高い最重症例では予後の改善が難しい，出血性合併症のリスクが高いなどの理由で，全体としての治療成績の改善には寄与しない可能性がある．ただし，後に述べる虚血コア・ペナンブラの評価を慎重に行い，個々のケースで期待される効果を検討することにより，一部の症例でメリットがリスクを上回る場合には検討しうるだろう．

3 虚血コアが広範でない（ASPECTS≧6）

rt-PA 静注の場合と同じく，臨床的転帰改善，出血性合併症の回避のために，不可逆的な虚血領域（虚血コア）と血流再開により回復し得る虚血ペナンブラの評価ないし推定は必要である．

虚血コアは，early CT ischemic sign，MRI DWI における高信号域として評価される．rt-PA 静注療法と同様に「中大脳動脈領域の 1/3 以上」が一つの目安になるが，臨床の現場では，RCT でも用いられた前方循環系の主幹動脈閉塞例における梗塞領域の評価法である ASPECTS，または DWI-ASPECTS で評価することが望ましい．臨床試験の結果からは ASPECTS 6 点以上が一つの目安になるだろう．

ペナンブラ領域の評価を念頭に置いた頭蓋内灌流の状態については，EXTEND-IA では CTP が，ESCAPE では，CTA を用いた側副血行の評価が行われた．SWIFT PRIME では灌流画像が当初要件とされたが，灌流画像が必ずしも各施設で容易に行えないことから，虚血コアが小から中等度である（ASPECTS ≦6）という要件に変更し，それでも有意に良好な結果を得た[3]．このように灌流状態，側副路の計測手法や評価法については標準化されていない．したがって，「広範な脳梗塞が存在しない」ことを CT ないし MRI DWI で推定し，各施設で可能な範囲で「虚血ペナンブラが存在し，その救済により臨床的メリットがある」と評価されれば治療対象となる．

4 発症から治療開始までの時間が短い（6 時間以内）

ガイドライン上では「発症 8 時間以内の主幹動脈閉塞の存在が明らかな症例」に対し，機械的血栓除去術が認められているが，2015 年の RCT では発症 6 時間以内を条件としている study が多い．また発症から再灌流までの時間が短いほど，予後良好例が増加し死亡例が減少することが報告されている．

表1 TICI グレード

TICI grade	
0	灌流なし
1	再開通は認めるが末梢の灌流がわずかないしゆっくりとした灌流
2a	血管支配領域の半分以下の灌流
2b	血管支配領域の半分以上の灌流
3	末梢までの完全な灌流

(Noser EA, et al. Stroke. 2005; 36: 292-6[19]より)

最新のRCTにおける発症から穿刺までの時間の中央値は，180〜260分と，いずれも短時間である．できる限り早く，少なくとも発症6時間以内に治療開始できるような症例であること，これにできる限り近づけるよう医療体制を整えている施設で治療を行うことが望ましい．

おわりに

機械的血栓除去術の有効性を示すエビデンスが揃った現在，本治療法は「検討するに値する」治療ではなく，「適応があれば施行しなければいけない」必須の治療法となった．主幹動脈の再開通は1分でも早い方が望ましく，そのためには迅速な適応判断がなされなければならない．本稿で論じた項目は基本であるが，今後も報告されるであろう細かな予後改善因子を常にアップデートして，最適な適応判断・治療提供がなされるよう努力すべきである．

Pearls

TICI grade とは

thrombolysis in cerebral ischemia（TICI）scale のこと．従来循環器の分野で使用されていた再開通の指標 the thrombolysis in myocardial ischemia（TIMI）criteria を頭蓋内の血行再建における，再開通の治療成績を示す指標として修正したもの[19]．本稿の中でも日常臨床の中でもたびたび用いられるため 表1 に指標を記す．

TICI 2a 以上が再開通と定義され，Merci trial などではTIMI2以上を対象としていたが，本稿でも出てきた通り 臨床的予後改善につながるのはTICI 2b以上であり，最近では血行再建としての目標は2b以上とされている．

文献

1) Toyoda K, Koga M, Naganuma M, et al. Routine use of intravenous low-dose recombinant tissue plasminogen activator in Japanese patients general outcomes and prognostic factors from the SAMURAI register. Stroke. 2009; 40: 3591-6.
2) Kimura K, Iguchi Y, Shibazaki K, et al. M1 susceptibility vessel sign on T2* as a strong predictor for no early recanalization after IV-t-PA in acute ischemic stroke. Stroke. 2009; 40: 3130-3.
3) Pereira VM, Albers GW, Cognard C, et al. Stent-retriever thrombectomy after intravenous t-PA vs. t-PA alone in stroke. N Engl J Med. 2015; 372 (24): 2285-95.
4) Furlan A, Higashida R, Wechsler L, et al. Intra-arterial prourokinase for acute ischemic stroke. JAMA. 1999; 282 (21): 2003-11.
5) Ogawa A, Mori E, Minematsu K, et al. Randomized trial of intraarterial infusion of urokinase within 6 hours of middle cerebral artery stroke. Stroke. 2007; 38 (26): 2633-9.
6) Smith WS, Sung G, Saver J, et al. Mechanical thrombectomy for acute ischemic stroke final results of the Multi MERCI trial. Stroke. 2008; 39: 1205-12.
7) Nogueira RG, Liebeskind DS, Sung G, et al. Predictors of good clinical outcomes, mortality, and successful revascularization in patients with acute ischemic stroke undergoing thrombectomy pooled analysis of the mechanical embolus removal in cerebral ischemia. Stroke. 2009; 40: 3777-84.
8) Investigatiors PPST. Safety and effectiveness of a new generation of mechanical devices for clot removal in intracranial large vessel occlusive disease. Stroke. 2009; 40 (8): 2761-8.
9) Saver JL, Jahan R, Levy EI, et al. Solitaire flow restoration device versus the Merci Retriever in patients with acute ischaemic stroke (SWIFT): a randomised, parallel-group, non-inferior ity trial. Lancet. 2012; 380: 1241-9.
10) Nogueira RG, Lutsep HL, Gupta R, et al. Trevo versus Merci retrievers for thrombectomy revascularisation of large vessel occlusions in acute ischaemic stroke (TREVO 2): a randomised trial. Lancet. 2012; 380 (9849): 1231-40.
11) Turk AS, Frei D, Fiorella D, et al. ADAPT FAST study: a direct aspiration first pass technique for acute stroke thrombectomy. J NeuroIntervent Surg. 2014; 6: 260-4.
12) Broderick JP, Palesch YY, Demchuk AM, et al. Endovascular therapy after intravenous t-PA versus t-PA alone for stroke. N Engl J Med. 2013; 368 (10): 893-903.
13) Ciccone A, Valvassori L, Nichelatti M, et al. Endovascular treatment for acute ischemic stroke. N Engl J Med. 2013; 368 (10): 904-13.
14) Kidwell CS, Jahan R, Gornbein J, et al. A trial of imaging selection and endovascular treatment for ischemic stroke. N Engl J Med. 2013; 368 (10): 914-23.
15) Qureshi AI, Abd-allah F, Aleu A, et al. Endovascular treatment for acute ischemic stroke patients: implications and interpretation of IMS III, MR RESCUE, and SYNTHESIS EXPANSION trials: a report from the Working Group of International Congress of Interventional Neurology. J Vasc Interv Neurol. 2014; 7 (1): 56-75.
16) Berkhemer OA, Fransen PS, Beumer D, et al. A randomized trial of intraarterial treatment for acute ischemic stroke. N Engl J Med. 2015; 372 (1): 11-20.
17) Camphell BC, Mitchell PJ, Kleining TJ, et al. Endovascular therapy for ischemic stroke with perfusion-imaging selection. N Engl J Med. 2015; 372: 1009-18.

⑱ Goyal M, Demchuk AM, Menon BK, et al. Randomized assessment of rapid endovascular treatment of ischemic stroke. N Engl J Med. 2015; 372 (11): 1019-30.
⑲ Noser EA, Shaltoni HM, Hall CE, et al. Aggressive mechanical clot disruption: A safe adjunct to thrombolytic therapy in acute stroke? Stroke. 2005; 36 (2): 292-6.

〈秋山武紀〉

4 アテローム血栓性脳梗塞の急性期治療はどのように行われますか？

1. アテローム血栓性脳梗塞の急性期治療の概要

　アテローム血栓性脳梗塞は，生活習慣病に起因する頭蓋内主幹動脈や頭蓋外大血管の粥状硬化により生じる中-大サイズ（直径15 mm以上）の脳梗塞である．血栓性，塞栓性，血行力学性のすべての発症機序により生じる．動脈硬化の好発部位は，頭蓋内では，内頸動脈サイフォン部，中大脳動脈主幹部，椎骨動脈の後下小脳動脈分岐部，Willis動脈輪，脳底動脈であり，頭蓋外では，内頸動脈起始部，椎骨動脈起始部である．血管病変部位では，粥腫が不安定化し破綻するため，内皮が損傷し血小板中心の血栓を生じ，血管閉塞をきたしたり，血小板血栓が末梢に飛来し脳梗塞をきたす（動脈原性脳塞栓症）．アテローム血栓性脳梗塞の急性期治療は，血圧，呼吸などの全身管理以外に再灌流療法（血栓溶解療法，血管内治療），抗凝固療法，抗血小板療法，脳保護療法，脳浮腫治療，血液希釈療法などが行われる．

2. 全身管理

　アテローム血栓性脳梗塞患者では，頭蓋内外の主幹動脈に狭窄・閉塞を認めるため急性期の血圧管理には，下げすぎによる灌流圧低下に伴う脳虚血の増悪に注意する必要がある．超急性期にrt-PA静注療法を施行する場合は，180/105 mmHg未満にする必要があるが，それ以外の場合は，220/120 mmHgを超えると，前値の15％を目安に降圧する❶❷．この場合，降圧による症状の増悪に注意しながら降圧する．一般には，急性期には，高血圧は1日以内に自然に降圧する場合が多い．気道確保，呼吸管理は意識障害患者，気道閉塞が疑われる患者に必要となる．酸素飽和度が94％を超えるよう酸素投与を行う．また脱水を防ぐため補液を行う．

3. 血栓溶解療法（アルテプラーゼ静注療法）

　発症4.5時間以内の症例では，rt-PA静注療法の適応をまず検討しなければな

らない．最も効果が期待できる治療法である．脳卒中治療ガイドライン2015[1]でもグレードAで推奨されている．脳梗塞のあらゆる臨床病型に適応となるが，患者選択には，必須項目，禁忌項目，慎重投与項目などのチュックリストが活用される．rt-PA（アルテプラーゼ）静注療法適正指針 第二版が参考となる[3]．

CTまたはMRIで広汎な早期虚血性変化の有無が参考とされるが，MRI，MRA所見により梗塞範囲，責任血管の同定が容易にできるようになり，rt-PA静注療法適応患者選択に有用である．さらに脳血流低下領域の情報があれば，脳血流低下領域と梗塞領域の差に注目したdiffusion-perfusion mismatch，脳血流を測定しない場合でも，臨床的重症度あるいは主幹動脈病変の有無と梗塞領域の程度との比較clinical diffusion mismatch，MRA-diffusion mismatchなどがrt-PA適応症例の選択の一助となる．

rt-PAによる再開通率は，内頸動脈閉塞例では極めて低い．中大脳動脈閉塞ではMRA上で中大脳動脈起始部から残存する血管の長さ5 mm未満では，rt-PA静注療法により再開通しにくい．また，アテローム血栓性脳梗塞の場合，rt-PA静注療法により再開通が得られたのちに再閉塞し症状が悪化する場合もあるため，抗血小板療法が必要となるが，rt-PA静注療法施行例では施行後24時間までは抗血栓療法は禁止されている．

4. 血管内治療

近年，ステント型血栓回収デバイスの導入後，rt-PA静注療法後の追加脳血管内治療の有効性が相次いで示された．米国脳卒中協会のガイドライン[4]では，①脳卒中発症前の日常生活動作が自立（mRS 0-1），②発症4.5時間以内にrt-PA静注療法施行，③閉塞血管が内頸動脈（ICA）や中大脳動脈近位部（M1），④18歳以上，⑤神経学的重症度が中等度以上（NIHSS score≧6），⑥梗塞範囲が比較的小さい（ASPECTS≧6），⑦発症から6時間以内に穿刺，の条件すべてを満たす患者が，ステント型デバイスを用いた治療の最も良い適応としている．急性期脳梗塞に対する血管内治療では，来院から治療開始時間（door to puncture time）が短いほど有効であるとされており，120分以内という目標時間枠が設定されている．アテローム血栓性脳梗塞で血管内治療を行った場合，頸動脈や中大脳動脈M1で，狭窄病変があり，ステント留置を余儀なくされる場合もある．

5. 抗血小板薬

　アテローム血栓性脳梗塞急性期に対して使用される抗血小板薬は，欧米ではアスピリンのみであるが本邦では選択的トロンボキサンA2合成阻害薬（オザグレルナトリウム）がある．

　米国脳卒中協会からのガイドライン[2]では，アスピリン（初期投与量は325 mg）は，脳梗塞発症24～48時間以内に投与すべきであるとしているが，rt-PAなどの急性期治療薬の代用薬ではないとしている．アスピリンの急性期での使用は血栓溶解薬や抗凝固薬に比較すると重大な出血性合併症はより少ない．しかし，血栓溶解療法に補助的治療としてアスピリンを使用すると出血性合併症が増加する可能性がある．したがって，血栓溶解療法施行24時間以内のアスピリンの使用は禁忌である．脳卒中治療ガイドライン2015[1]では，発症早期（24～48時間以内）の症例に対して，アスピリン160～300 mg/日の経口投与が推奨されている（グレードA）．また，オザグレルナトリウム160 mg/日の点滴投与は，急性期（発症5日以内）の脳血栓症（心原性脳塞栓症を除く脳梗塞）患者の治療法として推奨される（グレードB）．

　中国で行われたCHANCE試験[5]では，発症24時間以内の軽症脳卒中またはTIA患者を対象にクロピドグレル（初回量300 mg，その後75 mg）とアスピリン75 mgの併用21日間その後クロピドグレル75 mg単独90日までの群と，アスピリン75 mg単独90日間の群で脳卒中の発症を検討した．その結果，併用群で脳卒中の発症は有意に少なく，出血性脳卒中の発症も両群で差はなかった．これらの結果から脳卒中治療ガイドライン2015では，非心原性脳梗塞急性期患者では，発症早期では抗血小板薬の併用も推奨される（グレードC1）としている．

6. 抗凝固薬

　アテローム血栓性脳梗塞急性期の抗凝固療法については，ヘパリンまたはアルガトロバンが使用される．しかし，発症48時間以内の脳梗塞ではヘパリンを使用することを考慮してもよい（グレードC1）．発症3時間以内の非ラクナ性半球梗塞に通常のヘパリンを投与（APTT 2～2.5倍に調整）した結果，自立できる患者が有意に増加したが，症候性脳出血が増加したとする報告[17]もある．発症48時間以内で病変最大径が1.5 cmを超すような脳梗塞（心原性脳塞栓症を除く）

には，選択的トロンビン阻害薬のアルガトロバンが推奨される（グレードB）．アルガトロバンは，発症48時間以内の脳血栓症（特に皮質梗塞）に有用であり，出血性合併症が少ない．抗血小板薬と併用する場合が多い．

7. 脳保護薬

抗酸化薬であるエダラボンは，世界で唯一認可されている脳保護薬で，発症24時間以内のあらゆる臨床病型に勧められている（グレードB）．また，脳浮腫の軽減効果，発症後早期に投与すると効果が大きいことも報告されている．また，動物の虚血実験で，エダラボンはrt-PAと併用すると，脳出血の合併が少ないこと，脳血管とastrocyteの乖離を防止すること，細胞外マトリックスを分解するMMP-9の産生を抑制することなどが報告されている．エダラボンは，脳浮腫を抑制するのみでなく，血液脳関門を保護する働きがありrt-PAとの併用により出血性梗塞の発症を軽減する効果が期待されている．

8. 脳浮腫治療薬

頭蓋内圧亢進を伴う大きな梗塞巣を有するアテローム血栓性脳梗塞急性期では，高調グリセロール（10%）静脈内投与が推奨される（グレードC1）．また，マンニトール（20%）の投与も考慮してよい（グレードC1）．

9. 血液希釈療法

低分子デキストランなどの血漿増量薬を用いた血液希釈療法は，行うことを考慮してよい（グレードC1）．

10. 頸動脈内膜剝離術，頸部頸動脈血行再建術，バイパス手術

アテローム血栓性脳梗塞で，頸動脈高度狭窄を伴う進行例などでは，急性期に頸動脈内膜剝離術，頸部頸動脈血行再建術，バイパス手術などを考慮してもよいが，十分なエビデンスはない（グレードC1）．

11. アテローム血栓性脳梗塞の急性期治療の処方例

発症 4.5 時間以内: rt-PA 静注療法
　ICA または M1 閉塞の場合は追加血管内治療
発症 8 時間以内: 単独血管内治療考慮
発症 24 時間以内: エダラボン 30 mg，1 日 2 回点滴静注，14 日間
発症 48 時間以内: アルガトロバン 60 mg/日×2 日＋20 mg/日×5 日，点滴静注
　またはオザグレルナトリウム 80 mg，1 日 2 回点滴静注，14 日間
　進行する症例　ヘパリンナトリウムの持続点滴（10000～15000 単位/日）
　経口抗血小板薬（アスピリン 160～300 mg/日，クロピドグレル 75 mg/日，
　シロスタゾール 200 mg/日）単剤または併用
頭蓋内圧亢進を伴う大きな梗塞の場合: 濃グリセリン 200 mL，1 日 2～4 回点滴
　静注，またはマンニトール（20%）1～3 g/kg，点滴静注，1 日 200 g まで

12. アテローム血栓性脳梗塞の急性期治療の目標

　アテローム血栓性脳梗塞の急性期治療の目標は，梗塞巣周囲に存在するペナンブラの救済により梗塞巣の拡大を防ぎ機能予後の改善を目指すことと，再発予防にある．再灌流療法（血栓溶解療法，血管内治療），抗凝固療法，抗血小板療法，脳保護薬，脳浮腫改善薬は，ペナンブラの救済を目的としており，抗凝固療法，抗血小板療法は再発目的の役目も果たす．

Pearls

　アテローム血栓性脳梗塞では病態の把握が重要である．
　アテローム血栓性脳梗塞は，その病態，血管病変，リスク因子を考慮し適切な対応が必要となる．頭蓋内外の主幹動脈に狭窄・閉塞を認めるが，側副血行の程度により梗塞サイズが小さいこともある．また，動脈硬化病変より末梢に動脈原性塞栓が生じる場合もあれば，血行力学的な梗塞（境界領域に分布）をする場合もある．最近では従来考えられてきた境界領域の血行学的梗塞も，飛来した血小板血栓が境界領域では灌流圧が低いため洗いだしが悪く梗塞巣が境界領域に分布しやすいとする考えがあり，アテローム血栓性脳梗塞の多くは動脈原性梗塞とする考えも

ある．動脈硬化病変の粥腫の安定化のため，リスク因子の管理，特にスタチンを早期から使用することも推奨されている．早期の悪化，再発予防のためには，積極的な抗血栓療法特に抗血小板療法が推奨される．

文献

1. 日本脳卒中学会 脳卒中ガイドライン委員会．脳卒中治療ガイドライン2015．東京: 協和企画; 2015.
2. Jauch EC, Saver JL, Adams HP Jr, et al. Guidelines for the early management of adults with ischemic stroke: a guideline for healthcare professionals from the American Heart Association/American Stroke Association. Stroke. 2013; 44: 870-947.
3. 日本脳卒中学会 脳卒中医療向上・社会保険委員会．rt-PA（アルテプラーゼ）静注療法指針改定部会．rt-PA（アルテプラーゼ）静注療法適正治療指針　第二版．2012. http://www.jsts.gr.jp/
4. Powers WJ, Derdeyn CP, Biller J, et al. 2015 Ameriacn Heart Association/American Stroke Association Focused Update of the 2013 Guidelines for the Early Management of Patients With Acute Ischemic Stroke Regardong Endovascular Trewatment: A Guideline for Healthcare Professionals From the American Heart Association/American Stroke Association. Stroke. 2015; 46: 3020-35.
5. Wang Y, Wang Y, Zhao X, et al. Clopidogrel with aspirin in acute minor stroke or transient ischemic attack. N Engl J Med. 2013; 369: 11-9.

〈棚橋紀夫〉

5 ラクナ梗塞およびbranch atheromatous diseaseの急性期治療はどうしますか？

1. 穿通枝の2つの血管病理

ラクナは"小さなくぼみ"を意味し，P. Marieらにより剖検脳で穿通枝梗塞が陳旧化したものが観察されたことに発している．ラクナ梗塞の概念はC. M. Fisherにより確立され，"小さなくぼみ"は1本の穿通枝が閉塞したものであることが明らかにされた．穿通枝の血管病理は大きく2つに分けることができる．通常200μm以下の径を有する血管では，穿通枝自体にlipohyalinosisやfibrinoid degenerationなどの高血圧性細小血管病変が生じ，それより大径の血管では，壁在ミクロアテローマが生じる．前者では病変以遠が梗塞に陥り狭義のラクナ梗塞が形成される．一方，主幹動脈から分岐する穿通枝の近位部や移行部などに発症したミクロアテローマが基盤となって，穿通枝全体が梗塞に陥る場合の梗塞機序はbranch atheromatous disease（BAD）と呼ばれる❶　図1　．両者の差異は本来病理的概念であり，画像診断に置き換えて解釈がなされるが，その区分は移行的であり得る．分岐部のみならず，比較的大径の穿通枝ではそれ自体にミクロアテローマが生じるので，どちらに分類するかはどう定義するかによっている．

2. 皮質脊髄路を傷害するBAD型梗塞

BAD型梗塞が注目されてきたのは，急性期には進行性運動麻痺をきたしやすいという点にある❷．穿通枝には，前方循環，後方循環，各々の主幹動脈から分岐する多数の血管が存在するが，進行性運動麻痺をきたすのは皮質脊髄路を灌流している血管の血流障害が生じる場合である．皮質脊髄路は放線冠後方ではレンズ核線条体動脈（LSA）により，内包では前脈絡叢動脈，橋では橋傍正中枝，延髄では延髄傍正中枝により灌流されており，これらの血管系のBAD型梗塞で進行性運動麻痺が高頻度に生じる．

3. レンズ核線条体動脈

穿通枝で最大の血管はLSAであり，分岐部の口径は800μm前後に及び，大

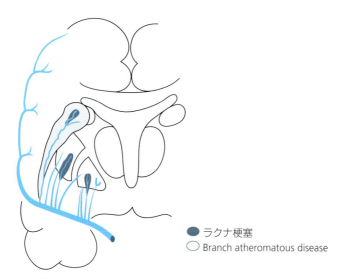

● ラクナ梗塞
○ Branch atheromatous disease

図1 レンズ核線条体動脈におけるラクナ梗塞と branch atheromatous disease

径の共通幹よりさらに分枝する形をとるものが約半数あり，共通幹が閉塞すると梗塞巣は最大53×41 mmに及ぶとされる[3][4] 図2 . 穿通枝梗塞は従来から15 cm以下などと定義されてきたが，これは剖検脳での陳旧化した梗塞巣を測定しているもので，超急性期の拡散強調画像（DWI）での径でないことに留意する必要がある．LSAは被殻のほぼ全域，内包上部から放線冠，尾状核頭部，淡蒼球の一部を灌流する．LSAは枝ぶりの良い大木のような形態であり，より末梢部の病変による梗塞はラクナ梗塞，近位部ではBAD型梗塞をきたす．LSA領域の梗塞は全穿通枝梗塞の約40％を占めている．LSA領域梗塞のうち半数弱がBAD型を示し，そのうち約60％が進行性運動麻痺をきたす．

皮質脊髄路はLSA領域の上後方部を走行していることが知られている[9] 図3 ．これは内包後脚の上部に当たる放線冠後方領域である．LSA・BAD型梗塞のうちこの領域を障害する場合に進行性運動麻痺が生じるのである 図4 ．事実，LSA・BAD型梗塞が前方に位置する場合は，構音障害や中枢性顔面麻痺をきたすことはあっても，片麻痺症状は出現しない 図5 ．また，LSAの起始部でアテロームプラークがあり一過性脳虚血発作が先行することも少なくない．内包領域の虚血により片麻痺などの症状がステレオタイプに何度も起こる病態は

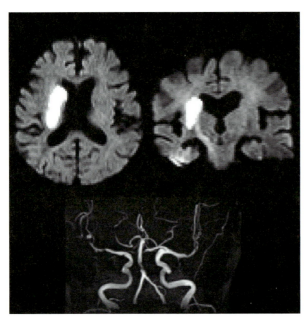

図2 レンズ核線条体動脈領域の共通幹の閉塞が疑われる梗塞

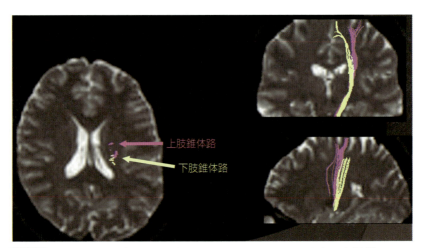

図3 錐体路トラクトグラフィー（京都府立医科大学教授 山田 惠先生 御提供）

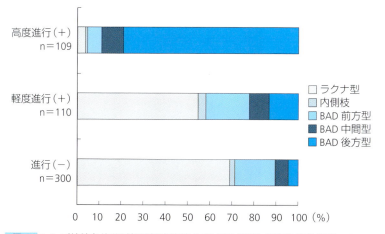

図4 レンズ核線条体動脈領域梗塞連続519例の分類と進行性運動麻痺

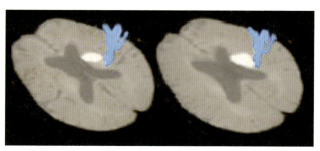

図5 前方型レンズ核線条体動脈BAD型梗塞と皮質脊髄路

capsular warning syndrome として知られている[6].

3. その他の前方循環系穿通枝梗塞

　前方循環系の穿通枝梗塞でLSAに次いで多いのは前脈絡叢動脈で，全穿通枝梗塞の約15%を占める．後交通動脈のより遠位部で内頸動脈から直接分枝し，視索，側頭葉内側面などとともに，内包後脚，放線冠後方を灌流する．とくに，内包後脚の血管支配は特異的で診断上重要である　図6　．次いで頻度が高いのは視床梗塞であるが，麻痺が生じても一般に軽微で，感覚障害，意欲低下などが多い．前方循環系の穿通枝梗塞で留意すべきは，髄質動脈梗塞である．髄質枝は中

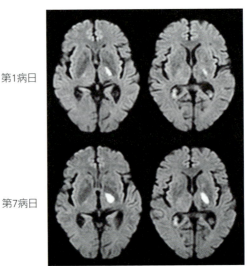

図6 進行性運動麻痺を呈した71歳男性
前脈絡叢動脈領域梗塞

大脳動脈M2以降の皮質枝からほぼ垂直に分岐し脳室に向かって走行し放線冠に小梗塞をきたす **図7**．髄質枝自体の高血圧性細小動脈病変によることもあるが，半数余りが塞栓機序による点が重要である．特に，long insular arteryと呼ばれるシルビウス裂M2部より分岐する髄質枝はLSAと隣接し区別が必要である❼．二次予防のために塞栓源検索が必要な場合がある．

4. 後方循環系の穿通枝梗塞

　後方循環系の穿通枝梗塞では橋の傍正中枝領域の梗塞が多く，全穿通枝梗塞の約25％を占める．橋の底面まで梗塞巣が達するBAD型梗塞は，脳底動脈よりの傍正中枝分岐近傍のアテロームプラークにより閉塞すると考えられ，その約40％に進行性運動麻痺が認められる．MRAなどで脳底動脈の病変が認められない場合でも相当のプラークが認められる場合があり，MRI high resolution画像によるプラークイメージの成績が相次いで報告されている．また，延髄梗塞は全穿通枝梗塞の約5％であるが，内側梗塞は延髄の傍正中枝の梗塞により，外側梗塞は回旋枝でいわゆるWallenberg症候群の表現型が多い．延髄の傍正中枝は椎骨動脈あるいは脳底動脈近位部から分岐することが多く，梗塞メカニズムは橋の

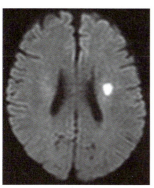
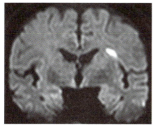
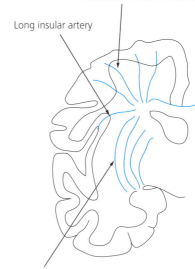

図7 Long insular artery 領域梗塞
大動脈弓部に 5 mm 以上の潰瘍形成を認めるプラーク（＋）
(Tamura A, et al. AJNR Am J Neuroradial. 2014; 35: 466-71[7]を参照)

傍正中枝領域梗塞と類似し，主幹動脈に有意の狭窄がみられない BAD 型梗塞が多く，進行性運動麻痺を示す例も多い．外側梗塞では椎骨動脈の解離やアテローム血栓性梗塞による場合が多いが，優位な狭窄のない回旋枝近位部の BAD 型梗塞もみられる．進行性運動麻痺は少ないが広範囲になる場合は皮質脊髄路の障害がみられる．

5. 急性期治療について

狭義のラクナ梗塞では増悪する例も比較的少なく，オザグレルなどで対応されることが多いが，超急性期の BAD 型梗塞での進行性運動麻痺が問題となる．上記のごとく，被殻後方，放線冠後方に DWI 病変がみられる場合，増悪を想定して早期より積極的加療が望まれる．梗塞の病態はアテローム血栓性であると考えられるので，二次性フィブリン血栓予防も含めて，アルガトロバン，シロスタゾール，フロピドグレルなどの抗血栓治療を短期間集中する 図8 [8]．アスピリ

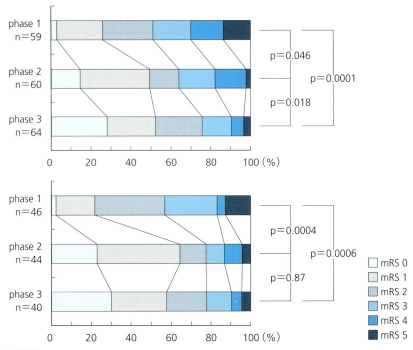

図8 急性期BAD型梗塞における治療成績
（Yamamoto Y, et al. Int J Stroke. 2014; 9: E8[8]より）
phase 1: 2001〜2004年，アルガトロバン，エダラボン
phase 2: 2005〜2008年，Phase 1＋シロスタゾール（200）
phase 3: 2009〜2012年，Phase 2＋クロピドグレル
上段: レンズ核線条体動脈領域，下段: 橋傍正中枝

ンが用いられることが多いが，とくにLSAなど大径の穿通枝はシェアストレス下にあり，クロピドグレルがより有用である印象がある（図8上段）．抗血栓薬の重複は，短期で減量しているので出血性副作用は経験していない．エダラボンさらに抗炎症などの目的でスタチンの投与も併用されることが多い．BAD型梗塞にPA治療が試みられ有効な場合もあるが，症状改善後に再増悪をきたすこともまれではなく，後療法が十分に行えない点が問題である．

6. Branch atheromatous diseaseに関する今後の問題点

穿通枝梗塞，とくに，BAD型梗塞は，細小血管病としてのみの対応でなく，ア

テローム血栓性病態として，広範なリスクの管理，急性期対応が求められる．頭蓋内血主幹動脈のアテローム血栓性梗塞は，BAD 型梗塞と重複はあるもののやや異なる病態と言える．BAD 型梗塞では頭蓋内血主幹動脈のアテローム病変は比較的マイルドでびまん性に及んでいる場合が多い．今後，プラークイメージなどの進歩により，ハイリスク群の同定が可能になることが期待される．

Pearls

急性期の進行性運動麻痺は，内頸動脈や中大脳動脈のみならず，深部の穿通枝梗塞でも好発するが，基本病態はアテローム血栓性梗塞で，プラーク上に形成されてゆく血小板血栓と二次性のフィブリン血栓である[9]．BAD 型梗塞の超急性期に，放線冠後方や内包後脚，さらに脳幹底部の錐体路に軽微な淡い DWI 高信号を認め BAD を予測できる場合がある．また，ラクナ様の小梗塞が拡大する場合もある．早期に複数の抗血小板薬，スタチン，アルガトロバンなどを用いる[9]．

文献

[1] Caplan LR. Intracranial branch atheromatous disease: a neglected, understudied, and underused concept. Neurology. 1989; 39: 1246-50.
[2] Yamamoto Y, Ohara T, Hamanaka M, et al. Characteristics of intracranial branch atheromatous disease and its association with progressive motor deficits. J Neurol Sci. 2011; 304: 78-82.
[3] Marinkovic SV, Milisavljevic MM, Kovacevic MS, et al. Perforating branches of the middle cerebral artery. Microanatomy and clinical significance of their intracerebral segments. Stroke. 1985; 16: 1022-9.
[4] Cho AH, Kang DW, Kwon SU, et al. Is 15 mm size criterion for lacunar infarction still valid? A study on strictly subcortical middle cerebral artery territory infarction using diffusion- Weighted MRI. Cerebrovasc Dis. 2007; 23: 14-9.
[5] Konishi J, Yamada K, Kizu O, et al. MR tractography for the evaluation of functional recovery from lenticulostriate infarcts. Neurology. 2005; 64: 108-13.
[6] Makita N, Yamamoto Y, Nagakane Y, et al. Very prolonged capsular warning syndrome. J Neurol Sci. 2015; 352: 115-6.
[7] Tamura A, Kasai T, Akazawa K, et al. Long insular artery infarction: characteristics of a previously unrecognized entity. AJNR Am J Neuroradiol. 2014; 35: 466-71.
[8] Yamamoto Y, Nagakane Y, Makino M, et al. Aggressive antiplatelet treatment for acute branch atheromatous disease type infarcts: a 12-year prospective study. Int J Stroke. 2014; 9: E8.
[9] 山本康正. Branch atheromatous disease の概念・病態・治療. 臨床神経. 2014; 54: 289-97.

〈山本康正〉

心原性脳塞栓症の急性期，慢性期はどのように治療すればよいでしょうか？

1. 心原性脳塞栓症の臨床診断がまず第一

　これまで本書でアテローム血栓性脳梗塞（参照90頁），ラクナ梗塞（参照96頁）の病態と治療に関して学んできたことと思う．本稿では，心原性脳塞栓症について解説していきたい．

　心原性脳塞栓症は文字通り基礎心疾患をもつ患者で，心臓からの血栓が脳に飛来して塞栓症を起こす病態を指す．臨床の現場では基礎心疾患の大半は非弁膜症性心房細動（non-valvular atrial fibrillation: NVAF）だが，頻度は少ないもののそれ以外にも多種多様な心疾患が塞栓源となりえる．もちろん心疾患によって，塞栓症を起こすリスクは異なるので，それを頭に入れておくことが重要である．

　表1に心原性脳塞栓症の原因となりうる心疾患をその危険度とともに列記した．NVAFが入院時に検出されない場合には，これらの疾患の存在を徹底的に検索する必要が出てくる．基礎疾患がNVAFであっても発作性の場合には救急搬送時に洞調律であることが少なくない．入院後は最低1週間の持続心電図モニタリングが必要である．24時間ホルター心電図での発作性心房細動の検出率は非常に低いことに留意してほしい．

　症例側からみてみると，典型例では覚醒時に神経脱落症状が突発する．症状は徐々に悪化するのではなく，発症直後に完成してしまうことがほとんどである．飛来する血栓が大型であるため，口径の太い動脈の主として分岐部や既存の狭窄部位にひっかかり，血管を閉塞させてしまう．したがって梗塞範囲は大脳皮質を含むことが多く，片麻痺などの重度の錐体路症状に加えて失語や空間失認などの大脳皮質症状（高次脳機能症状）を合併することが特徴となる．また梗塞側を睨む著明な共同偏視が見られることも多い．

　MR所見も特徴的で，大脳皮質を含む境界明瞭な区域性の病巣が拡散強調画像でも確認できる．MRAでは脳梗塞部位を灌流する主幹動脈の途絶がはっきり見て取れる場合がほとんどである．

　一旦詰まった血栓が血圧と自己の血栓溶解作用によって短時間のうちに抜けてしまうことがあるが，時間が早ければ症状はあっという間に消失し，一過性脳虚血発作で終わる．血栓が崩れて末梢に複数のより小さな皮質梗塞を起こすこと

表1 心原性脳塞栓症の基礎心疾患（TOAST分類）

高リスク	中等度リスク
・人工弁	・僧帽弁逸脱症
・心房細動合併僧帽弁狭窄症	・僧帽弁輪石灰化
・心房細動（孤立性を除く）	・心房細動非合併僧帽弁狭窄症
・左心房または左心耳，左心室内血栓	・左心房内もやもやエコー
・洞不全症候群	・心房中隔瘤，卵円孔開存
・発症4週間以内の心筋梗塞	・発症4週間から半年の心筋梗塞
・拡張型心筋症	・心房粗動，孤立性心房細動
・左室壁運動消失	・左室壁異常運動
・左房粘液腫	・生体弁
・感染性心内膜炎	・非感染性心内膜炎
	・うっ血性心不全

(Adams H Jr. Stroke. 1993; 24: 35 より筆者改変)

表2 出血性脳梗塞の分類（ECASS分類）

Hemorrhagic infarction 1（HI1）：梗塞周辺領域の小さい点状出血
Hemorrhagic infarction 2（HI2）：梗塞領域の融合する点状出血，周辺組織への圧排なし

Parenchymal hematoma 1（PH1）：軽度の周辺組織への圧排をともなう梗塞領域の30%以内の血腫
Parenchymal hematoma 2（PH2）：著明な周辺組織への圧排をともなう梗塞領域の30%を超える血腫

(Larrue V. Stroke. 2001; 32: 438 より筆者改変)

もあるし，粉々になって跡形もなく消えてしまうこともある．

　この「再開通」現象は遅かれ早かれ心原性脳塞栓症ではほとんどの症例で起こる．慢性期までに責任血管が再開通している症例は塞栓症であったという強い根拠にもなるわけである．自然であれ，人為的であれ早期に再開通すれば症状の改善が期待できるが，脳梗塞ができあがってしまった後に再開通してしまうと厄介なことになる．脆くなった脳組織に急激に血液が流入するので，脳梗塞内への出血がしばしば起こり，症状をさらに悪化させることがある．これを「出血性梗塞」と呼び，心原性脳塞栓症では様々な程度で大半の症例に認められる．多くの場合は無症候性の滲むような出血になるが，塊状に出血した場合には神経症状の悪化をきたし，直接死因になることもある．現在出血性梗塞は 表2 のような分類が用いられている．出血性梗塞が起こらなくても，梗塞巣は半球の半分以上を占める症例も多いので，強い脳浮腫から脳ヘルニアを起こすこともしばしばである．

　このように，心原性脳塞栓症は最重症の脳梗塞病型であり，後遺症も重く残る．

予防と急性期治療が最も重要な病型であるとも言えるであろう．

2. 心原性脳塞栓症の急性期治療

　前に述べたように，心原性脳塞栓症は日中に突発発症することが多いため目撃されやすく，発症時間が特定しやすい脳梗塞である．したがって初動も早く，超急性期再灌流療法の検討対象にしばしば挙がることになる．別項（参照 74 頁）で詳述されているように，可及的速やかに適応の是非を判断することが肝要である．しかしながら，逆に遅い時間に無理矢理再開通を図ると，かえって重度の出血性脳梗塞を招来して致死的になってしまうことがあることにも留意しなければならない．血管は綺麗に再開通しても，患者が死んでしまっては元も子もない．

　アルテプラーゼによる経静脈的血栓溶解療法を実施した場合，投与から 24 時間以内は，追加の抗血栓療法は認められていない．24 時間以降に再発予防のための抗凝固療法の開始を検討することになる．心原性脳塞栓症急性期の抗凝固療法については，以前からその是非について国内外で賛否両論があった．我が国では心内血栓の退縮効果を重視して，急性期から積極的な抗凝固療法を行う施設が多いが，欧米では急性期の抗凝固療法については利益なしとして，行わないように推奨されている．

　ワルファリンは経口剤で即効性がなく，用量調節のための猶予期間が必要なことから，発症直後はヘパリンによる経静脈的抗凝固療法が一般的である．1 日 5000～10000 単位の低用量を固定持続投与する場合と，aPTT を正常対照の 1.5～2 倍まで伸びるように用量調節をして投与する場合がある．治療開始時期についても一定の見解はない．一過性脳虚血発作の場合には直後から開始しても構わないが，脳梗塞が完成してしまった場合には，慣習的に発症から 24 時間後の頭部 CT 検査において前述した重度の出血性脳梗塞の所見が認められなかった場合，抗凝固療法の開始を検討する．軽症例で梗塞範囲が中大脳動脈領域の 1/3 以下の場合には 24 時間後から，2/3 以下の場合には 48 時間後に再度出血性脳梗塞を確認した上で開始，2/3 以上の大梗塞の場合には 1 週間後を目安に行うことが多いようである．欧州のガイドラインでも「1-3-6-12 ルール」が提唱されており，TIA では当日，ほとんど障害のない小さな梗塞であれば 3 日目，中型は 6 日目，大梗塞では 2 週間を目途に抗凝固療法を開始することが推奨されているが，これは明確な根拠に基づくルールではなく，あくまでエキスパートの意見として理解する必要がある．

現在，ワルファリンに代わる新たな経口抗凝固薬（直接作用型経口抗凝固薬：direct oral anticoagulant: DOAC）が抗凝固療法のもう一つの選択肢として加わっている．これらの DOAC は内服初回から十分な効果を発揮するため，ワルファリンのように効果が出るのを待つ橋渡し療法（bridging therapy）の必要がない．経口摂取が可能な症例では，最初から DOAC で開始することが可能だが，現時点では急性期心原性脳塞栓症に DOAC を投与することに関する十分なエビデンスがない．データが蓄積されるまでの間は慎重に投与することをお勧めする．

また抗脳浮腫療法（参照 113 頁），脳保護療法（参照 121 頁）については別項を参照してほしい．

3. 心原性脳塞栓症の慢性期治療

心原性脳塞栓症で生じている血栓はフィブリンを大量に含有する赤色血栓（フィブリン血栓）が主体とされており，その予防には抗凝固療法が原則となる（文末，Pearls 参照）．赤色血栓の形成には血小板の関与が弱く抗血小板薬の効果はほとんど期待できないことに十分注意してほしい．

慢性期に投与する経口抗凝固薬としては古典的な抗凝固薬であるワルファリンと DOAC がある．ワルファリンはビタミン K と拮抗することで肝臓でのビタミン K 依存性の凝固因子（第 II，VII，IX，X 因子）の産生を阻害し抗凝固作用を発揮する．半減期は約 37 時間とされているため，一定投与量で血中濃度が安定するまでには，3〜4 日必要という計算になる．もう一つ注意が必要な点は，凝固制御因子であるプロテイン C とプロテイン S もビタミン K 依存性因子であることである．厄介なことにこの 2 つの凝固制御因子はビタミン K 依存性凝固因子よりも半減期が短いため，ワルファリンの用量変化にいち早く反応してしまう．急激なワルファリンの導入や，ごく弱い治療強度になった場合には，凝固因子の抑制よりも凝固制御因子の抑制が先に起こってしまうために，一過性の凝固亢進状態が起こる可能性が以前から指摘されている．ワルファリンの導入にあたっては，一度に大量のワルファリンを投与する急速導入法を避け，想定維持量から緩徐に導入する必要がある．筆者は男性では 3 mg，女性では 2 mg から開始することが多く，低体重や高齢者，合併症の多い症例では 0.5 mg 少なくするようにしている．モニタリングは PT-INR を用い，4〜5 日間隔で繰り返し検査し用量を調整する．安定した後の 1 回の変更量は 0.25〜0.5 mg 程度に留めるのが無難である．施設によっては「伝統的に」1 日おきに投与量を変更（例えば，1.5 mg

と 2.0 mg を 1 日おきに内服) する流儀が残っていることがあるが, 患者さんの利便性を考えれば毎日同じ内服量の方が適切と考えられるので, 0.5 mg 錠や散剤を利用して用量を固定した方が良い (前掲の例であれば, 1.75 mg 連日). 目標治療域は NVAF からの心原性脳塞栓症の場合, PT-INR = 2.0-3.0 が国際標準となる. 我が国では 70 歳以上の高齢者の場合には PT-INR = 1.6-2.6 をめざすことがガイドラインで明記されているが, 下限値である 1.6 ギリギリをめざすのではなく, 1.8-2.0 をめざすようにすべきだと筆者は考えている. NVAF と機械弁植え込み症例以外の基礎心疾患に起因する心原性脳塞栓症でははっきりとした治療域の提言はない. NVAF 症例に準じた治療域設定が無難であろう. 急性期にヘパリンによる橋渡し療法を行っている場合には, PT-INR が 1.5 を越えた時点で中止するようにしてほしい.

ワルファリンは治療開始から 1 年間は効果が安定せず出血合併症も多いので, 月 1 回の採血と用量調整が必須である. 3 年以上継続してデータも安定してきたら 6～8 週に採血の間隔を延ばしても安全と考えられるが, 3 か月以上の採血間隔はお勧めしない. なおモニタリングに使用するプロトロンビン時間検査の試薬は精度を確保するために ISI (International sensitivity index) が 1.2 未満の試薬を使用する必要があり, 毎回血算も一緒に行い, 貧血の有無を同時に確認しておくと良い.

ワルファリン長期管理の最も難しい点は, 食餌と薬剤相互作用が多いことである. ビタミン K の拮抗薬であるので, ビタミン K を大量に含有する食材を摂取すると効果が一気に減弱してしまうため, 正しい食事指導が欠かせない. 納豆や青汁, クロレラ製剤などは摂取を禁じるが, 野菜などの摂取については一定量をコンスタントに摂るようにした方がかえってコントロールが安定するようである. 納豆の場合は納豆菌が腸内でビタミン K を産生し続けるために, 一度摂取してしまうとなかなかワルファリンの効果が戻らない. お茶の場合には, 粉茶や抹茶などの茶葉成分そのものには大量のビタミン K が含有されているので注意が必要だが, 漉したお茶は問題ない. その他, 薬剤の相互作用も多岐にわたるので, 患者さんだけでなく医師, 看護師そして薬剤師が協力して薬剤コントロールに当たる必要がある. 患者にはワルファリン手帳を渡して勉強してもらうとよい.

このように世の中で一番管理が難しい薬剤の 1 つがワルファリンであるが, 慣れてくるとこれだけわかりやすい薬剤もない. これからも定番薬としての地位を保ち続けることであろう. これに対して, 2011 年から次々と発売開始となった新たな作用機序の抗凝固薬が DOAC である 表3 . DOAC は特定の単一の凝固

6 心原性脳塞栓症の急性期、慢性期はどのように治療すればよいでしょうか？

表3 抗凝固薬一覧（筆者作成）

	ビタミンK拮抗薬		直接作用型経口抗凝固薬（direct oral anticoagulant: DOAC)			
			トロンビン阻害薬	活性化第X因子（Xa）阻害薬		
薬剤名	ワルファリン	ワルファリン	ダビガトラン	リバーロキサバン	アピキサバン	エドキサバン
製品名		ワーファリン	プラザキサ	イグザレルト	エリキュース	リクシアナ
投与量・内服回数	PT-INR=2.0-3.0	Age≧70 PT-INR=1.6-2.6	150 mg, 1日2回 110 mg, 1日2回	15 mg, 1日1回	5 mg, 1日2回	60 mg, 1日1回
減量基準			なし （Ccr=30〜50 mL/min Age≧70 P糖蛋白阻害薬併用 消化管出血既往例では 低用量を［考慮］）	Ccr<50 mL/min で10 mgに減量	Cr≧1.5 mg/dL BW≦60 kg Age≧80 のうち2つ以上で半減	BW≦60 kg Ccr<30〜50 mL/min P糖蛋白阻害薬併用 のいずれか1つで半減
禁忌	人工透析症例		Ccr<30 mL/min	Ccr<15 mL/min	Ccr<15 mL/min	Ccr<15 mL/min
対応する凝固検査	PT-INR		aPTT ratio	PT ratio	現時点でなし	PT ratio
アゾール系経口抗真菌薬	〇		×	×イトラコナゾール 他は△		〇：減量基準
カルシウム拮抗薬	〇		△ベラパミル	〇	△ジルチアゼム	〇：ベラパミルは減量基準
マクロライド カルバマゼピン	△			△		〇
フェニトイン フェノバルビタール	△		〇	△	△	〇

〇：併用可 △：併用注意 ×：併用禁忌

因子と選択的に結合し機能阻害を起こす薬剤だが，その結合は可逆的で半減期も半日程度と短いのが特徴である．凝固経路の最終段階でフィブリノーゲンをフィブリンに変換する活性化第Ⅱ因子（トロンビン）を阻害する抗トロンビン薬と，その一段階手前のプロトロンビンをトロンビンに変換する活性化第Ⅹ因子（Xa）を阻害する抗Xa薬がある．これらDOACは代謝能力の個人差が少なく，食餌・薬剤との相互作用もほとんどないことから固定用量での投与が可能である．もちろん食餌制限もない．その反面，短い半減期から薬物血中濃度は常に変動し，1日の間にピークとトラフが出現するので，ワルファリンのように長い半減期で血中濃度が終日ほぼ変動しない薬剤と異なりモニタリングが困難な薬剤でもある．薬剤によっては血中濃度を反映する凝固検査が確認されているが，トラフ以外の測定値の解釈は非常に困難である．トラフでの測定値が高い場合には過量投与の可能性を検討してほしい．

抗トロンビン薬であるダビガトランは150 mg，1日2回の高用量と110 mg，1日2回の低用量の2つの用法があり担当医の判断で両者を適宜選択できるが，3つの抗Xa薬は基本的に用量が固定されていて，それぞれ別個に規定された減量基準に合致した場合に減量するシステムになっている．臨床現場では減量基準に抵触しない症例での減量がかなり多いことがわかっているが，二次予防の症例の場合には高用量または標準用量を投与するのが原則だと筆者は考えている．急性期にヘパリンを使用している症例では，初回のDOAC内服と同時に中止して構わない．ワルファリンと同様出血合併症は投与開始3〜6か月以内に集中するので，その間は診療間隔を開けず適宜貧血のチェックを行って慎重に観察する必要がある．開始から半年を過ぎればぐっと合併症は減るので，診療間隔を開けて外来観察が可能だが，年2回程度の貧血と腎機能の評価を忘れないでいただきたい．半減期が短いために飲み忘れが非常に問題になる薬剤であり，内服をきちんとできる症例を選び，定期内服の重要性をよく説明した上で，むやみに休薬してはいけないことを指導することも重要である．特に1日2回内服のDOACに注意したい．

このように慢性期管理の中心は抗凝固療法であることは論をまたないが，一般的な血圧，血糖，脂質，体重管理を疎かにしてはいけない．いくら適切な抗凝固療法を行っていても，基礎疾患管理を怠れば他の脳梗塞や頭蓋内出血，心不全などが起こることを肝に銘じてほしい．心機能評価，頭部MR検査などは年1回程度でフォローすることをお勧めする．

おわりに

心原性脳塞栓症は最重症の脳梗塞病型である．初回の発作で寝たきりになることも少なくない．幸いにして軽症で済んだ心原性脳塞栓症の患者さんの再発予防は責任重大であり，そしてその治療は一生涯続く．気を緩めることなく，患者そしてそのご家族と長丁場を乗り切ってほしい．

Pearls

病的血栓形成，すなわち血液が血管内で固まるためには，2つのパターンの血流の変化のいずれかが生じることが前提となる．1つは動脈の狭窄部位に起こる乱流形成，もう一つは主に静脈で生じる血流速度低下によるうっ滞現象だ．動脈の狭窄部位では動脈硬化も強く血管内皮も強く損傷を受けている．このような環境では強く活性化された血小板が血管内皮の損傷部位に凝集し，その上で血液凝固系が賦活化され血栓が成長する．この血栓には大量の血小板凝集塊が含まれ固く「締まった」白色の血栓になる．

一方，静脈のうっ滞に伴う血栓では組織因子を起点として，凝固系が直接賦活化される．大量のフィブリン網が形成されスポンジ状となりそこに赤血球などの血球成分が大量に吸い込まれた赤色血栓を作る．この血栓形成では血小板はほとんど活躍しない．血栓は大型だが柔らかく「脆い」構造をしている．心房細動で左心房が左心耳ともども拡大すると，心房内では静脈系以上に血流速度が低下し渦をまくようになる．必然的にこのような環境では赤色血栓主体の血栓が形成されるので，左心房は動脈循環で数少ないうっ滞に伴う血栓形成が起こる場所なのである．心原性脳塞栓症は奇異性脳塞栓症と並んで静脈血栓が脳動脈を閉塞する病態であることを理解してほしい．

上述したように，静脈血栓形成には血小板がほとんど関与しないので，その予防には抗血小板薬が無効であることもおわかりいただけると思う　図1　．

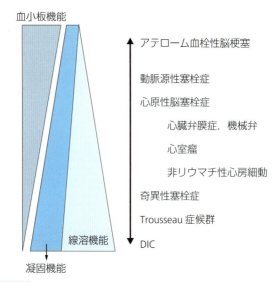

図1 虚血性脳卒中における病型と血栓組成の対応（筆者作成）

〈長尾毅彦〉

CQ7 急性期の脳浮腫，脳圧上昇はどのように対処すればよいでしょうか？

1. 急性期脳梗塞の脳浮腫は2種類ある

　脳梗塞後に生じる脳浮腫には細胞障害性浮腫と血管原性浮腫の2種類がある．前者はATP産生障害による主にグリア細胞の膨化現象で，発症直後〜24時間の初期に，後者は血液脳関門障害による細胞外液腔の水分増加で，発症1〜4日の進行期にそれぞれ中心的役割を担う．急性期脳梗塞の画像診断ではMRIの拡散強調画像が有用であるが，これは，細胞内浮腫によって拡散制限が大きいコンパートメントである細胞内に水が閉じ込められるために拡散係数が低下することを反映している．一方，その後に生じる血管原性浮腫では，細胞外液腔が拡大することで拡散係数は上昇し，発症1週間前後で正常化したように見えた後に梗塞巣の陳旧化，囊胞化に応じて漸増していく．

2. 脳梗塞急性期における脳浮腫の意義

　脳梗塞発症後，1週間以内に死亡にいたる原因の多くは，脳浮腫および出血性梗塞による頭蓋内圧亢進である．頭蓋骨に覆われた閉鎖空間において脳浮腫が生じた場合には容易に頭蓋内圧が亢進する．頭蓋内圧の亢進は脳灌流圧の低下を招き局所脳血流は減少する．また脳実質内への血液流入が増加する一方，頭蓋内圧上昇による静脈灌流障害によって血液流出は減少し，脳腫脹が生じてさらなる頭蓋内圧亢進を招き，脳全体の二次的虚血性脳障害が進行する悪循環サイクルを形成する．加えて，心原性脳塞栓症およびアテローム血栓性脳梗塞などの主幹動脈閉塞による広範脳梗塞において脳浮腫が進行した場合，脳実質が移動し偏位するためモンロー孔の閉塞から急性水頭症が発生する．さらに脳実質の移動が進むとテント切痕ヘルニアによる脳幹の圧迫が生じ，最終的には大後頭孔ヘルニアによる延髄圧迫から呼吸停止に至る．一方，小脳梗塞に浮腫が伴った場合，第四脳室を圧迫することによる急性水頭症が発生し，また後方から直接脳幹を圧迫するため急速に意識障害が進行し，短時間の経過で呼吸停止に至る危険性がある．以上から，脳梗塞急性期における脳浮腫および頭蓋内圧亢進に対する対応は，患者の転帰を左右する重要な意義を持つ．

3. 脳浮腫・頭蓋内圧亢進に対する内科的治療

　脳卒中治療ガイドライン2015は，浸透圧利尿薬である高張グリセロール（10%）とマンニトール（20%）の投与を推奨しているが，いずれもグレードはC1であり，十分な科学的な根拠は未だにない．いずれも，血漿浸透圧を上昇させ，脳組織内の水分を血管内に引き出す機序で血管原性浮腫に効果を発揮する．

高張グリセロール（10%）

　心原性脳塞栓症およびアテローム血栓性梗塞のような頭蓋内圧亢進を伴う大きな脳梗塞の急性期に静脈内投与する．一般的には200 mLの製剤を，1日2回から4回程度，1回1時間で点滴する．

　心原性脳塞栓では梗塞範囲が広く，致死的な脳浮腫にいたる可能性も高いので，1日4回の投与を行うが，必要に応じて6回投与に増量する．アテローム血栓性脳梗塞の場合には1日2回の投与で開始し，必要に応じて適宜投与回数を増やす．投与期間は，7〜10日間にわたることが多い．グリセロールには，脳浮腫改善効果のみならず，脳血流増加作用，脳代謝改善作用なども報告されており，発症初期から脳梗塞の病型に関わらず（ラクナ梗塞も含めて）投与されることが多い．しかし，グリセロールの有効性に関しては，発症後14日以内の早期死亡を有意に減少させたが，発症1年後の死亡は有意に減少させなかったと報告されており，また機能予後についても明らかではない．グリセロールはマンニトールと比べて，反跳現象（抗浮腫薬投与中止後に，頭蓋内圧が投与前よりも上昇する現象．頭蓋内圧が低下してくると浸透圧の逆転が生じ，血中の水分が組織に移行して浮腫が出現する．リバウンド現象とも呼ばれる）が起こりにくいため，比較的安全に使用できるが，生理食塩水がベースとなっている薬剤であり，長期あるいは大量投与で塩化ナトリウムの過剰投与に陥りやすい．心不全や腎不全の増悪に注意する必要があり，また糖尿病患者では非ケトン性高浸透圧性昏睡を引き起こす可能性があることに留意する．

マンニトール（20%）

　主に外科手術を前提としている患者を対象として，待機時間中に300〜600 mLを30分で急速点滴静注することが多い．

　グリセロールと比較して，作用が強力である反面，持続時間が3時間と短く，また反跳現象をきたしやすいため6時間ごとに投与する必要がある．利尿薬としての作用も強力であるため，電解質異常や腎障害を生じるリスクもあり，実臨床

において脳浮腫対策として使用し続けることは困難である．

マンニトールの有効性に関しては，脳梗塞の急性期に使用することを考慮しても良いが，十分な科学的根拠はない．意識障害が進行するような限られた症例では適している可能性があるが，全ての急性期脳梗塞の症例に使用することは推奨されない．

4. その他の治療法・管理法

エダラボンは，フリーラジカルスカベンジャーであり，脳梗塞（血栓症・塞栓症）患者の脳保護薬としてその投与が推奨されている．少数例を対象とした臨床研究においては抗浮腫効果も報告されている．

抗浮腫作用が期待できる副腎皮質ホルモン，ループ利尿薬，バルビツレートは，急性期脳梗塞における有用性を示す科学的根拠がなく，使用は推奨されない．

脳卒中急性期における中枢性高熱は予後不良因子であるため，体温上昇時の解熱薬投与による体温下降が推奨されている．一方，多くの動物実験で抗浮腫効果のみならず強力な脳保護効果を示している低体温療法は，急性期脳梗塞における有用性を示す科学的根拠がない．しかしながら重症中大脳動脈閉塞で広範な脳浮腫を生じた患者において，低体温療法が死亡率を低下させ，機能予後の改善をもたらした，とする報告があり，適応，冷却の手段，至適管理温度など，さらなる症例の蓄積によりその有用性が検討されることが望まれる．換気療法および頭部挙上は，急性期脳卒中患者に有用であるとする科学的根拠はなく，むしろ悪影響が勝るため推奨されない．

5. 開頭外減圧療法の適応

1 テント上脳梗塞に対する推奨

中大脳動脈領域を含む一側大脳半球の広範囲脳梗塞で，急速に進行する致死的な脳浮腫を特徴とする「悪性中大脳動脈梗塞(malignant middle cerebral artery infarction)」は，テント上脳梗塞の10％を占めるが，その78％がテント切痕ヘルニアをきたし，保存的全身集中管理にもかかわらず80％が死に至る極めて予後不良の疾患である　図1　．脳卒中ガイドライン2015では，中大脳動脈灌流域を含む一側大脳半球梗塞において，①年齢が18～60歳，②NIH Stroke Scale (NIHSS)スコアが15より高い，③NIHSSスコアの1aが1以上，④CTにて前

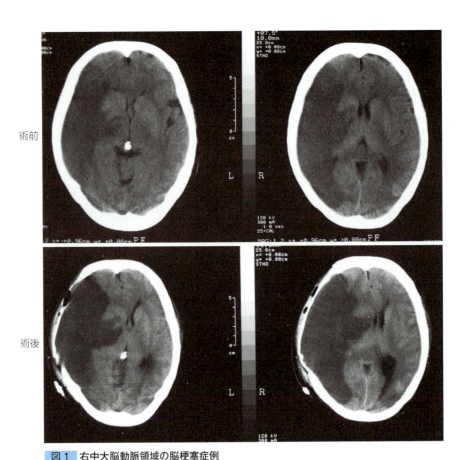

図1 右中大脳動脈領域の脳梗塞症例
脳ヘルニアを生じる前に減圧開頭術を施行した．術後は，脳浮腫が増強し正中偏位が生じているが，外減圧部から脳が膨らみ出ている様子がわかる．

大脳動脈もしくは後大脳動脈領域の脳梗塞の有無は問わないが，中大脳動脈領域の脳梗塞が少なくとも50%以上あるか，拡散強調MRI画像にて脳梗塞の範囲が145 cm³を超える，⑤症状発現後48時間以内を満たせば，発症48時間以内に硬膜形成を伴う外減圧術が推奨（グレードA）されている．この根拠となったのが，本症に対する早期減圧開頭術の効果について欧州で検討した3つのrandomized controlled trials (French DECIMAL, German DESTINY, Dutch trial HAMLET) とこれらのデータをプールして解析を行った結果である[1][2][3][4]．60歳以下の患者に限定し，脳卒中発症後48時間以内にランダム化された109例の悪性中

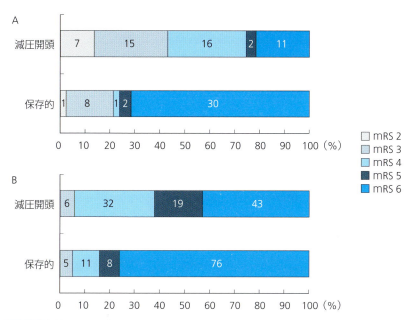

図2 欧州RCTのプール解析（60歳以下）の成績とDSTINY Ⅱ（61歳以上）の成績
A: 欧州RCTのプール解析　12か月後の転帰（文献❹より）
B: DESTINY Ⅱ　12か月後の転帰（文献❺より）

　大脳動脈閉塞症に対する早期減圧開頭手術は，外科治療群で死亡率を有意に減少させ，機能予後においてもmRS 0-4の割合を有意に増加させた．しかし，mRS 0-3の割合となると有意差はなかった．この結果は，死亡および寝たきりとなる患者（mRS 5-6）は減少するが，比較的高度な障害であるmRS 4の患者が増加することを意味する　図2A．さらに2014年には61歳以上の患者を対象としたDESTINY Ⅱ[5]の結果が報告された．112例のランダム化比較試験で，外減圧術は死亡を減らす効果があるものの介助が必要な人が増えるという結論であった　図2B．

　悪性中大脳動脈梗塞患者における意識障害および神経症状の悪化は発症後24〜48時間で劇的に進む．より良好な機能予後を得るためには，不可逆的な脳損傷が生じる前に減圧術を行う方が望ましいと予想されるが，外減圧を行うタイミングに一定の見解は得られていない．欧州RCTのプール解析では，24時間以内に手術を施行した群と24時間以降に手術を施行した群で，機能予後に有意差がなかった．しかし一方で，脳ヘルニアの徴候が出現してから手術を行っても有

効性は乏しいとする報告が多い．致死性脳浮腫をきたす予測因子としては，①早期からの嘔気・嘔吐，②急速な意識障害の進行，③瞳孔散大，④NIHSSスコア15以上，⑤中大脳動脈領域の50％以上あるいは他の血管支配領域に及ぶ頭部CT上の早期低吸収域，が挙げられている．これらを示す症例に対しては，早期から迅速な開頭減圧術を施行する体制を整え，適応と判断された場合にはタイミングを逸さず速やかに手術を施行することが望ましい．

　減圧開頭術に加えて，梗塞巣（特に脳幹を直接圧迫する前方側頭葉）を切除する内減圧術を併用するべきかどうかについては，比較検討した臨床研究がなく，現段階でも一定の見解はない．

　病側に関しては，優位半球と劣位半球で転帰が異なるとする報告はなく，一方，優位半球側の病巣であっても，50歳以下で早期に手術を行った場合には失語の改善が期待できるという報告がある．

2 小脳梗塞に対する推奨

　後頭蓋窩は，周囲を頭蓋骨および小脳テントで囲まれているため，小脳梗塞が脳浮腫を生じた場合，代償可能な領域が少ないことから急速な頭蓋内圧の上昇をきたしやすく，脳幹の直接圧迫あるいは第四脳室圧迫による急性水頭症で致死的な状況に陥る危険性がある　図3　．脳卒中ガイドライン2015では，小脳梗塞における手術適応は，CT所見上水頭症を認め，水頭症による昏迷など中等度の意識障害がある症例に対しては脳室ドレナージを，また，CT所見上脳幹圧迫を認め，これにより昏睡など重度の意識障害をきたしている症例に対しては減圧開頭術を考慮しても良い，となっているが，いずれも十分な科学的根拠はなく，グレードCの推奨となっている．

　小脳梗塞に対する開頭減圧術の成績は，高齢者の転帰が不良であるとする報告が多い．また，近年の報告では，頭蓋内を占拠する浮腫を生じた小脳梗塞の患者は生存しても，長期治療成績は不良であることが示された．しかし，一方で，脳幹および大脳に損傷が及んでいない症例では，迅速な手術治療で，生命予後改善のみならず，機能予後も良好となる可能性がある．小脳梗塞に対する開頭減圧術を行うタイミングについて，一定の見解は得られていない．いくつかの臨床研究において，術前の意識レベルのみが患者の転帰と相関したと報告されており，意識障害が進行する場合は，昏睡状態に陥る前に迅速な開頭減圧術を施行することが望ましい．脳幹に梗塞が及んでいる症例では転帰は不良であり，手術の適応は慎重に判断しなければならない．

| IV 脳出血 | V くも膜下出血 | VI リハビリテーション |

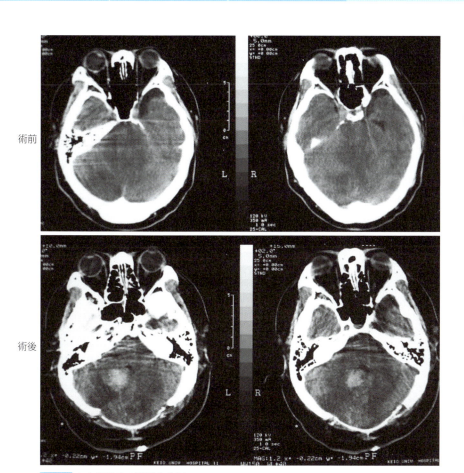

術前

術後

図3 右小脳半球の脳梗塞症例
脳浮腫が増強し，脳幹が不鮮明で第四脳室も消失している．術後は，脳幹が明瞭になり，第四脳室も描出されている．

7 急性期の脳浮腫，脳圧上昇はどのように対処すればよいでしょうか？

　また，的確な手術プロトコールに関しても，開頭減圧術を骨削除で終えるのか，壊死組織の切除まで拡大するのか，脳室ドレナージを併用するのかしないのか，など一定していない．水頭症を伴う場合には，脳室ドレナージが推奨されているが，脳梗塞の浮腫は数日かけて進行することから，ドレナージ留置後に開頭減圧術を必要とする症例もあると予想される．その場合，脳室ドレナージが先行していると，テント上下の圧不均衡が生じて上行性脳ヘルニアを生じる可能性があるため，注意が必要である．

Pearls

　脳卒中ガイドライン2015における悪性中大脳動脈梗塞に対する開頭減圧術は，科学的根拠に基づいた推奨レベルにあるが，その効果は生命予後を好転させるものの，機能予後に関しては必ずしも満足できる成績ではない．一方で，小脳梗塞に対する開頭減圧術は，科学的根拠に基づいた推奨レベルにないが，脳幹および大脳に損傷が及んでいない，特に非高齢者の症例で生命予後改善のみならず，機能予後も良好であることが予想される．開頭減圧術が個々の患者および家族に，どのような利益を与えることになるのかを症例ごとに検討した上で，緊急手術とはいえ，十分な説明を行い，同意を得た治療を行うことが必要である．

文献

1. Vahedi K, Vicaut E, Mateo J, et al. Sequential-design, multicenter, randomized, controlled trial of early decompressive craniectomy in malignant middle cerebral artery infarction (DECIMAL Trial). Stroke. 2007; 38: 2506-17.
2. Jüttler E, Schwab S, Schmiedek P, et al. Decompressive Surgery for the Treatment of Malignant Infarction of the Middle Cerebral Artery (DESTINY): a randomized, controlled trial. Stroke. 2007; 38: 2518-25.
3. Hofmeijer J, Kappelle LJ, Algra A, et al. Surgical decompression for space-occupying cerebral infarction (the Hemicraniectomy After Middle Cerebral Artery infarction with Life-threatening Edema Trial [HAMLET]): a multicentre, open, randomised trial. Lancet Neurol. 2009; 8: 326-33.
4. Vahedi K, Hofmeijer J, Juettler E, et al. Early decompressive surgery in malignant infarction of the middle cerebral artery: a pooled analysis of three randomised controlled trials. Lancet Neurol. 2007; 6: 215-22.
5. Jüttler E, Unterberg A, Woitzik J. Hemicraniectomy in older patients with extensive middle-cerebral-artery stroke. N Engl J Med. 2014; 370: 1091-100.

〈堀口　崇〉

| IV 脳出血 | V くも膜下出血 | VI リハビリテーション |

8 脳保護薬にはどのような臨床的な効果がありますか？

1. 脳虚血と神経細胞障害

　脳は極めて酸素消費の高い臓器であるとともに虚血・低酸素に最も脆弱な臓器の1つでもある．脳は体重の2％を占めるのみだが，全循環血液量の15％の血液供給と，全酸素消費量の20％を必要とする．脳のエネルギーはブドウ糖の好気的代謝に依存しており，絶えず酸素とブドウ糖の供給が必要とされる．そのために虚血・低酸素に対して脆弱であり，脳梗塞により脳血流が低下すると，ある閾値以下で脳に非可逆的な変化をきたす．この脳血流低下に関して，機能障害をきたす血流閾値と組織障害まできたす血流閾値とは異なることが局所脳虚血モデルで明らかにされてきた．Astrupらは脳血流量が約 15 mL/100 g/min 以下に低下すると脳の電気的機能が停止をきたし，約 10 mL/100 g/min 以下に低下すると細胞が直ちに脱分極して細胞外カリウム濃度が増大すると報告した 図1 [1]．

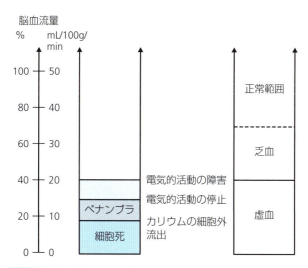

図1 血流閾値とペナンブラ
(Astrup J, et al. Stroke. 1977; 8: 51-7[1]より改変)

2. ペナンブラとは何か

この2つの血流閾値の間の部分は，ischemic coreと正常部との間にあたり，機能は停止しているものの可逆的であり，これをAstrupらはペナンブラ〔penumbra: 月食，日食などで，本影（umbra）周囲の少し明るい部分〕と名づけた[2]．ペナンブラにおいては細胞は不可逆的損傷にいたっておらず，何らかの治療手段によって細胞死から救済し得るとして，以後ペナンブラ救済が脳虚血研究の主要なテーマとなってきた．

3. 脳血流量低下と虚血持続時間が脳梗塞の組織障害を決定する

図1 に示された血流閾値は虚血開始後数時間までのデータであり，その値は時間経過とともに変動する．つまり脳虚血の病態における組織障害は虚血程度と持続時間の2つの座標軸で規定されることになる． 図2 は時間経過とともに脳梗塞が拡大し，救済可能なペナンブラ領域が減少してしてくる様子を示している[3]．そこで急性期脳梗塞治療の基本戦略となってくるのが血行再建療法と脳保護療法である．脳血流の低下を抑制して虚血自体を軽減して神経細胞を救命す

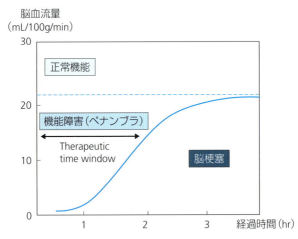

図2　脳血流と虚血時間に伴う脳梗塞とペナンブラ
（Jones TH, et al. J Neurosurg. 1981; 54: 773-82[3]より改変）

るのが rt-PA（アルテプラーゼ）などによる血行再建療法であり，虚血による障害を軽減して Therapeutic time window を延長して神経細胞の救命を拡大させるのが脳保護療法である．

4. 脳梗塞急性期の血栓溶解療法の有効性と安全性

　局所脳虚血実験モデルにおいて，虚血開始後 2〜3 時間以内に血流が再開すれば脳損傷が著明に改善するものの，その後の血流再開は治療効果がないばかりか，虚血再開後 2〜3 時間を過ぎてからの血流再開は，脳浮腫，出血性梗塞，梗塞巣増大などの障害が出現することが明らかにされてきた．これが再灌流障害であり，そこにフリーラジカルが関与するとされる．これらの結果を踏まえていくつかのプレ試験を経て NINDS rt-PA 試験が行われ，発症 3 時間以内の急性期脳梗塞に対する t-PA 0.9 mg/kg の静脈内投与は，t-PA 群で症候性頭蓋内出血が有意に高率だったものの（6.4％対 0.6％），3 か月後の臨床的転帰が改善していた．その後の ECASS Ⅰ，ECASS Ⅱなどを経て海外では 1996 年の米国を皮切りに t-PA 0.9 mg/kg の静脈内投与が認可された．ただし臨床試験での t-PA 群の症候性頭蓋内出血の頻度は 5〜10％で，プラセボ群の約 3〜10 倍であったことを銘記しておく必要がある．本邦においては，発症 3 時間以内の急性期脳梗塞に対して欧米の 2/3 の用量にあたる 0.6 mg/kg で実薬群のみに行われ（J-ACT），有効性と安全性において NINDS rt-PA 試験と同様の結果が得られたために 2005 年に保険適応となった．

　その後海外の臨床試験のメタ解析の結果から，発症後 4.5 時間以内の t-PA の良好な治療結果が示唆された．SITS-ISTR では，発症後 3〜4.5 時間群と 3 時間以内群における症候性頭蓋内出血や 3 か月後の死亡率に有意差を認めなかった．さらに ECASS Ⅲにおいて発症 4.5 時間までの症例における t-PA 群の有効性が確認された（しかしやはり症候性頭蓋内出血はプラセボ群 3.5％に対し実薬群 7.4％と有意に高かった）．これらの結果に基づいて欧米では 2009 年にガイドラインが改訂され，発症後 4.5 時間以内の t-PA 静注療法が推奨されることとなり，本邦でも 2012 年に保険適応となった．

5. t-PA 治療の問題点と課題

　t-PA（組織プラスミノーゲン・アクチベータ）はセリンプロテアーゼの一種で，

元来は中枢神経系を含め生体内に広く分布している．正常状態において t-PA は血管内皮細胞で産生され，プラスミノーゲンをプラスミンに活性化することで凝固系にブレーキをかけている．脳梗塞により脳血流が急速に低下すると血液凝固系が亢進し，それに対する生体の防御反応として t-PA は周辺の神経細胞やミクログリアからも放出されて，血栓溶解に向けて作用する．しかしこれら内因性 t-PA のみでは不十分であるために外部から大量の t-PA を治療薬として投与することでフィブリン血栓を溶解し，血行を再開させるというのが t-PA 療法である．

図2 に示されているように虚血性脳障害は虚血程度と持続時間によって決定されるが，この障害が一定の閾値を超えると血液脳関門（BBB）が破綻し，t-PA の血管外漏出を招く．t-PA は血管内に存在していれば血栓溶解薬として有用性が発揮できるが，一旦血管外に漏出した場合にはグルタミン酸による神経細胞障害を増悪させ，フリーラジカル反応を促進し，蛋白質分解酵素である MMP-9 を活性化して BBB を構成する脳血管構造単位（neurovascular unit: NVU）を破壊して脳出血や脳浮腫を誘発するという悪い作用を引き起こす[4]．

上述のように脳梗塞発症後の機能回復の有効性が証明され，その治療時間枠が 4.5 時間にまで延長された t-PA であるが，t-PA 投与時間が遅くなればなるほど合併症である症候性頭蓋内出血が起こりやすくなるために，少しでも早く t-PA を始めることが求められる．その適応基準は厳しく設定されており，実際の急性期脳梗塞患者のうち t-PA を受けることができるのは 5% にすぎない．したがって t-PA による血栓溶解療法を始めるまでいかに脳組織を保護し，t-PA 投与後の細胞毒性をいかに抑えるかに注目が集まっている．

6. 脳虚血の病態とフリーラジカルスカベンジャー

脳虚血ではグルコースと酸素の供給が失われ，ATP が枯渇する．続いて細胞膜の脱分極によりグルタミン酸が細胞外に放出される．大量に放出されたグルタミン酸は，細胞膜上の NMDA 受容体と結合して細胞内への持続的な Ca^{2+} 流入を惹起する．この Ca^{2+} 上昇が虚血による神経細胞死の本態と考えられており，それに引き続いて活性酸素の産生をきたし，ミトコンドリアストレスおよび小胞体ストレスを介して細胞死にいたるとされる 図3 [5]．一方，脳血流再開後も数日にわたって梗塞体積が拡大してくることは以前から知られていた．Hossmann はその機序として脳微小循環障害，ミトコンドリア損傷，脳浮腫の3つを挙げているが[6]，これらはいずれも活性酸素が深く関わっているとされる 図3．

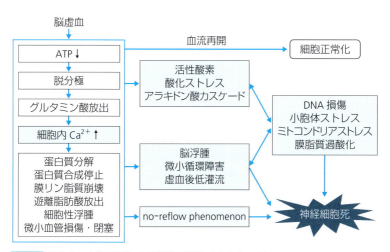

図3 脳虚血・血流再開による細胞死誘発のカスケード
（浅野孝雄. 血管医学. 2002; 3: 255-62[5]より改変）

　これまで動物実験において多数の抗酸化薬・フリーラジカルスカベンジャーの脳保護効果が示されてきた．この結果に基づき，諸外国や日本において様々な臨床試験が行われてきた．ebselen は第3相プラセボ対象二重盲検臨床試験にて発症後24時間以内の投与にて神経症状改善効果を認めたが，再度の第3相試験にて有意な神経症状改善を示すことができなかった．tirilazad は6つの臨床試験が行われたが，転帰増悪をもたらした．nicaraven は明確な有用性を示すことができなかった．多施設大規模臨床試験である SAINT I では t-PA と脳保護薬である NXY-059 の併用療法の効果が検討され，神経学的予後や症候性頭蓋内出血に効果を認めたが，その後の再現性試験（SAINT II）では無効だった．

7. 脳保護療法（エダラボン）の適応と臨床効果

　現在のところ，臨床的根拠に基づいて脳梗塞急性期の脳保護作用が期待される薬剤はエダラボンのみである．エダラボンは脂溶性のヒドロキシラジカルスカベンジャーで，脂質過酸化抑制，血管内皮細胞障害抑制，脳浮腫抑制，脳梗塞進展抑制，神経症候軽減などの作用を示す[7]．発症後72時間以内の脳梗塞急性期患者を対象に実施した，プラセボ対照の二重盲検群間比較試験において，エダラボン群は神経症候における改善を示した．このうち発症後24時間以内に投与を開始

した患者においては効果がより顕著であったため，発症後24時間以内の脳梗塞急性期患者の治療法として本邦で使用が認可された[8]．2009年ならびに2015年の脳卒中ガイドラインではグレードB（行うように勧められる）と記載されている．中国，インドでもその有効性が確認されて既に臨床現場で使用されており，欧州では第2相試験までが施行されている．

エダラボンの適応は，「脳梗塞発症後24時間以内に成人に1回30 mgを30分かけて1日朝夕2回点滴静注し，投与期間は14日以内」とされている．市販後調査において，重篤な腎機能障害の患者への投与にて致死的な経過をたどる症例が報告されており，重篤な腎機能障害の患者には投与禁忌とされ，腎機能障害・脱水・肝機能障害・心疾患・意識障害のある患者には慎重投与とされている．エダラボンは脳梗塞急性期の脳細胞死を軽減する効果があり，上述のNVUを一体として守る．その結果，エダラボンはt-PAと併用することで出血性合併症を軽減する可能性がある．当研究室の検討でも，ラットの局所脳虚血モデルにおいて，脳梗塞に対してt-PAで血行再建をするまでの間に，エダラボンを投与した群としなかった群を比較したところ，血栓溶解前にエダラボンを用いて脳保護療法を行ったグループでは，生存率の改善，梗塞体積縮小，および出血性合併症減少を認めると共に，組織レベルでもDNA過酸化，蛋白質過酸化，脂質過酸化が抑制されており，結果としてTherapeutic time windowの延長効果が認められた[9]．当研究室の山下によれば，t-PA投与後の再灌流障害によって生じたBBB破綻が，脳保護薬エダラボンの併用により維持されていたために出血梗塞抑制効果を発揮できたのではないかと推定されている[4]．

臨床研究においては，急性期脳梗塞発症3時間以内のt-PA投与において，エダラボン投与の効果の可能性がこれまで指摘されていたが[10,11]，発症3〜4.5時間においてもエダラボン投与における再開通率改善や症候性頭蓋内出血の減少の可能性があらたに示唆された[12]．一方脳卒中データバンク2015によると，神経症状の改善度はt-PA投与群およびエダラボン投与群で非投与群より高かったが，t-PA単独群とエダラボン併用群の比較では有意差がなかった．出血性合併症の頻度や再開通率についてもt-PA単独群と比べてエダラボン併用群では有意差を認めなかった．ただしt-PAに先行してエダラボンを投与した場合には，再開通率が向上していた　図4　．これらの結果の解釈について，再開通や出血性梗塞についての評価時期の記載がないために，治療の影響を正確に判定できていない可能性が考えられた[13]．エダラボンの臨床効果については多施設共同前向き研究であるYAMATO studyが200例を目標に症例登録が進んでおり，その成果が期

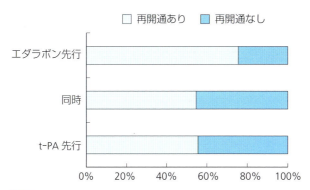

図4 t-PA・エダラボン併用療法におけるエダラボン投与タイミング別の再開通率（佐々木久里, 他. In: 小林祥泰, 他編. 脳卒中データバンク 2015. 中山書店; 2015[13]より改変）

待されている[14].

Pearls

エダラボンは t-PA 開始前がよい？

エダラボンは血管内皮障害や脳細胞障害をもたらすフリーラジカルから脳組織を守るため，t-PA 投与前あるいは t-PA 投与と同時にエダラボンを投与しておいたほうが再開通率，出血性合併症，その後の神経学的症候の転帰に効果がある可能性がある．特定使用成績調査（PROTECT 4.5）では，t-PA 投与前あるいは同時にエダラボンを開始した群は t-PA 終了後にエダラボンを開始した群に比べて臨床的転帰や症候性頭蓋内出血が減少する可能性が示唆された．上述の YAMATO study でも t-PA 投与前あるいは当時にエダラボンを投与することで再開通率が上がるかについての検証試験が進んでいる．

文献

[1] Astrup J, Symon L, Branston NM, et al. Cortical evoked potential and extracellular K^+ and H^+ at critical levels of brain ischemia. Stroke. 1977; 8: 51-7.
[2] Astrup J, Siesjo BK, Symon L. Thresholds in cerebral ischemia-the ischemic penumbra. Stroke. 1981; 12: 723-5.
[3] Jones TH, Morawetz RB, Crowell RM, et al. Thresholds of focal cerebral ischemia in awake monkeys. J Neurosurg. 1981; 54: 773-82.
[4] Yamashita T, Kamiya T, Deguchi K, et al. Dissociation and protection of the neurovas-

cular unit after thrombolysis and reperfusion in ischemic rat brain. J Cereb Blood Flow Metab. 2009; 29: 715-25.
5) 浅野孝雄. 脳虚血とフリーラジカル. 血管医学. 2002; 3: 255-62.
6) Hossmann KA, Sakaki S, Zimmerman V. Cation activities in reversible ischemia of the cat brain. Stroke. 1977; 8: 77-81.
7) Abe K, Yuki S, Kogure K. Strong attenuation of ischemic and postischemic brain edema in rats by a novel free radical scavenger. Stroke. 1988; 19: 480-5.
8) Edaravone Acute Infarction Study Group, Effect of a novel free radical scavenger, edaravone (MCI-186), on acute brain infarction. Randomized, placebo-controlled, double-blind study at multicenters. Cerebrovasc Dis. 2003; 15: 222-9.
9) Zhang W, Sato K, Hayashi T, et al. Extension of ischemic therapeutic time window by a free radical scavenger, edaravone, reperfused with tPA in rat brain. Neurol Res. 2004; 26: 342-8.
10) Kono S, Deguchi K, Morimoto N, et al. Tissue plasminogen activator thrombolytic therapy for acute ischemic stroke in 4 hospital groups in Japan. J Stroke Cerebrovasc Dis. 2013; 22: 190-6.
11) Kimura K, Aoki J, Sakamoto Y, et al. Administration of edaravone, a free radical scavenger, during t-PA infusion can enhance early recanalization in acute stroke patients--a preliminary study. J Neurol Sci. 2012; 313: 132-6.
12) Morihara R, Kono S, Sato K, et al. Thrombolysis with Low-Dose Tissue Plasminogen Activator 3-4.5 h After Acute Ischemic Stroke in Five Hospital Groups in Japan. Transl Stroke Res. 2016; 7: 111-9.
13) 佐々木久里, 及川明博. t-PA静注と脳保護薬（エダラボン）併用療法. In: 小林祥泰, 他編. 脳卒中データバンク 2015. 東京: 中山書店; 2015.
14) YAMATO study. http://www.nms.ac.jp/yamato/ (2016年2月アクセス)

〈森原隆太　山下　徹　阿部康二〉

IV 脳出血　　　V くも膜下出血　　　VI リハビリテーション

9 境界領域梗塞の病態はどのように考えられているのですか？

1. 境界領域梗塞とは

境界領域梗塞（または分水嶺梗塞: border zone infarcts あるいは watershed infarcts）は，脳梗塞をその部位から分類した場合の一型であり，大きな動脈間の境界領域で血管吻合が発達していない部位に起こる梗塞である❶❷．境界領域梗塞は全脳梗塞のうち約10％を占めるとされ❷，大脳半球では皮質境界領域（cortical watershed）と内側境界領域（internal watershed）に生じ，また小脳半球にも各小脳動脈の境界に梗塞を生じうる．皮質境界領域梗塞とは，前大脳動脈（ACA）と中大脳動脈（MCA）の境界，またはMCAと後大脳動脈（PCA）の境界の皮質領域に生じる梗塞で，内側境界領域梗塞は，MCAの深部動脈と表在動脈の境界に起こることが多く，側脳室やや上方の白質に梗塞を生じる 図1 図2 ．境界領域梗塞は，MRI等の画像診断によってその部位を特定することで診断を下すが，その背後にある原因疾患はさまざまである．

2. 境界領域梗塞の原因疾患

境界領域梗塞は，心停止やショック状態等の循環不全，そして頸動脈や頭蓋内主幹動脈の狭窄・閉塞病変によって発症するが，その機序に関してはさまざまな意見がある．本稿ではその機序について各々の理論を提示し，その解説を行っていく．

3. 境界領域梗塞の機序1: 血行力学的機序

血行力学的機序とは，脳への灌流圧の低下により動脈支配領域の末梢である境界領域の血流がうっ滞したために血管閉塞が生じるという理論である❸．低灌流の原因としては，頸動脈や頭蓋内主幹血管の狭窄・閉塞病変や全身の動脈圧低下等が挙げられる．

頸動脈病変を有する症例での境界領域梗塞では，従来から血行力学的機序と後述する塞栓性機序の2つが影響していると考えられていたが，近年の報告では境

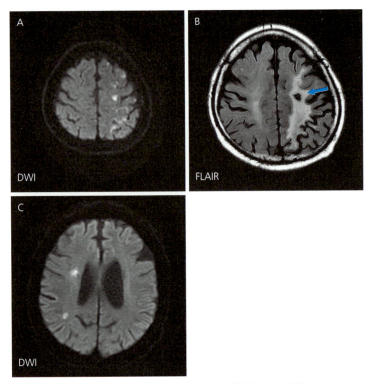

**図1 内頸動脈起始部狭窄症例における境界領域梗塞のMR画像
（A, Bは右側，Cは左側狭窄）**

A: 皮質境界領域梗塞，B: 内側境界領域梗塞（半卵円中心レベル），C: 内側境界領域梗塞（放線冠レベル）を示す．AとCは塞栓性の機序が疑われるが，Bは慢性的な低灌流による広範な白質病変を呈している．しかしBでの空洞化した部位（矢印）に関しては塞栓性の機序も考えられる．

界領域の部位によってもその機序に差異が認められている．内頸動脈（ICA）病変を有する患者を対象にした研究では，内側境界領域梗塞は皮質境界領域梗塞より血行力学的機序の影響を受けやすく，特に半卵円中心部に数珠上に連なった内側境界領域梗塞は放線冠レベルでの内側境界領域梗塞よりこの機序が重要と報告されている❶．片側の頭蓋内外主幹動脈に狭窄・閉塞病変を持つ境界領域梗塞患者を対象にアセタゾラミド負荷脳血流検査を施行した研究では，半卵円中心部位での内側境界領域梗塞症例において脳血管予備能が低下しており，この部位の梗塞が血行力学的機序を介して発症すると報告されている❹．このような部位に

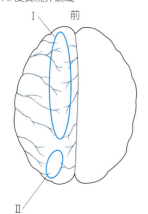
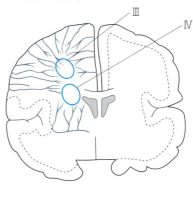

図2 境界領域における血管分布
Aは皮質境界領域（Ⅰ：前方，Ⅱ：後方），Bは内側境界領域（Ⅲ：半卵円中心レベル，Ⅳ：放線冠レベル）を示す．（BはMoriwaki H, et al. J Nucl Med. 1997; 38: 1556-62[4]より改変）

　血行力学的要素で梗塞が生じる機序としては，内側境界領域が各穿通枝動脈により灌流される最遠位部にあたるため，そこまでの距離と血管径の問題から灌流圧が皮質領域より低くなるからであると考えられている　図2 [1]．一方で皮質境界領域梗塞の一部にも血行力学的機序が働いている可能性がある．特にACAとMCAの境界である前方皮質境界領域梗塞は，共通のICAからの血流供給を受けるACA・MCAの末梢にあたり，血行力学的に後方皮質境界領域より脆弱であると考えられる[1]．

　心臓手術のような全身の動脈血圧が極度に低下する場合にも境界領域梗塞が生じることもわかっており，血行力学的機序が関与していることを示唆している．Chavesら[3]の報告によると，このような全身血圧低下での境界領域梗塞においては，収縮期血圧は0（心停止）～70 mmHg程度であったとしている．また全身血圧の低下により生じる境界領域梗塞が片側性の場合もあるが，そのような症例ではもともと頭蓋内外血管の狭窄を有していることが多い．

4. 境界領域梗塞の機序2：塞栓性機序

　頸動脈狭窄症等では，微小塞栓が遠位部の小血管を閉塞し，境界領域梗塞を生

じるという機序が従来から考えられていた（動脈原性塞栓症）．しかし，低灌流になりやすい血管遠位部において血流うっ滞の結果として in situ に形成された血栓と，塞栓性の血栓の外見は近似しており，それらを病理学的に見分けることは困難であった[2][3]．しかし，境界領域梗塞を生じた頸動脈狭窄患者において経頭蓋超音波ドップラー（TCD）検査を施行すると微小栓子シグナル（MES）が確認されること[5]や，コレステロール結晶や腫瘍塞栓によっても境界領域梗塞が生じること[2]は，塞栓性機序が関与していることを示している．

　一般的に塞栓子は，そのサイズが通過することができる血管径の最遠位部まで流れていくが，脳表在の動脈から鋭角に曲がり脳深部まで達する分枝にまでは流れないため，塞栓性機序は皮質境界領域梗塞に多いとされている[2]．当教室の塚田らもマウスの頸動脈からサイズの変化しない人工的粒子（microsphere）を注入する基礎実験を行い，その分布は粒子の直径に依存し，皮質境界領域の血管径に近似した 24 μm の粒子が皮質血管領域に分布しやすいことを報告した[6]．これは，皮質境界領域梗塞の原因として塞栓性機序が関与していることを直接的に示した報告であると考えられる．しかしながら，Moustafa らは内側境界領域梗塞にも塞栓性機序が関与していると報告しており[5]，この点に関しては今後のさらなる検討が必要である．

5. 境界領域梗塞の機序 3: 洗い出し理論 〜血行力学的要素と塞栓症的機序の融合〜

　1998 年に Caplan らは，境界領域梗塞の原因として，血行力学的機序と塞栓性機序の各々を独立して考えるのではなく，双方の機序が互いに関与しているという理論を提唱した[7]．すなわち，狭窄を有した動脈の灌流領域では血行力学的に低灌流となるため，末梢に到達した塞栓子を洗い出す（washout）ことができず，clearance が悪いために梗塞を生じるというものである．

　Caplan らは，血行力学的低灌流のみでは一過性または軽度の症状をきたすだけで，大きな梗塞は生じないとしている．すなわち心停止等による全身の低灌流が 10〜15 分持続しても大梗塞を生じることは稀であり，頸動脈内膜剥離術中の 15〜30 分の頸動脈遮断や頸動脈解離による閉塞においても一過性の眼・半球症状を呈するのみのことが多いからである[8]．一方塞栓症では，突然に血管の閉塞が生じるため側副血行路が生じにくく，この機序のみでも梗塞が生じやすいが，低灌流状態が加わるとさらに梗塞が発症しやすいとしている．この理論の根拠としては，もやもや病で片側のみバイパス手術を施行した症例において，脳血管造

影後の無症候性小梗塞がバイパス手術を施行していない低灌流状態の半球に多く認められることや，半側の脳静脈洞血栓症でその半球が低灌流に陥っていると考えられる症例において，心房細動や卵円孔開存からの塞栓子による梗塞が静脈洞血栓症と同側に生じやすいということが挙げられる[8]．大動脈や心臓由来の塞栓子であれば両側に同じ確率で塞栓性梗塞が生じると考えられるので，片側に偏って塞栓性梗塞が認められるには washout の障害も同時に想定することも必要であろう．一方 Moustafa らは，頸動脈狭窄症を対象とした研究において，血行力学的要素と塞栓症的機序の両者が必ずしも揃わなくても内側境界領域梗塞を生じ得るとしており，さまざま議論があるのが現状である（皮質境界領域梗塞に関してはサンプル数が少なく評価不能であった）[5]．

血行力学的機序，塞栓症的機序，そして双方の機序が関与した洗い出し機序は，それぞれが境界領域梗塞を説明しうる理論として十分納得が可能であるが，どの機序が優位に関与するかについては，個々の症例における狭窄度やプラーク等の性状，側副血行路の発達の具合によって規定されると考えられる．

6. 各機序における治療法の選択

境界領域梗塞の発症機序を想定することは，治療の選択において非常に重要である．血行力学的機序に対しては，補液や過度の降圧の回避，狭窄病変の解除やバイパス術の施行等が選択され，塞栓性機序に対しては，塞栓源に対する抗血小板薬・抗凝固薬の投与，プラーク安定化を狙ったスタチン製剤の投与，狭窄部位への対処〔頸動脈ステント留置術（CAS）や頸動脈内膜剥離術（CEA）〕等が挙げられる．

まとめ

内側境界領域梗塞の発症には血行力学的機序の関与が大きく，一方皮質境界領域梗塞では血行力学的機序と塞栓性機序のどちらも原因となりうる．また頸動脈狭窄症等の主幹動脈病変を有する場合には，双方の機序が互いに影響して境界領域梗塞を生じる洗い出し理論も提唱されている．境界領域梗塞では背後の機序を確かめるための各種検査を施行し，それに基づいた治療を行うことが肝要である．

Pearls

　上述のように，境界領域梗塞においてその機序を推定することは治療の選択の観点から非常に重要であるが，発症早期にすべての検査（TCD による MES の検出や，脳血流量の評価）を施行することが困難な場合も多い．また脳循環予備能を評価するアセタゾラミド負荷の脳血流検査は，梗塞部位での虚血をさらに悪化させる可能性があり，急性期には避けるべきである．したがって実際の臨床の場では，血行力学的機序と塞栓性機序の双方を想定して治療にあたることになるが，その際に MRA での信号強度が血行力学的機序と相関する可能性があることは重要なポイントである．Hirooka らは，time of flight 法で撮像された MRA の信号強度は脳循環予備能と比例すると報告しており[9]，MRA での狭窄病変以遠の血管における信号強度の低下は血行力学的機序の関与の可能性があることを示唆している．MRA はほとんどの症例で撮像されると考えられ，機序診断に際して積極的に利用していくことが望まれる．

文献

[1] Momjian-Mayor I, Baron JC. The pathophysiology of watershed infarction in internal carotid artery disease: review of cerebral perfusion studies. Stroke. 2005; 36 (3): 567-77.
[2] Torvik A. The pathogenesis of watershed infarcts in the brain. Stroke. 1984; 15 (2): 221-3.
[3] Chaves CJ, Silver B, Schlaug G, et al. Diffusion- and perfusion-weighted MRI patterns in borderzone infarcts. Stroke. 2000; 31 (5): 1090-6.
[4] Moriwaki H, Matsumoto M, Hashikawa K, et al. Hemodynamic aspect of cerebral watershed infarction: assessment of perfusion reserve using iodine-123-iodoamphetamine SPECT. J Nucl Med. 1997; 38 (10): 1556-62.
[5] Moustafa RR, Izquierdo-Garcia D, Jones PS, et al. Watershed infarcts in transient ischemic attack/minor stroke with>or=50% carotid stenosis: hemodynamic or embolic? Stroke. 2010; 41 (7): 1410-6.
[6] 塚田直己, 勝又雅裕, 大木宏一, 他．Microsphere 注入脳塞栓モデルにおける塞栓子径と分布の検討［会議録］. 脳循環代謝. 2014; 26 (1): 226.
[7] Caplan LR, Hennerici M. Impaired clearance of emboli (washout) is an important link between hypoperfusion, embolism, and ischemic stroke. Arch Neurol. 1998; 55 (11): 1475-82.
[8] Caplan LR, Wong KS, Gao S, et al. Is hypoperfusion an important cause of strokes? If so, how? Cerebrovasc Dis. 2006; 21 (3): 145-53.
[9] Hirooka R, Ogasawara K, Inoue T, et al. Simple assessment of cerebral hemodynamics using single-slab 3D time-of-flight MR angiography in patients with cervical internal carotid artery steno-occlusive diseases: comparison with quantitative perfusion single-photon emission CT. AJNR Am J Neuroradiol. 2009; 30 (3): 559-63.

〈大木宏一〉

10 頭蓋内・外の脳動脈解離はどのように診断・治療すればいいでしょうか？

1. 脳動脈解離とは

　画像診断の発達により，脳動脈解離と診断される例が増え，くも膜下出血のみでなく，虚血性脳血管障害の原因としても少なくないことが知られるようになった．また，頭痛のみや無症候で偶然見つかる例も増えている．

　脳動脈解離とは，何らかの原因により頭蓋内または頭蓋外の動脈に内膜損傷が生じ，動脈壁内に出血し壁が剝がれた状態である．その結果，動脈壁が外方に向かって膨隆し瘤を形成，破裂するとくも膜下出血となり，内腔に向かって膨隆し血管を狭窄または閉塞させると脳梗塞，一過性脳虚血発作といった虚血性脳血管障害を発症する．

　成因からは，外傷性，医原性，特発性に分けられる．外傷性は，交通事故，スポーツなど明らかな外傷により生じるものである．最近ではスノーボード事故によるものが多い．医原性では，脳血管造影やカテーテル操作により動脈の内膜を傷つけることにより生じる．特発性と考えられる場合でも，詳しく病歴を聴取してみると，運動や頸部の回旋・圧迫などの軽微な外傷を契機とする場合がしばしばあるが，その場合も特発性と呼ばれることが多い．

　罹患動脈により，頭蓋外と頭蓋内に分けられ，さらにそれぞれが内頸動脈系と椎骨脳底動脈系に分類される．欧米では頭蓋外内頸動脈解離の頻度が最も高いが，わが国では頭蓋内椎骨動脈解離の頻度が圧倒的に高い．

2. 脳動脈解離の症状

　発症様式からは，出血性発症，虚血性発症，頭痛発症，解離腔による圧迫症状，無症候，に分けられる．

　出血性発症では，くも膜下出血をきたし，動脈瘤破裂による一般のくも膜下出血と同様に頭痛，意識障害などを呈する．解離による頭痛とくも膜下出血による頭痛を鑑別することは困難である．

　虚血性発症では，多くは完成型脳梗塞となるが，一過性脳虚血発作を呈することもある．症状は解離動脈の支配領域に一致した虚血症状を呈する．内頸動脈系

では，片麻痺，感覚障害，構音障害，失語症などの高次機能障害，などを，椎骨脳底動脈系では，片麻痺，感覚障害，構音障害の他にめまい，失調，複視，半盲，などを呈する．虚血の発症機序としては，解離部で形成された血栓による遠位部への塞栓性機序と，狭窄や閉塞に伴う血行力学な機序があるが，頭蓋外動脈解離では前者が多く，頭蓋内動脈解離では後者が多い．

頭痛発症（虚血や出血を認めない）の割合は，椎骨脳底動脈系の解離のうち約1/3を占め，決して少なくない．突然の激しい頭痛や頸部痛は動脈解離の大きな特徴の一つである．解離による頭痛・頸部痛の頻度は，50～80％と報告されている．一般に内頸動脈系の場合は前頭部痛や前額部痛を，椎骨脳底動脈系の場合は後頭部痛や項部痛を呈する．持続は，数日～2週間程度のことが多い．これらの痛みは出血や虚血とほぼ同時または数分～数日先行して出現するが，なかに数週間先行することもある．

解離腔による圧迫症状は，頭蓋外（頸部）内頸動脈解離に多く，血管の拡張により下部脳神経（第Ⅸ，Ⅹ，Ⅺ，Ⅻ神経）を圧迫して脳神経症候が出現することがある．内頸動脈解離では，内頸動脈壁を交感神経線維が走行しており，Horner症候群を呈することがある．頭蓋内椎骨動脈解離では，延髄にある心臓・血管運動調節の中枢であるRVLM（rostral ventrolateral medulla）を圧迫し，難治性の高血圧を呈することがある．

3. 脳動脈解離の診断

脳動脈解離の診断に画像検査は必須であり，その形態変化である偽腔，解離内膜，血管外径の拡張などを捉えることが重要である．現在は従来の脳血管造影に加え，MRI，CTなど非侵襲的な検査が可能となっている．ただし，脳動脈解離の画像所見は発症時期のみならず病変の形態など様々な因子によって変化するため，各モダリティの特性のみならず，これらの因子を理解した診断が必要となる．循環器病委託研究班による画像診断を含めた脳動脈解離診断基準を示す 表1 ．

1 脳血管造影

直接所見とされる「double lumen」または「intimal flap」を証明できれば確診といえる 図1 が，その頻度は比較的低い．間接所見である「pearl and string sign」も重要所見とされる 図2 ．「pearl and string sign」は，動脈瘤

表 1 脳動脈解離の診断基準

Ⅰ．動脈内腔の所見
①脳血管造影にて intimal flap または double lumen いずれかの所見を認める．
②CTA の断層像において intimal flap または double lumen を認める．
③MRI の T1 強調画像において壁内血腫を示唆する高信号を認める．
④脳血管造影にて動脈解離が示唆される所見 (dilatation and stenosis, retention of the contrast media, string sign, pearl sign, tapered occlusion) を認める．
⑤MRA，CTA において dilatation and stenosis を認める．
⑥MRI，MRA，造影 volume T1WI の断層像において intimal flap または double lumen を認める．
⑦血管造影，MRA，CTA において動脈本幹の紡錘状拡張所見を認める．

Ⅱ．動脈外観の所見
造影 volume T1WI あるいは BPAS，3D-T2WI で動脈外観に紡錘状拡張を認める．

Ⅲ．経過観察における画像所見の変化
経過観察の画像において，①あるいは②の所見に明らかな変化（改善，増悪）を認める．

Ⅳ．手術および病理所見
①手術時の観察で動脈解離を認める．
②摘出標本または剖検により病理学的に脳動脈解離を認める．

【解離確実】
以下の 3 つのいずれかに該当するもの
・上記Ⅰ①〜③のいずれかを満たす．
・上記Ⅲを満たし，解離以外の原因が否定される．
・上記Ⅳ①あるいは②を満たす．

【解離強疑】
以下の 3 つのいずれかに該当するもの
・上記Ⅰ④あるいは⑤のいずれかを満たす．
・上記Ⅰ⑥及びⅡを満たす．
・動脈に狭窄，閉塞所見があり，Ⅱを満たす場合

【解離可能性あり】
・上記Ⅰ⑥，⑦，あるいはⅡを満たす．

（峰松一夫，編．脳動脈解離診療の手引き．循環器病研究委託費 18 公-5 脳血管解離の病態と治療法の開発．国立循環器病センター; 2009[1] より）

様に拡張した血管とその近位部または遠位部が狭窄を呈しているもので，動脈解離に比較的特異的と考えられている．先細りの閉塞所見を反映した「tapered occlusion」や，造影剤が偽腔にしばらくとどまる「retention of the contrast media」図 3 も動脈解離を示唆する所見とされる．かつては脳動脈解離の診断における golden standard であったが，侵襲性が高く繰り返しの検査を行いがたいという欠点があり，診断に必要な経時的変化の評価に適するとは言い難い．

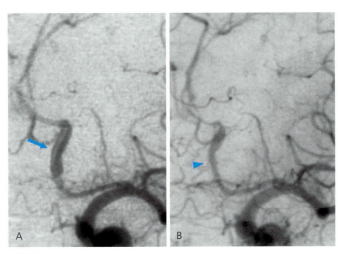

図1 左前大脳動脈解離の脳血管造影
A: 左前大脳動脈 A2 の拡張と intimal flap を認める（矢印）．
B: 1 か月後の脳血管造影では，intimal flap は明らかでなく，拡張性病変の改善（矢頭）がみられる．

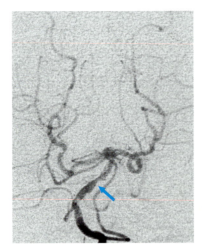

図2 左椎骨～脳底動脈解離の脳血管造影
Pearl and string sign を認める．

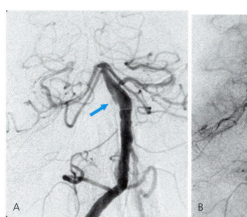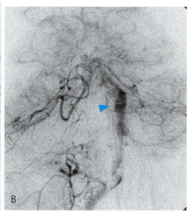

図3 脳底動脈解離の脳血管造影
A: 動脈相において, double lumen を認める. B: 静脈相においても脳底動脈に造影剤の貯留がみられ,「retention of the contrast media」の所見である.

2 MRI・MRA

　侵襲性の点と, 血管外径の評価ができる点は脳血管造影よりも優れている. MRI で重要とされる所見は, 偽腔内の血腫である「intramural hematoma」の証明である.「intramural hematoma」は T1 強調画像において, 血管内腔に突出する三日月, 円形または全周性の異常信号域として描出されるため,「crescent sign」と呼ばれる. 一般には, 発症数日から 2 か月程度の間高信号となるが, 偽腔の閉塞状況により, 2 週間以上の経過でも高信号とならなかったり, 数か月以上も高信号が持続することもある 図4 .

　「intimal flap」は真腔と偽腔を境する隔壁であり, T2 強調画像や MRA の元画像で隔壁様構造を評価することが可能であるが, これらのシークエンスは血流の artifact が類似した所見を呈することが多く, 注意を要する. VISTA(volume isotropic turbo-spin-echo acquisition) は, 血流 artifact を抑制し, black blood 効果を得ることが可能な 3D シークエンスであり,「intimal flap」以外にも「intramural hematoma」,「血管外径の拡大」,「血管壁の異常造影効果」など様々な所見を捉えることが可能である.

　MRA では, 脳血管造影とほぼ同様の所見を呈する. BPAS (basi-parallel anatomical scanning) を用いると椎骨・脳底動脈の外観をとらえることができ, MRA と比較することによって診断精度が向上する 図5 . ただ, 脳脊髄液に接

III 脳梗塞・一過性脳虚血発作

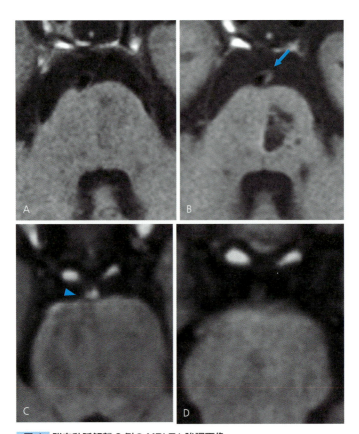

図4 脳底動脈解離2例のMRI T1強調画像
A: 第10病日. 脳底動脈内の高信号は明らかでない.
B: Aと同一症例の第30病日. 脳底動脈内に三日月状の高信号（矢印）を認める.
C: 第9病日. 脳底動脈内に半月状の高信号（矢頭）を認める.
D: Cと同一症例の第66病日. 動脈内の高信号は等信号となっている.

していない病変や前後方向に膨隆した病変の評価は困難であることを知っておく必要がある．

3 3D-CTA

近年の multi-detector CT の発達により，短時間で頭蓋内外の広範囲の血管評価が可能であり，3D-CTA は脳動脈解離のスクリーニング，診断に有用なモダリ

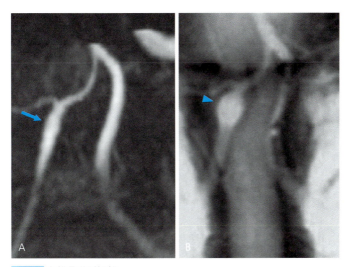

図5 左椎骨動脈解離
A: TOF (time of flight)-MRA. 左椎骨動脈は軽度拡張してみえる（矢印）．
B: BPAS (basi-parallel anatomical scanning) 画像．椎骨動脈の外観をとらえることができ，MRAの画像よりも実際にはさらに拡張（矢頭）しているのがわかる．

ティとなっている．MRI/A と比較して，コントラスト分解能に劣るものの，動脈瘤や狭窄などによる遅い血流や乱流による artifact を受けにくく，遅い血流であっても明瞭に描出可能である．動脈解離の画像診断においては，感度，特異度とも MRI/A と同等とされる．

4 超音波検査

　頭蓋外内頸動脈解離や総頸動脈解離では頸部血管エコーが有用である．また，リアルタイムに動的に観察できるため，真腔と偽腔の血流方向・パターンや intimal flap の動きを観察できる．しかしながら，わが国では頭蓋外内頸動脈解離の頻度が低く，また日本人は内頸動脈分岐部の位置が高い上に解離の好発部位はさらにその数 cm 上方であるため評価困難なことが多い．最大の問題点は検者の技量に影響され，客観性が低くなることである．

5 画像所見の変化

　発症から短期間のうちに血管画像所見がダイナミックに変化することは脳動

脈解離の大きな特徴の一つである．解離の進展や壁内血腫の増大と吸収，瘤内血液の血栓化などが関与している．一般に1〜2週以内には狭窄の進行，瘤の増大など悪化所見がみられ，それ以降は狭窄・閉塞の改善，瘤の縮小がみられることが多いとされるが，逆のパターンや，最初から増悪または改善が一相性に進むこともある．

したがって，脳動脈解離発症後1か月程度は，症状に変化がなくとも1週間おきくらいには血管評価を行うことが望ましい．症状に変化，とくに悪化がある場合にはさらに頻回に行う必要がある．

4. 脳動脈解離の治療

2015年に改訂された「脳卒中治療ガイドライン2015」では，脳動脈解離は，大項目「Ⅵ．その他の脳血管障害」の中で，「1-1 頭蓋内・外動脈解離の内科的治療」「1-2 頭蓋内・外動脈解離の外科的治療」として述べられている．一般に虚血性発症では抗血栓療法を中心とした内科的治療が，出血性発症では外科的治療（直達手術または血管内治療）が選択される．

1 内科的治療

出血性発症，虚血性発症いずれにおいても，まず一般の脳卒中急性期に準じて安静，補液を行う．重要なのは血圧管理である．血圧上昇は，解離の進展や再出血の危険性を増大させる反面，過度の降圧は脳血流を低下させる可能性があり，症例毎に適切な血圧管理が必要となる．

①頭蓋外動脈解離における抗血栓療法

頭蓋外の動脈解離は，解離が頭蓋内に進展しない限り，ほとんどが虚血性発症である．頭蓋外動脈解離による虚血性脳血管障害の発症機序は，多くが解離部で形成された血栓による動脈原性塞栓症である．欧米では頭蓋外内頸動脈解離が最も頻度の高い脳動脈解離であり，古くから抗血栓療法の有効性が示唆されているが，これまでにRCT（randomized controlled trial）は行われていない．実際には，抗凝固療法が行われることが多いが，抗血小板療法より優れているというエビデンスはない．

「脳卒中治療ガイドライン2015」では，「虚血症状を発症した頭蓋外動脈解離では，急性期に抗血栓療法（抗凝固療法または抗血小板療法）を考慮する（グレードC1）」と記載され，その継続期間は3〜6か月間とされ，それまでは3か月毎

に画像評価を行う．

② 頭蓋内動脈解離における抗血栓療法

　頭蓋内動脈解離は，頭蓋外動脈解離と異なり，虚血の発症機序としては，血行力学的機序が主と考えられている．虚血性発症の頭蓋内動脈解離についてもRCTはない．

　「脳卒中治療ガイドライン2015」では，「虚血症状の頭蓋内動脈解離でも急性期に抗血栓療法（抗凝固療法または抗血小板療法）を考慮してもよい（グレードC1）．しかし，解離部に瘤形成が明らかな場合にはくも膜下出血発症の危険性があり，抗血栓療法は勧められない（グレードC2）」と記載されている．

　これまでの報告では虚血性発症の多くの例で抗血栓療法が行われており，その場合も比較的予後は良いとされている．一応現時点では少なくとも動脈の拡張性変化を認めた場合は抗血栓療法は避けるべきである．抗血栓療法の継続期間は頭蓋外と同様に3～6か月間とされる．まずは3か月後に画像評価を行い，そこで抗血栓療法を継続するか否か検討し，異常が残存していればさらに3か月後に画像評価を行う．

③ 血栓溶解療法

　発症4.5時間以内の脳梗塞に対しては，rt-PA（recombinant tissue-type plasminogen activator）静注療法が行われる．虚血発症の脳動脈解離もこの治療法の候補となりうる．しかし，この時間内に解離か否か診断することは困難である．脳動脈解離による脳梗塞にrt-PA静注療法が有効かどうかは不明である．解離の進行や，くも膜下出血の誘発などの可能性が考えられるが，欧米での後ろ向きの検討では，一般の脳梗塞と比べて転帰は変わらないとされる．

　「脳卒中治療ガイドライン2015」では，新たに血栓溶解療法に言及しており，「虚血発症の脳動脈解離症例における血栓溶解療法は考慮しても良いが，十分な科学的根拠はなく，慎重に症例を選択する必要がある（グレードC1）」と記載されている．ただ前述のように，欧米では頭蓋外内頸動脈解離が圧倒的に多く，頭蓋内解離が多いわが国にあてはめることはできない．現時点では，rt-PA投与前に解離と診断されたら，rt-PA静注療法は避けるべきと思われる．

2 外科的治療

　くも膜下出血で発症した頭蓋内動脈解離には外科的治療が行われる．虚血性発症であっても狭窄の程度などで外科的治療が選択される場合がある．

　「脳卒中治療ガイドライン2015」では，「1．出血性脳動脈解離では，発症後再

出血をきたすことが多く早期の診断および治療が望ましい（グレードC1）．外科的治療が選択された場合には，出血後24時間以内の早期施行が望ましい（グレードC1）．2．非出血性脳動脈解離では，自然歴が不明であり保存的治療が選択されることが多いが，その場合MRIもしくは血管撮影などによる経時的観察を行うことが望ましい（グレードC1）」と記載されている．

また，直達手術と血管内治療については，「3．外科的治療としては直達手術と血管内治療があり，それぞれ利点および欠点があり，その適応は症例毎に検討する（グレードC1）」と記載されている．直達手術は血行再建が必要な場合には有用であるが，血管内治療は低侵襲でより早期に治療開始が可能であり，外科的治療法として選択されることが多い．再出血予防の観点から，病変部トラッピング術が行われることが望ましいが，困難な場合には親動脈近位部閉塞術を考慮する．

トラッピングの方法には，直達手術と血管内手術がある．直達手術では遠位部のクリッピングが技術的に困難であり，周囲を傷つける可能性が高いという理由で，最近は血管内手術により拡張部を含めて親動脈を閉塞するinternal trappingを行う報告も多い．

いずれにしろこれら外科的治療法については，動脈解離の部位，とくに分枝との位置関係，瘤の性状などをもとに症例により選択されている．

pearls

大動脈解離

急性大動脈解離の6〜32％に脳梗塞が合併する．解離腔が頸動脈に波及して発症する　図6　．背部痛があれば診断は難しくないが，背部痛がない例にしばしば遭遇する．解離の進展を考えると右総頸動脈が解離することが多く，したがって左片麻痺が多い．頸動脈洞反射による徐脈や，症状が動揺することも特徴である．これらの症候を呈している場合は大動脈解離を常に念頭に置いておく必要がある．「脳卒中治療ガイドライン2015」では，「大動脈解離を合併する脳梗塞では，アルテプラーゼ静注療法は行わないよう勧められる（グレードD）」と記載されている．

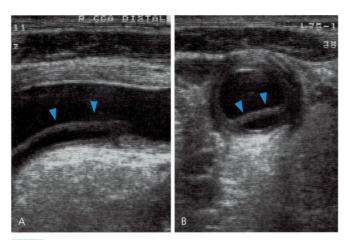

図6 大動脈解離患者の総頸動脈エコー
A: 長軸像. B: 短軸像. いずれにおいても intimal flap（矢頭）が明瞭に映し出されている.

文献

1. 峰松一夫, 編. 脳動脈解離診療の手引き. 循環器病研究委託費18公-5脳血管解離の病態と治療法の開発. 大阪: 国立循環器病センター; 2009.
2. 日本脳卒中学会 脳卒中合同ガイドライン委員会, 編. 頭蓋内・外脳動脈解離. 脳卒中治療ガイドライン2015. 東京: 協和企画; 2015. p.240-4.
3. 山脇健盛. 頭蓋内・外の動脈解離. In: 辻 省次, 他編. アクチュアル脳神経疾患の臨床 脳血管障害の治療最前線. 東京: 中山書店; 2014. p.171-80.
4. Debette S, Compter A, Labeyrie MA, et al. Epidemiology, pathophysiology, diagnosis, and management of intracranial artery dissection. Lancet Neurol. 2015; 14: 640-54.

〈山脇健盛〉

奇異性脳塞栓症の診断はどのようにすればよいでしょうか？

1. 奇異性脳塞栓症とは

　脳梗塞は脳動脈が閉塞することにより起こる脳血管障害である．頸動脈や大動脈の粥腫や心臓内の血栓など，動脈系の塞栓子により発症する脳梗塞は脳塞栓症と呼ばれる．これに対し，静脈系の血栓が卵円孔開存症（patent foramen ovale: PFO）に代表される右左シャント疾患を介して脳動脈に流入することにより発症する脳塞栓症は奇異性脳塞栓症と呼ばれる．

　奇異性脳塞栓症は一般に若年性脳梗塞の原因のひとつとして知られるが，高齢者における脳梗塞の原因としても比較的頻度が高い[1]．危険因子を合併しないラクナ梗塞や一過性脳虚血発作，悪性腫瘍に伴う脳梗塞の一因となる可能性なども報告されている[2][3][4]．

　本稿では，奇異性脳塞栓症の診断について述べる．

2. 奇異性脳塞栓症の診断基準・頻度

　奇異性脳塞栓症については1930年，Thompsonらによりはじめて報告されている[5]．本邦では，木村らが脳梗塞と肺塞栓症の剖検例で卵円孔に紐状血栓を認めた1例についてはじめて報告している[6]．

　奇異性脳塞栓症の原因となる右左シャント疾患として，PFO，心房中隔欠損症，肺動静脈瘻（pulmonary arteriovenous fistula: PAVF）などが知られるが，なかでもPFOの頻度が高い．

　PFOは健常人においても20～30％程度の合併があり，PFOの存在のみでは病的意義ははっきりしない[7][8]．奇異性脳塞栓症の診断においては，この点に注意する必要がある．

　我々は脳梗塞症例でPFOの合併を認めた場合，以下の診断基準を用いて奇異性脳塞栓症の診断を行っている 表1 [7]．前述の診断基準に基づき，急性期脳梗塞連続240例におけるPFOの陽性率および奇異性脳塞栓症の頻度について調べたところ48例（20％）にPFO合併を認めたが，確実な奇異性脳塞栓症と診断しえたのは12例（5％）であった．しかしながら奇異性脳塞栓症の可能性が高い

表1 奇異性脳塞栓症の診断基準
1．右左シャントの存在
2．画像上，脳塞栓症と診断できる
3．他の塞栓源がない
4．深部静脈血栓症，肺塞栓症の存在

1＋2＋3＋4：確実な奇異性脳塞栓症
1＋2～4のうち2個：奇異性脳塞栓症疑い
1＋2～4のうち1個：奇異性脳塞栓症の可能性あり
1のみ：右左シャントのみ
(Ueno Y, et al. J Neurol. 2007; 254: 763-6[7]より)

症例で，深部静脈血栓症が確認できないために確定診断に至らない症例も少なくなく，奇異性脳塞栓症の診断の難しい点である．

3. 診断に必要な検査

先に述べたように奇異性脳塞栓症の診断には，右左シャント疾患の評価に加え深部静脈血栓症の評価が必要である．右左シャント疾患の評価においては経食道心エコー図検査がゴールドスタンダードであるが，侵襲が少なく，より簡便である経胸壁心エコー図検査や経頭蓋超音波検査（transcranial Doppler: TCD）の有用性も高い．右左シャントの原因としてPAVFが疑われる場合には診断のために造影CTを行い，造影CTにてPAVFと診断された場合には肺動脈造影下にコイル塞栓術を行う．

深部静脈血栓症の評価には，下肢静脈エコーや造影CTなどが用いられる．

1 経食道心エコー図検査（transesophageal echocardiography: TEE）

TEEは径1cm程度のプローブを上部消化管内視鏡検査に準じて食道内へ挿入し，食道内より心臓を観察する心エコー図検査法である．PFO径がある程度大きければ，Bモードにて検出が可能で（ 図1A 矢印），カラーモードを併用するとシャント血流を確認することが可能である 図1B ．しかし，実際にはバルサルバコントラスト法によってのみ診断可能な症例のほうが多い．生食9 ccに空気1 ccを攪拌したコントラスト剤を使用しバルサルバ負荷とコントラスト静脈注入を同時に行い，バルサルバ負荷解除後に右房内に充満したバブルと同程度（サイズおよびエコー輝度）の粒状エコーが左房内に見られた場合に右左シャント陽性と診断する 図1C ．粒状エコーがバルサルバ負荷解除後3心拍以内に左

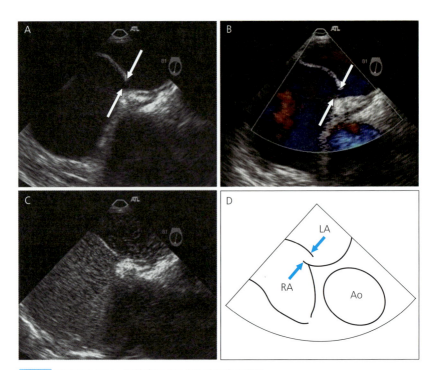

図1 経食道心エコー図検査による卵円孔開存の評価
A: Bモード．矢印は卵円孔開存の最大径を示す．
B: カラードプラ法．卵円孔開存と右房から左房へ流入する血流を認める．
C: Bモード　バルサルバコントラスト法．卵円孔開存を介し右房から左房へ流入する粒状エコーを認める．
D: A〜Cのシェーマ
LA: 左房，RA: 右房，Ao: 上行大動脈短軸像．矢印は卵円孔開存径を示す．

房内に認められた場合にはPFOと診断する．4心拍以降に見られ，かつコントラスト剤注入のみでも右左シャント陽性であるときは，PAVFあるいは，PFO＋肺塞栓を疑う．

しばしば，バルサルバ負荷のみで左房内に粒状エコーが認められることがあるが，これはnon-smoke spontaneous individual contrast（NSSIC）と呼ばれ，肺静脈内のうっ滞による赤血球の連銭形成によるものと考えられている[9]．このNSSICは，右左シャント時の左房内粒状エコーと比べ輝度が低く，大きいものが多いとされているが，実際には右左シャントとの鑑別が困難なことも少なくない．したがって必ずバルサルバ負荷のみでの観察をはじめに行い，これを基準として

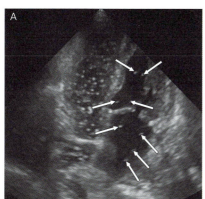 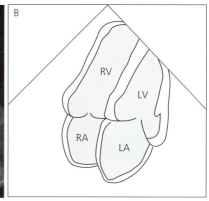

図2 経胸壁心エコー図検査による右左シャントの評価
A: 心尖部四腔像. 左房と左室内に右房および右室内に見られるマイクロバブルと同じ粒状エコーを認め（矢印），右左シャント陽性と診断した.
B: Aのシェーマ
RA: 右房，RV: 右室，LA: 左房，LV: 左室

シャントの診断を行う．NSSICと右左シャントとの鑑別が困難なときには，バルサルバコントラスト法を用いた大動脈弓部における評価が有用である[10]．

2 経胸壁心エコー図検査（transthoracic echocardiography: TTE）

我々はTTEを用いた右左シャントの診断を心尖部四腔像で行っている．バルサルバ負荷解除後，右房内に充満したマイクロバブルと同程度の粒状エコーが，左房あるいは左心室内に見られた場合に右左シャント陽性と診断する 図2A ．

3 経頭蓋超音波検査（transcranial Doppler: TCD）

TCDを用いた右左シャントの診断は側頭骨ウインドウより一側または両側中大脳動脈（middle cerebral artery: MCA）モニタリング下に行う 図3AB ．側頭骨ウインドウより，MCAの観察が不可能な症例では，眼窩部より内頚動脈モニタリング下に行う 図3C ．右左シャントの診断は，先に述べたバルサルバコントラスト法を用い，バルサルバ負荷解除後にマイクロバブルに伴う微小栓子（microembolic signal: MES）が検出された場合にシャント陽性と診断する 図4 ．また，TCDにより，右左シャント疾患の鑑別がある程度可能である 図4 [11][12][13]．TCD上，間欠的にMESを認める場合には，PFO合併 図4AB が，多数のMESを連続して認める場合には，PVAFを疑う 図4C ．また，TEEと

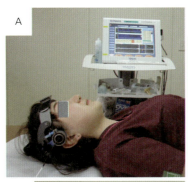
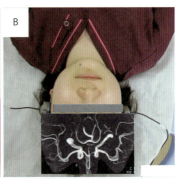
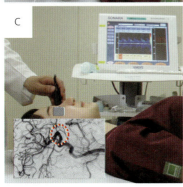

図3 経頭蓋超音波による右左シャントの評価
A：側頭骨ウインドウからの検査の様子
B：側頭骨ウインドウから検査の両側中大脳動脈の観察
C：眼窩窓からのモニタリング．眼窩部より内頸動脈サイフォン部（点線枠内）の評価が可能である．

TCDを同時に行った研究によると，MESが2個以上みられた場合には，Large PFOの可能性が高い[13] 図4AB ．

4 造影CT

造影CTにより，深部静脈血栓症（deep venous thrombosis: DVT）や肺塞栓症の評価が可能である．また，TCDあるいは心エコー所見（TTE, TEE）によりPVAFが疑われる場合には，確定診断のために造影CTを行う．PAVFは常時右左シャントが存在し，深部静脈血栓症合併例では，特に再発の可能性が高いため，可及的速やかにコイル塞栓術を行う必要がある[11,12]．DVTは肺塞栓症の原因として知られるが，右左シャント疾患に伴う奇異性脳塞栓症の塞栓源でもある．

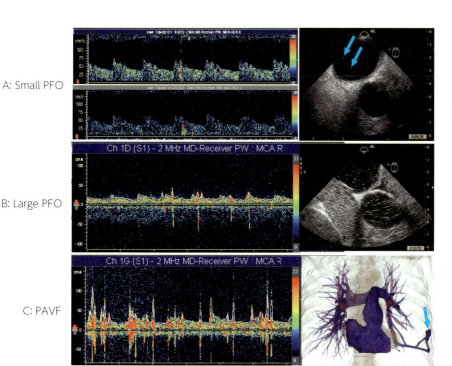

図4 経頭蓋超音波を用いた右左シャント疾患の診断
A: Small PFO の TCD(左)と TEE(右)所見.TCD 上 MES を1個認める.TEE では左房内にマイクロバブル(矢印)を2個認める.
B: Large PFO の TCD(左)と TEE(右)所見.TCD 上 MES を2個以上認める.TEE では左房内にマイクロバブルを多数認める.
C: PAVF の TCD(左)と造影 CT(3-D 再構成 CT 画像)(右)所見.TCD ではバルサルバ負荷がない状態で連続して多数の MES を認める.造影 CT(3-D 再構成 CT 画像)では左肺動脈末梢に PAVF を認める(矢印).

造影 CT では下肢静脈に DVT があるとその部分は造影されないため,低吸収に描出される(図5 矢印).

5 下肢静脈エコー

下肢静脈エコーでは総大腿静脈,浅大腿静脈,膝窩静脈,腓骨静脈,前・後脛骨静脈,ヒラメ静脈の DVT の評価が可能である.正常な静脈はプローブにより圧迫すると内腔が完全に消失する(図6 A1,2 矢印)が,消失しない場合には DVT が疑われる(図6 B1,2 矢印).

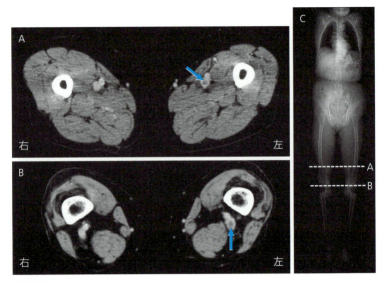

図5 造影CT
A：大腿部水平断
B：大腿〜膝窩の移行部の水平断
C：造影CTのスカウト像（位置決め画像）．白の横線はそれぞれ，A，Bの水平断の位置を示す．
右大腿静脈には造影欠損は認めなかったが，左大腿静脈に造影欠損（A, B 低吸収域，矢印）を認め，DVTと診断した．

まとめ

奇異性脳塞栓症の診断について述べた．①病歴や画像所見より塞栓症が疑われ，②他の塞栓源の合併がなく，③右左シャント疾患に加え，④DVTを合併する症例では奇異性脳塞栓症と診断しうる．

すべての基準を満たさず疑いに留まる症例が少なくないことや，PFOの病的意義の判断に注意が必要である点などが奇異性脳塞栓症の診断における問題点であり，難しい点である．

Pearls

卵円孔開存を有する脳梗塞の治療

(1) 一次予防
　健常人におけるPFOの有病率に対して奇異性脳塞栓症の発症頻度が著しく高い

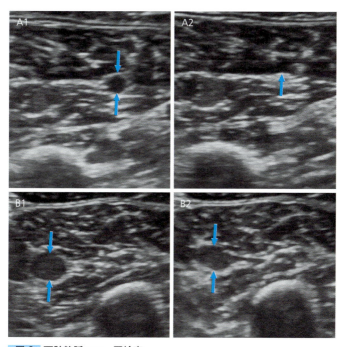

図6　下肢静脈エコー図検査
A: 正常な静脈（左ヒラメ静脈）　A1. 非圧迫時　A2. 圧迫時
B: DVT合併例（左ヒラメ静脈）　B1. 非圧迫時　B2. 圧迫時
正常な静脈はプローブにより圧迫すると内腔が完全に消失するが（A2, 矢印），内腔が消失しない場合（B2, 矢印）には，DVT合併を疑う．

わけではないため，脳梗塞の一次予防としての抗血栓療法は推奨されていない．
(2) 二次予防
①内科的治療: 日本脳卒中学会の脳卒中治療ガイドライン2015ではDVTを合併する場合はワルファリンあるいは非ビタミンK阻害経口抗凝固薬（non-vitamin K antagonist oral anticoagulants: NOACs）を用いた抗凝固療法が，DVT合併がない場合には抗血小板療法が推奨されている．
②カテーテル閉鎖術，外科的閉鎖術: カテーテルを用いたPFO閉鎖術や外科的PFO閉鎖術の有用性は確立していない．

文献

1. Handke M, Harloff A, Olschewski M, et al. Patent foramen ovale and cryptogenic stroke in older patients. N Engl J Med. 2007; 357: 2262-8.
2. Ueno Y, Kimura K, Iguchi Y, et al. Right-to-left shunt and lacunar stroke in patients without hypertension and diabetes. Neurology. 2007; 68: 528-31.
3. Tateishi Y, Iguchi Y, Kimura K, et al. Right-to-left shunts may be not uncommon cause of TIA in Japan. J Neurol Sci. 2009; 277: 13-6.
4. Iguchi Y, Kimura K, Kobayashi K, et al. Ischaemic stroke with malignancy may often be caused by paradoxical embolism. J Neurol Neurosurg Psychiatry. 2006; 77: 1336-9.
5. Thompson T, Evans W. Paradoxical embolism. Q J Med. 1930; 23: 135-50.
6. 木村和美, 橋本洋一郎, 石原 明, 他. 剖検にて卵円孔に紐状血栓が認められた奇異性脳塞栓症の1例. 臨床神経. 1994; 34: 56-60.
7. Ueno Y, Iguchi Y, Inoue T, et al. Paradoxical brain embolism may not be uncommon-prospective study in acute ischemic stroke. J Neurol. 2007; 254: 763-6.
8. Hagen PT, Scholz DG, Edwards WD. Incidence and size of patent foramen ovale during the first 10 decades of life: An autopsy study of 965 normal hearts. Mayo Clin Proc. 1984; 59: 17-20.
9. Van Camp G, Cosyns B, Vandenbossche JL. Non-smoke spontaneous contrast in left atrium intensified by respiratory manoeuvres: a new transoesophageal echocardiographic observation. Br Heart J. 1994; 72: 446-51.
10. Yasaka M, Ikeno K, Otsubo R, et al. Right-to-left shunt evaluated at the aortic arch by contrast-enhanced transesophageal echocardiography. J Ultrasound Med. 2005; 24: 155-9.
11. Kimura K, Minematsu K, Wada K, et al. Transcranial Doppler of a paradoxical brain embolism associated with a pulmonary arteriovenous fistula. AJNR Am J Neuroradiol. 1999; 20: 1881-4.
12. Kimura K, Minematsu K, Nakajima M, et al. Isolated pulmonary arteriovenous fistula without rendu-osler-weber disease as a cause of cryptogenic stroke. J Neurol Neurosurg Psychiatry. 2004; 75: 311-3.
13. Kobayashi K, Iguchi Y, Kimura K, et al. Contrast transcranial Doppler can diagnose large patent foramen ovale. Cerebrovasc Dis. 2009; 27: 230-4.

〈松本典子　木村和美〉

12 脳静脈・静脈洞血栓症はどのように診断，治療すればよいでしょうか？

1. 脳静脈洞血栓症の概念

脳卒中全体の0.5〜1％を占めるとされている[1]．脳の静脈および静脈洞の閉塞は，以前原因として多かった頭頸部感染症によるものは抗生物質の投与により激減し，妊娠，全身疾患，経口避妊薬，血栓性素因などによるものが多くなっている．皮質または皮質下静脈が閉塞すると局所神経症状を呈するが，最も多い上矢状静脈洞では，頭蓋内圧亢進に伴う頭痛，うっ血乳頭などが初発症状であることが多く，診断に苦慮する．脳梗塞，脳出血とは臨床症状，発症様式，画像所見などどこか異なると感じた場合，鑑別すべき疾患として本症を念頭に置くことが肝要である．また画像所見からは脳腫瘍，脳炎，脱髄疾患と誤診されやすい．本疾患は適切な治療を行わないと致命的な経過を辿ることも多く，本疾患を疑えば積極的にCT，MRIといった画像診断による診断確定を行い抗凝固療法を開始する必要がある．

2. 発症原因・病態

脳静脈洞血栓症の原因となる主な病態および疾患を 表1 にまとめた[1]．発

表1 脳静脈洞血栓症の原因

血栓性素因
遺伝性: Protein CおよびS欠損症，アンチトロンビンⅢ欠損症
後天性: 抗リン脂質抗体症候群，妊娠，産褥，高ホモシステイン血症，ネフローゼ症候群，脱水
薬剤: 経口避妊薬，ホルモン補充療法，リチウム，ステロイドなど
感染症: 髄膜炎，頸部・顔面・口腔感染症，中耳炎，副鼻腔炎
炎症性および自己免疫疾患:
SLE，ベーチェット病，炎症性腸疾患，甲状腺疾患，サルコイドーシスなど
悪性腫瘍:
中枢神経系腫瘍，Trousseau症候群，抗がん剤（タモキシフェン，アスパラギナーゼなど）
血液疾患: 多血症，血小板増多症，発作性夜間血色素尿症，重症貧血
機械的原因: 頭部外傷，頸静脈カテーテル，腰椎穿刺等

(Saposnik G, et al. Stroke. 2011; 42: 1158-92[1]より改変)

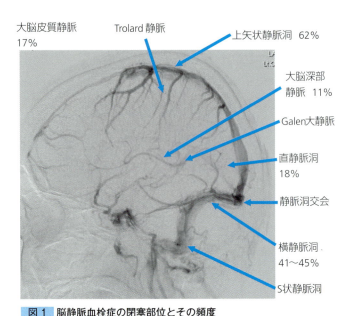

図1 脳静脈血栓症の閉塞部位とその頻度
内頸動脈血管撮影側面像静脈相の正常像を示す．各静脈における血栓症の頻度を示す．上矢状静脈洞血栓症が全体の60％以上を占める．

症部位としては上矢状静脈洞が最も多く，ついで横静脈洞，直静脈洞，皮質静脈，大脳深部静脈，海綿静脈洞などに発生しうる 図1 ．原因不明な例も10～30％存在する．原因としては，経口避妊薬を中心とする薬剤使用，先天性・後天性血栓性素因，妊娠・産褥，感染，悪性腫瘍，重症貧血などが挙げられるが，これら要因が複数重なっていることも多い．脳静脈は吻合がよく発達しており，灌流が障害された場合は吻合部が側副血行として働くが，その分血栓，感染が広がりやすいという特徴を有している．脳静脈閉塞に伴う頭蓋内圧亢進と局所の灌流障害，出血性梗塞に伴う神経症状，特定の部位（海綿静脈洞など）では占拠性病変に伴う神経症状が病態の特徴である．International study on cerebral vein and dural sinus thrombosis（ISCVT）の研究結果では，脳静脈洞血栓症624例中急性期死亡例は27例（4.3％）であり，その大半は脳ヘルニアによるものであることが報告されている[2]．

3. 症候

脳静脈洞血栓症による症状は，頭蓋内圧亢進に伴う症状と血栓局在部位に伴う局所神経症状に大別される．

1 頭蓋内圧亢進に伴う症候

①頭痛

脳静脈洞血栓症の最も多い初発症状であり，局在徴候を伴わない場合も多い．一般に頭痛は持続的であり，臥位，運動，いきむ動作などにより増悪することがある．立位で軽快するので脳脊髄液減少症による頭痛は対照的である．鎮痛薬の効果が乏しいのも特徴的であり，新規の頭痛が持続する場合には鑑別疾患に挙げる必要がある．

②うっ血乳頭，外転神経麻痺

頭痛とともに視野・視力障害を呈し眼科を先に受診しうっ血乳頭を指摘され診断に至る症例もしばしば経験される．また両側外転神経麻痺を呈することもある．

③痙攣

小児ではとくに痙攣の発症頻度が高い．上肢あるいは下肢のみの痙攣から全身の強直間代痙攣までさまざまである．

④意識障害

局所神経徴候，頭痛などを呈さず，意識障害が初期徴候のこともあり，軽度の失見当識，幻覚，せん妄，性格変化，記憶障害などが出現する場合がある．

2 閉塞静脈洞部位別の神経症候

①上矢状静脈洞血栓症　図2

非感染性の血栓症が最も起こりやすい部位であり，頭痛，うっ血乳頭など頭蓋内圧亢進症状以外に，血栓が脳表静脈，深部静脈へ進展し，皮質下白質に梗塞，出血性梗塞を発症することにより，片麻痺，失語，半盲（視放線，後頭葉の障害），痙攣発作など局所神経症状を呈する．麻痺は上肢下肢近位部に起こりやすく，特に下肢近位部に強く（venous hemiplegia），顔面の麻痺はまれである．

②横静脈洞血栓症

中耳炎や乳突洞炎に合併することが多く，乳児，小児に多い．発熱，悪心，嘔吐，耳痛を伴う頭痛を訴える．右横静脈洞が閉塞する場合が多い．横静脈洞に限

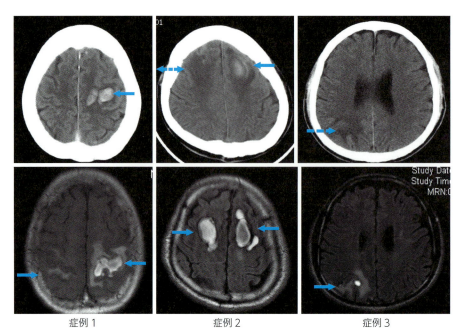

図2 上矢状静脈洞血栓症3症例の単純CT，MRI FLAIR画像
上段には単純CT像，下段にはMRI FLAIR像を示す．症例1, 2では左前頭葉，症例3では右頭頂葉に出血性病変を認める．また症例2では右前頭葉にも低吸収域を認める．下段のFLAIR像では症例1, 2では両側大脳半球にわたって高信号域を示す病変が観察される．

局した血栓症では頭蓋内圧亢進に伴う症候を呈するが，他の静脈洞，皮質静脈への血栓の進展が考えられ，上錐体静脈洞（三叉神経障害），下錐体静脈洞（外転神経障害），直静脈洞や深部静脈系（意識障害），皮質静脈（失語）への進展によって局所症状がみられる．

③海綿静脈洞血栓症

海綿静脈洞血栓症は，眼窩，副鼻腔，顔面正中部の炎症が波及することにより発症することが多い．反対側の海綿静脈洞と交通があるため炎症は反対側まで波及しやすい．眼球の痛み，眼球浮腫，眼球突出，結膜および眼瞼の毛細血管拡張がある．海綿静脈洞内を走行する脳神経の障害により，動眼神経麻痺（眼球運動障害，眼瞼下垂，瞳孔散大，対光反射消失），三叉神経麻痺（顔面感覚障害）を呈し，有痛性眼筋麻痺Tolosa Hunt症候群の原因となる．

④Galen静脈および大脳深部静脈血栓症　図3

Galen静脈および大脳深部静脈の閉塞では，基底核内側部，視床に病変が及び，

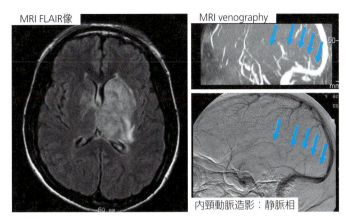

図3 大脳深部静脈血栓症
突然の意識障害で発症した54歳女性．MRI FLAIR 画像では，左基底核領域に広範な高信号域を示す病変を認める．MRI venography では直静脈洞からガレン大静脈，大脳深部静脈が造影されていない（矢印）．内頸動脈造影静脈相でも静脈洞交会部から直静脈洞，ガレン大静脈，内大脳静脈，下矢状静脈洞が描出されていない（矢印）．

意識障害で発症することが多いが，片麻痺，垂直性眼球運動障害，ジストニアなどの不随意運動を呈することがある．ISCVTの調査では，68例中9例（13.2％）が急性期に死亡しており，最も予後不良な血栓部位である[2]．

⑤皮質静脈血栓症

代表的な皮質静脈である Trolard 静脈の血栓症では，下肢に強い片麻痺，皮質性感覚障害，部分痙攣発作，Labbe 静脈の血栓症では，上肢，顔面の片麻痺，感覚障害，同名半盲，部分痙攣発作，失語，失算，手指失認などの症状をきたしうる．

4. 臨床検査

診断に特異的な血液検査はない．感染に伴うものであれば白血球，CRP などの評価は有用である．また血栓性素因の検索のため，プロトロンビン時間，部分トロンボプラスチン活性化時間，Dダイマー，赤血球数，ヘモグロビン，ヘマトクリット，血小板数，ループス抗凝固因子，抗カルジオリピン抗体，アンチトロンビンⅢ，プロテインS，プロテインC，ホモシステインなどの計測を行う．

Dダイマーは，深部静脈血栓症や肺動脈塞栓症のスクリーニングに有用であり，

脳静脈洞血栓症においても大部分の症例では上昇することが報告されているが（感度93.9％，特異度89.7％），頭痛単独の場合，症状発現から時間が経過している場合，罹患している静脈洞が限局している場合はDダイマーが正常値を示すことがあり，Dダイマーが正常というだけで本症の存在を否定できるものではない[3]．

5. 画像診断

脳静脈洞血栓症の診断は画像診断が唯一の診断法である[4]．

1 CT

意識障害，頭痛，神経症状突発時には，脳神経救急疾患の鑑別のためCT検査が実施される．脳静脈洞血栓症では，梗塞，出血性変化を認めることが多いが，頻度の多い脳動脈血栓・塞栓症，脳出血とは異なった病変部位，分布を示すことが多い．閉塞した脳表静脈や静脈洞は単純CTで高吸収域を示すことがあり，cord signと呼ばれる．静脈洞血栓症を疑えば，造影CTを行う．発症1〜4週の血栓は造影されないので造影欠損として描出され，empty delta signまたはempty triangle signとして知られ上矢状静脈洞後半部で検出されやすい 図4 ．

2 MRI

脳実質の出血性梗塞，浮腫はCTよりも鮮明に描出される．静脈洞が血栓により血流がなくなるとflow voidが見られなくなる．造影MRIでは造影CTと同様にempty delta signが認められる 図4 ．静脈洞の血栓を示唆する所見としては，急性期（1週間以内）の血栓は，T1強調像で等-高信号，T2強調像で低信号を示す．T2強調像では血栓の低信号とflow voidを区別しにくい．1週間以後の亜急性期の血栓ではT1強調像，T2強調像，FLAIR画像ともに高信号を示すようになる 図4 ．血栓の低信号を強調する撮像法としてT2*強調像とSWI（susceptibility weighted image）があり，急性期血栓を明瞭な低信号病変として強調できるので今後の普及が期待される．

脳静脈洞血栓症の診断にはMR venography 図2 が有用である．2Dのtime of flight法が簡便でよく利用され，脳静脈，静脈洞全体の観察，静脈洞の閉塞所見に加え，脳溝内に拡張蛇行した皮質静脈を認めることがある．

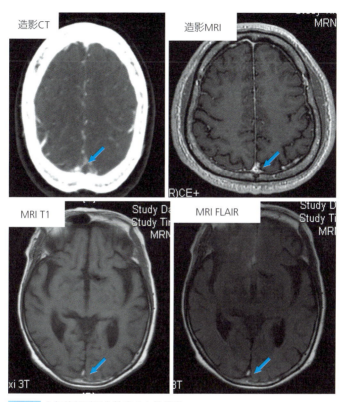

図4 上矢状静脈洞血栓症の血栓描出
急性期には造影CT，造影MRIでempty triangle signまたはempty delta signと呼ばれる特徴的な像を示す（矢印）．亜急性期ではT1，FLAIR画像で高信号を示す．

3 血管造影

　CT，MRIの普及に伴い診断に必須の検査ではなくなったが，最も確実な画像診断法であり，脳深部静脈血栓症などでは閉塞した静脈の同定に現在でも用いられる 図3 ．閉塞した静脈の造影欠損や側副血行として働く皮質静脈の様子が観察される．血管造影では静脈洞血栓症にしばしば合併する硬膜動静脈瘻の有無を確実に診断できる．

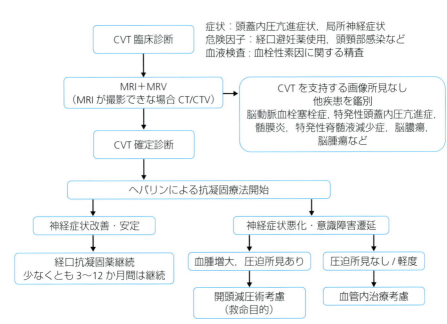

図5 脳静脈洞血栓症の診断と治療のフローチャート（Coutinho JM, et al. Stroke. 2010; 41: 2575-80[5]より改変）

6. 治療

診断から治療に至るフローチャートを示す　図5．

1 血栓に対する治療

　脳静脈洞血栓症では診断が確定すればただちにヘパリンによる抗凝固療法を開始する．低分子ヘパリンは未分画ヘパリンと同等か優れた効果が期待される[5]．この際に治療開始前の頭蓋内出血の存在は抗凝固療法の禁忌とはならない．ヘパリンはAPTT値が約2倍程度になるように用量調節し，約2週間のヘパリン持続静注後，ワルファリンによる経口投与へ切り替えていくようにする．ワルファリンによるPT-INRは2～3に保つようにする．経口抗凝固療法の期間は一時的な原因によるものでは3か月，原因不明あるいは軽度の血栓性素因のあるものでは6～12か月，血栓を再発したり重度の血栓性素因のあるものでは永久に続ける

ことが推奨されている．

　ヘパリンによる抗凝固療法を開始しても神経症状が悪化する症例ではカテーテルを用いてウロキナーゼ，組織プラスミノーゲン・アクチベータ（t-PA）を直接投与し血栓を溶解する試みをされている．また血栓回収デバイスを用いた機械的血栓回収術も局所線溶療法で効果がみられない静脈洞血栓症に使い始められている．しかしこれら血管内治療のエビデンスはまだ確立されていない．また血腫増大，圧迫所見がみられれば開頭血腫除去術の適応を考慮する．脳静脈洞血栓症45例に対して開頭血腫除去術を施行したメタ解析では，術前には約80％の患者が昏睡状態を呈していたが，術後家庭復帰できた症例（mRS 0-2）が半数近く存在したことが報告されている[6]．

　妊娠中の脳静脈洞血栓症の患者にはヘパリン，特に低分子量ヘパリンの使用による抗凝固療法が推奨される．

2 基礎疾患に対する治療

　基礎疾患として，頭頸部感染症が明らかであればこれに対する抗生剤治療を行う．原因となった薬剤（経口避妊薬，ホルモン補充療法）は中止し，脱水，貧血があればその補正を行う．

3 その他

　頭蓋内圧亢進に対してはグリセオール，痙攣発作に対しては抗てんかん薬による対症治療を行う．

Pearls

　脳卒中の0.5～1％程度を占めるとされ，頭痛で初発することが多いが特異的な症候を認めないため診断に苦慮する場合も多く，非典型的な脳梗塞，出血病変を見た場合には本疾患の可能性を念頭に置くことが重要である．部位は上矢状静脈洞，横静脈洞の閉塞が多い．原因として先天性および後天性血栓性素因（経口避妊薬使用を含む）の検索が必要である．診断には画像診断とくにCT，MRI，MR venographyが有用である．治療は，ヘパリンによる抗凝固療法が原則となるが，病状悪化例では血管内治療，開頭減圧術の適応を考慮する．

文献

❶ Saposnik G, Barinagarrementeria F, Brown RD Jr, et al. Diagnosis and management of cerebral venous thrombosis. A statement for healthcare professional from the American Heart Asociation/American Stroke Association. Stroke. 2011; 42: 1158-92.
❷ Canhao P, Ferro JM, Lindgren AG, et al. Causes and predictors off death in cerebral venous thrombosis. Stroke. 2005; 36: 1720-5.
❸ Dentali F, Squizzato A, Marchesi C, et al. D-dimer testing in the diagnosis of cerebral vein thrombosis: a systematic review and a meta-analysis of the literature. J Thrombosis Haemostatis. 2012; 10: 582-9.
❹ 豊口祐樹, 細矢貴亮. 脳静脈血栓症の画像診断. 分子脳血管病. 2010; 9: 392-6.
❺ Coutinho JM, Ferro JM, Canhão P, et al. Unfractionated or low-molecular weight heparin for the treatment of cerebral venous thrombosis. Stroke. 2010; 41: 2575-80.
❻ Ferro JM, Crassard I, Coutinho JM, et al. Decompressive surgery in cerebral venous thrombosis. A multicenter registry and a systematic review of individual patients data. Stroke. 2011; 42: 2825-31.

〈北川一夫〉

IV 脳出血　　V くも膜下出血　　VI リハビリテーション

13 トルーソー症候群の発症機序と治療法を教えてください

1. トルーソー症候群とは？

　トルーソー（Trousseau）症候群は、「悪性腫瘍に合併する凝固能亢進状態あるいは汎発性血管内血液凝固症候群とそれに伴う遊走性血栓性静脈炎を起こす」とされている。トルーソー症候群は、1865 年フランスの内科医 Armand Trousseau が胃癌患者において遊走性血栓性静脈炎を合併した症例を報告したことに始まる[1]。その後、悪性腫瘍と血液凝固異常の関連は、長年にわたって議論が繰り広げられてきたが、トルーソー症候群は担癌患者に合併する慢性播種性血管内症候群、微小血管症、疣贅性心内膜炎、動脈塞栓症と関連が高いことが言われるようになり、最近では悪性腫瘍により凝固活性が亢進して動脈および静脈に血栓症を起こす様々な病態を包括している 表1 。

　近年、脳血管障害発症を機に初めて悪性腫瘍を発見されることも少なくない。担癌患者における中枢神経合併症としての脳血管障害は、転移性脳腫瘍に次いで2 番目に多く、脳梗塞は担癌患者に合併する脳血管障害の半数以上を占める。このため、本邦では『悪性腫瘍に合併する凝固亢進状態（disseminated intravas-

表1 Trousseau 症候群の概念の変遷

1865 年	Trousseau A	悪性腫瘍に伴う遊走性血栓性静脈炎を "Phlegmasia alba dolens" として初めて記載
1936 年	Gross L & Friedberg CK	悪性腫瘍に伴う非細菌性心内膜炎（NBTE）を報告
1957 年	MacDonald RA & Robbins SL	塞栓症の原因として NBTE の重要性を指摘
1966 年	Rohner RF, et al	ムチン産生腫瘍による静脈血栓症、NBTE を報告
1977 年	Sack GH, et al	悪性腫瘍に伴う慢性 DIC、NBTE、微小血管症、動脈塞栓症との関連性を指摘。ワルファリン無効、ヘパリン長期治療有効を報告
1984 年	Kuramoto K, et al	剖検例における NBTE の頻度は 9.3%で、その半数に悪性腫瘍が合併することを報告
1996 年	Evans TRJ, et al	卵巣腫瘍で NBTE の頻度が高いことを報告
1997 年	Walsh-McMonagle D & Green D	低分子ヘパリンの有効性を指摘

（野川　茂．In: 辻　省次、他編．脳血管障害の治療最前線．アクチュアル脳・神経疾患の臨床．中山書店; 2013. p.207-15[10]より作成）

表2 担癌患者における脳梗塞発生機序

・非細菌性血栓性心内膜炎（NBTE）による心原性脳塞栓症
・播種性血管内凝固（DIC）による微小血栓・塞栓
・血栓性微小血管障害（thrombotic microangiopathy: TMA）
・脱水・過粘稠症候群（hyperviscosity syndrome）による低灌流状態（hypoperfusion）
・脳静脈・静脈洞血栓症（venous occlusion）
・細菌性塞栓（septic infarction）
・腫瘍塞栓（tumor embolism）
・アテローム血栓性（atherothrombosis）
・血管炎（vasculitis）
・抗リン脂質抗体症候群（antiphospholipid antibody syndrome: APS）

(文献❷❿より作成)

cular coagulation: DIC）に伴う血栓症および非細菌性血栓性心内膜炎（non-bacterial thrombotic endocarditis: NBTE）に起因する全身性（特に脳）塞栓症』と理解されつつあり，傍腫瘍性神経症候群（paraneoplastic neurologic syndrome）の一つともいえる．これまで悪性腫瘍と血液凝固異常との関連については広く論じられてきているが，本稿では腫瘍による凝固活性化の機序，治療法などについて解説する．

2. トルーソー症候群の発症機序

担癌患者が脳梗塞を発症する機序について 表2 にまとめた．担癌患者が脳梗塞を発症する機序として，NBTEによる心原性脳塞栓症が最も多い[❷]．Lopezらの病理学的検討では，NBTEの頻度は全剖検例（82,676例）の1.3%であったが，NBTEを有する患者が悪性腫瘍を合併する頻度は52.5%と高率であり，その頻度は肺癌が最も多く，膵癌，胃癌，大腸/直腸癌，胆嚢/胆管癌，白血病，卵巣癌，前立腺癌の順に多かった[❸] 図1 ．一方，Kuramotoらの本邦における病理学的検討では，NBTEの頻度は全剖検例（2,340例）の9.3%と欧米からの報告よりも高率で，NBTEを有する患者217例のうち，悪性腫瘍の合併率は111例（51.2%）であった[❹]．

Grausらは，担癌患者の剖検例において14.6%に脳血管障害を合併しており，そのうち51%は脳梗塞で49%は脳出血であったと報告した[❺]．悪性腫瘍に伴う脳梗塞の要因として，NBTEやDICが引き起こされ，脳梗塞を発症することが考えられている．また，卵円孔開存があり，深部静脈血栓症を併発して奇異性脳塞栓症を起こすことも報告されている．脳は血流が豊富なため心原性脳塞栓症の

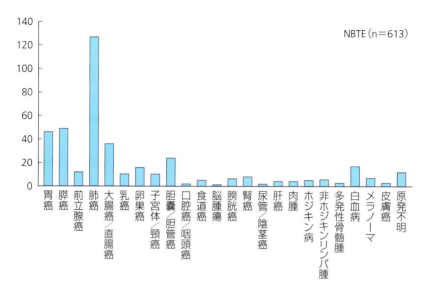

図1 悪性腫瘍を合併したNTBE剖検例 (文献❸⓾より作成)

標的臓器になりやすく，また外因系凝固カスケードの起点となる組織トロンボプラスチンが豊富でトロンボモジュリンが乏しいことから，血栓症を生じやすい．

悪性腫瘍は凝固活性化を起こして血栓塞栓症を発症するが，その機序は複雑で多岐にわたる．脳血管障害を発症しやすい悪性腫瘍は，報告により様々ではあるが，肺癌，卵巣癌，膵癌，胃癌，前立腺癌が多い．組織型では，腺癌，特にムチン産生腫瘍が多いとされている．これは癌由来のムチンが白血球中のL-セクレチン，血小板中のP-セクレチンと直接反応し，トロンビンの生成に関係なく血小板凝集を起こすためとされている．その他にも，腫瘍細胞がマクロファージ・単球を刺激してTNF-α，IL-1β，VEGFなどの炎症性サイトカインを産生し，トロンボモジュリンやt-PAを抑制すること，さらに組織因子やPAI-1の発現が亢進すること，また腫瘍細胞が腫瘍プロコアグラント(cancer procoagulant: CP)を産生し，第Ⅶa因子が存在しない状況でも直接第X因子を活性化して凝固系が亢進し，腫瘍細胞に刺激されたマクロファージ・単球によりtumor factorが産生され外因系凝固経路を促進させたりすることなどが考えられている．

凝固線溶系マーカー

担癌患者の約90％以上で臨床経過中に何らかの凝固異常を呈すると言われている．トルーソー症候群における凝固線溶系マーカーでは，D-dimer値の測定が

有用である．脳梗塞を合併した担癌患者 74 例を検討した渡邉らの報告では，厚生労働省の DIC 診断基準を満たすのは 26 例（35.1％）にすぎなかったが，脳梗塞発症時の D-dimer 値は対照群に比して有意に高かった[5]．特に，固形腺癌やムチン産生腫瘍では D-dimer 値が血栓症発症の予測因子として重要であり，診断後も継時的に観察する必要がある．また，河野らは，悪性腫瘍の臨床病期の悪化によって D-dimer 値が高値となり，易血栓形成を示す可能性を報告している[6]．さらに，その他の凝固系マーカーとしてトロンビン・アンチトロンビンⅢ複合体（TAT），プロトロンビンフラグメント $1+2$（F_{1+2}），可溶性フィブリンモノマー複合体（SFMC），フィブリノペプチド A，線溶系マーカーとして FDP（フィブリン/フィブリノゲン分解産物），PIC（プラスミン・α2 プラスミンインヒビター複合体），プラスミン・アンチプラスミン複合体（PAP）などがあり，トルーソー症候群における凝固線溶系亢進の指標として有用である．これらの凝固線溶系マーカーは通常の脳梗塞でもみられることから非特異的な所見ではあるが，持続的に異常値をとる場合には本症候群の可能性を考えるべきである．

腫瘍マーカー

本症候群で注目されている腫瘍マーカーは，CA125 と CA19-9 である．CA125 は，分子量 20 万以上の高分子糖蛋白で，卵巣癌などのムチン産生腫瘍のマーカーとして知られている．Den Ouden らは，卵巣癌患者で CA125 と D-dimer および TAT に相関があることを報告した[7]．一方，CA19-9 は高分子糖蛋白で，主に膵癌や胆道系癌のマーカーである．渡邉らは，悪性腫瘍に伴う脳梗塞患者で CA19-9 が高値を示す場合 D-dimer が高値となる傾向があり，相関性がみられたことを報告した[5]．CA125 および CA19-9 は，血中では時に分子量 500 万以上の巨大シアロムチンとして存在しており，血中に存在するムチンが凝固活性化に関与したり，血管内に直接流出して塞栓源となる可能性もあり得る．

検査所見

トルーソー症候群は，NBTE による心原性脳塞栓症が最も多く，それ以外にも DIC（もしくは pre DIC，chronic DIC）による血管内凝固をきたし，局所脳血管に微小血栓・塞栓症を起こすこと，卵円孔開存による奇異性塞栓症なども知られている．診断には，MRI 拡散強調像での撮影が有用である．脳梗塞は，脳主幹動脈閉塞から末梢までいずれの部位にも起こり得るが，複数の血管支配領域や両側性に多発する大小不同の病変，拡散強調像で新旧の病変がみられた場合は本症候群を疑う．原因となる塞栓源の検索には，心電図，経胸壁心エコーがよく行われるが，NBTE による疣贅（vegetation）の検索率は高くなく，経食道心エコー

表3 血栓症・塞栓症との関連のある薬剤

・Cyclophosphamide, Methotrexate, 5-Fliorouracil
・Cisplatin, Vinblastine, Bleomycin
・L-アスパラギナーゼ
・タモキシフェン
・Estramustine
・Thalidomide

(赫　洋美, 他. Brain and Nerve. 2008; 60: 143-7)

(transesophageal echocardiography: TEE)が有用なことが多い．またTEEでは，バルサルバ負荷やコントラスト剤注入により右左シャントの存在を検出し，卵円孔開存症に伴う奇異性塞栓症の有無を確認することも可能である．

癌治療と脳血管障害

　癌患者に対する化学療法や放射線治療で脳梗塞のリスクが増加することが知られている．乳癌患者では，選択的エストロゲン受容体モジュレーターであるタモキシフェン投与により，静脈血栓症のリスクが高まる．急性リンパ性白血病などのリンパ性悪性腫瘍に使用されるL-アスパラギナーゼは，肝臓での蛋白合成を抑制し，凝固因子（V，VII，VIII，IX，X，XI，フィブリノゲン）の活性低下とともに，凝固阻止因子であるアンチトロンビン-III，プロテインC，プロテインS，プラスミノーゲンの活性低下もきたすため，脳梗塞だけでなく脳出血にも注意が必要である．その他，シスプラチン，サリドマイド，ベバシズマブなどでも脳梗塞発症のリスクがある[8]　**表3**．

　頭頸部腫瘍に対する放射線治療は，頸動脈および頭蓋内血管に血管内皮障害から遅発性に動脈硬化性変化をきたすことがある．放射線治療患者の30〜38％に総頸動脈の50％以上の狭窄がみられ，治療後9年間の追跡調査での脳卒中発症率は6.9％であったという[9]．放射線後の頸動脈狭窄は，25〜40 Gyの線量で病理学的変化をきたすとされており，長期的な観察が必要である　**表4**．

3. トルーソー症候群の治療法

　トルーソー症候群では，すでに原発の悪性腫瘍が進行していることも多く，基本的には予後不良である．また，有効な治療選択肢も限られていることが多い．しかし，早期に悪性腫瘍を診断し治療できうる状態か，悪性腫瘍に合併する凝固亢進状態をコントロールし，脳梗塞などの塞栓症を予防できるかにより，生命予

表4 放射線による脳血管障害の特徴

- 頭頸部腫瘍
- 照射野に頸部が含まれる
- 潜伏期間が長い（8〜10年以上）
- 線量 40〜60 Gy
- 動脈硬化の危険因子を有する

（赫 洋美, 他. Brain and Nerve. 2008; 60: 143-7）

後が大きく左右される．特に，NBTEやDICを有する状態にある場合，抗凝固療法が選択されることが多く，その第一選択はヘパリンである．これまで，トルーソー症候群における凝固亢進機序は複雑かつ多岐にわたるため，II, VII, IX, X因子の産生抑制に基づくワルファリンの効果は不確実であるとされる．また，トルーソー症候群ではDICにより持続的にトロンビンが生成されるため，生理的抗凝固因子であるプロテインCは慢性的に消費されているが，プロテインCの生成はビタミンK依存性であるため，ワルファリンによりさらに枯渇してしまう可能性がある[12]．

このため，凝固カスケードの最終産物であるフィブリンの生成を促すトロンビン，あるいはその前段階の凝固活性化第X因子（Xa）を不活化するヘパリンが有効であるとされている．また，腫瘍細胞により産生されたムチンは，L-セレクチンを介して白血球を活性化し，p-セレクチンを介して血小板の凝集や内皮細胞への接着を促進する．ヘパリンはこれらのセレクチンを介する凝固促進作用をブロックするなど，多面的な作用をも有している[13]．ヘパリンによる抗凝固活性を発揮するためには，アンチトロンビンIII（AT-III）活性が保たれていることが条件であり，AT-IIIが70％以下であればAT-IIIを補充する必要がある．また，血小板や凝固因子の消費が著しい場合の補充や，AT非依存性に抗トロンビン活性を発揮する合成プロテアーゼインヒビター（メシル酸ナファモスタット，メシル酸ガベキサート）の投与も考慮する．

現在，本邦でDIC治療における使用可能なヘパリン類は，未分画ヘパリンの他，ダルテパリンなどの低分子ヘパリン（low molecular weight heparin: LMWH），生体内細胞外マトリックス成分のひとつであるヘパラン硫酸を主成分とするヘパリノイド製剤（ダナパロイド）がある．

低分子ヘパリンやヘパリノイド製剤は，未分画ヘパリンに比して半減期が長く皮下投与時のバイオアベイラビリティーが良いために変動要因が少なく，投与量に比例した効果が期待できるとされている．そのために全血凝固時間，APTT，

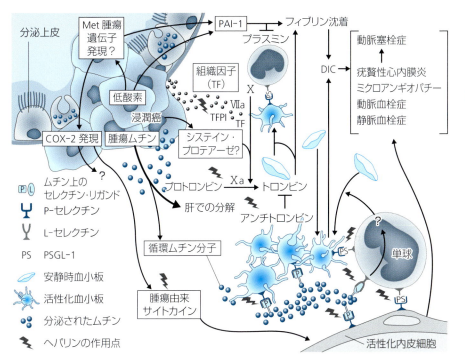

図2　トルーソー症候群の機序とヘパリンの作用点
（Graus F, et al. Medicine (Baltimore). 1985; 64: 16-35[2]より改変）

抗Xa活性などのモニタリングを必要としない．また，抗Xa/トロンビン活性比が高いこともあり，出血の副作用も少ないとされている．これまで未分画ヘパリンでは，半減期が短いため持続点滴が必要で，状態が良くても長期入院を余儀なくされていたことが多かったが，皮下注での間欠投与が可能となり在宅医療へ移行する患者も増えてきている．さらに低分子ヘパリンには，未分画ヘパリンにない血管新生抑制作用，腫瘍増殖抑制効果を持つとされており，抗凝固作用だけでなく多岐にわたる効果が期待できる．

　最近，直接トロンビン阻害剤やXa阻害剤などの新規経口抗凝固薬DOAC（direct oral anticoagulant）も注目されている．DOACは第Ⅶ凝固因子を阻害しないことからワルファリンに比して脳出血の合併が少ないとされているが，トルーソー症候群における下肢静脈血栓症や脳梗塞などの再発予防効果は不明である．今後，トルーソー症候群に対する効果について報告が期待されるところで

ある.

Pearls

トルーソー症候群は,悪性腫瘍に伴う血液凝固異常で血栓塞栓症をきたす病態であるが,脳梗塞を発症してから後に悪性腫瘍が見つかることも少なくない.トルーソー症候群の発生機序は複雑多岐にわたるが,多発性散在性の脳梗塞所見,D-dimer 高値の持続,他の凝固線溶系の異常,腺癌などの腫瘍性病変が疑われる場合には,トルーソー症候群を疑い,精査を行って治療に結びつけていく必要がある.

文献

1. Trousseau A. Plegmasia alba dolens. Lectures on clinical medicine, delivered at the Hotel-Dieu, Paris. 1865; 5: 281-332.
2. Graus F, Rogers LR, Posner JB. Cerebrovascular complications in patients with cancer. Medicine (Baltimore). 1985; 64 (1): 16-35.
3. Lopez JA, Ross RS, Fishbein MC, et al. Nonbacterial thrombotic endocarditis: a review. Am Heart J. 1987; 113: 773-84.
4. Kuramoto K, Matsushita S, Yamanouchi H. Nonbacterial thrombotic endocarditis as a cause of cerebral and myocardial infarction. Jpn Circ J. 1984; 48: 1000-6.
5. 渡邊雅男, 渡邊照文, 宮本伸和, 他. 担癌患者における脳梗塞の臨床的特徴: 凝血学的マーカーの有用性. 脳卒中. 2006; 28: 351-9.
6. 河野智之, 大槻俊輔, 細見直永, 他. 悪性腫瘍を合併した高齢者脳梗塞症例の特徴. 日本老年医学会雑誌. 2011; 48: 57-62.
7. Den Ouden M, Ubachs JM, Stoot JE, et al. Thrombin-antithrombin III and D-dimer plasma levels in patients with benign or malignant ovarian tumors. Scand J Clin Lab Invest. 1998; 58: 555-9.
8. 赫 洋美, 内山真一郎, 岩田 誠. がん治療と脳血管障害. Brain and Nerve. 2008; 60: 143-7.
9. Dubec JJ, Munk PL, Tsang V, et al. Carotid artery stenosis in patients who have undergone radiation therapy for head and neck malignancy. Br J Radiol. 1998; 71: 872-5.
10. 野川 茂. トルーソー症候群. In: 辻 省次, 他編. 脳血管障害の治療最前線. アクチュアル脳・神経疾患の臨床. 東京: 中山書店; 2013. p.207-15.
11. 野川 茂. がんと脳梗塞―トルーソー症候群の臨床. 血栓止血誌. 2016; 27 (1): 1-10.
12. Warkentin TE, Cook RJ, Sarode R, et al. Warfarin-induced venous limb ischemia/gangrene complicating cancer: a novel and clinically distinct syndrome. Blood. 2015: 126; 486-93.
13. Varki A. Trousseau's syndrome: multiple definitions and multiple mechanisms. Blood. 2007; 110: 1723-9.

〈徳岡健太郎　野川　茂〉

14 もやもや病の治療はどう行いますか？

1. もやもや病とは？

もやもや病は，1969年，Suzuki & Takaku によって初めて英文誌に報告された特異な脳血管疾患で，内頸動脈終末部～前および中大脳動脈起始部に生じる進行性の狭窄を特徴としている．レンズ核線条体動脈，視床穿通動脈，前および後脈絡叢動脈などの穿通動脈が拡張して側副血行路として機能するため，脳血管撮影にて「もやもや」と見えることから「もやもや病」と命名された[12]．近年の研究にて，もやもや病では罹患動脈の内腔のみならず外径が著しく縮小していることが判明しており，病因の探索や正確な診断ツールとして期待されている 図1 [10]．

もやもや病は小児および成人のいずれにも発症する点できわめて特徴的で

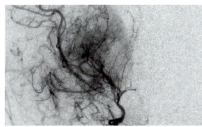
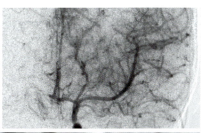
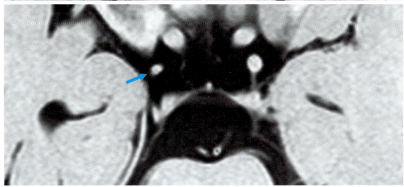

図1 片側もやもや病症例の DSA および 3D-CISS
罹患側の右内頸動脈の外径が縮小している（矢印）．

ある．小児例の大部分はTIA・脳梗塞にて発症する．小児では，泣く，熱いラーメンを食べる，鍵盤ハーモニカを吹くなどの過換気行動がTIAを誘発することはよく知られた事実である．過呼吸に伴って動脈血CO_2分圧が低下して脳血管が収縮することに加えて，過呼吸終了後に生じる呼吸抑制が脳酸素化状態をさらに悪化させるためにTIAが生じると考えられている．これらの変化は脳波において「re-build up現象」として捉えることができるが，近年では非侵襲的画像診断法の普及により，脳波検査はあまり実施されなくなってきた．小児例のうち約30％では，起床時に発生して3〜4時間で自然に軽快することが多い高度の頭痛，嘔吐が特徴的である．頭痛の性状は片頭痛に類似する．もやもや病における頭痛発作の原因は未だにはっきりしないが，脳虚血が高度の部位に一致して生じること，適切な脳血行再建術によって頭痛が消失することから，潜在する脳虚血に何らかのトリガーが加わって発生していると考えられている．小児例の中でも，乳児例は脳梗塞で発症する頻度がきわめて高く，手術待機中にも脳梗塞を繰り返すことが多く，周術期管理には細心の注意を要する．成人ではTIA・脳梗塞に加えて頭蓋内出血にて発症することが特徴である．側副血行路として機能している「もやもや血管」が破綻して脳内出血や脳室内出血をきたすことが多く，脳血管撮影にて仮性動脈瘤が確認されることもある．一方，やはり側副血行路として機能している椎骨脳底動脈系に発生した真性動脈瘤が破裂してくも膜下出血をきたすこともある．いずれにせよ，頭蓋内出血の原因には先行する脳虚血が深く関与している[6]．

日本，韓国，中国など東アジアでの発症率が高く，20％ほどの家系内発症を認めることから，以前より感染あるいは遺伝の関与が指摘されていた．最近になって第17番染色体短腕に存在するRNF213遺伝子が感受性遺伝子として注目されている．

以前より，脳血行再建術は虚血型もやもや病に対して有効であることは広く認められていたが，わが国で実施されたJapan Adult Moyamoya (JAM) Trialによって，成人出血型もやもや病に対しても直接あるいは複合バイパス術が再出血を予防する上で有効であることが初めて明らかとなった．なかでも，脳血行再建術は後方出血例（P群）で特に有効である[12,14]．

2. 内科治療

もやもや病に対する内科治療のうち，エビデンスが確立している治療法はほぼ

皆無である．「脳卒中治療ガイドライン2015」に記載されている治療はいずれも「グレードC1」あるいは「レベル3～4」である．

1 脳梗塞急性期

組織プラスミノゲン・アクチベータ（t-PA）による血栓溶解療法は適応外である．実臨床ではエダラボン，オザグレルNa，アルガトロバン，アスピリンなどが使用されていると考えられるが，その効果についての報告は少ない．

2 頭蓋内出血急性期

一般的に脳出血急性期に準じた全身管理，脳圧管理が実施されていると考えられる．ただし，もやもや病の例では潜在的に脳虚血を有しているため，高血圧性脳出血と同様に降圧療法を実施すると，新たな脳梗塞が発生する可能性があるので，脳血流量（cerebral blood flow: CBF）などを測定した上で降圧レベルを慎重に検討すべきである．

3 慢性期

慢性期はTIA，脳梗塞，頭蓋内出血の再発を予防することが内科治療の最大の目標となる．一般に脳卒中危険因子の管理が重視されているが，アスピリンなどの抗血小板剤の効用については統一された意見はないのが現状である．特に，MRI T2*強調画像において微小出血を有する例では頭蓋内出血のリスクが高く，抗血小板薬の使用は控えるべきかもしれない．

3. 外科治療

脳血行再建術は，浅側頭動脈-中大脳動脈吻合術（superficial temporal artery to middle cerebral artery anastomosis，以下STA-MCA anastomosisと略す）に代表される直接バイパス術に加えて，有茎組織を脳表に接着させる間接バイパス術，両者を同時に実施する複合バイパス術に大別されている[6]．両者の特徴を 表1 に要約する．いずれの術式を実施しようと，もやもや病に対する脳血行再建術は，本疾患の後期～末期に自然に形成される「vault moyamoya」を外科的に作成していると考えると理解しやすい．

われわれはTIA，脳梗塞，頭蓋内出血，てんかん発作，不随意運動などのエピソードを有する場合に脳血行再建術を検討している．現在，無症候性もやもや病

表1 直接・間接バイパス術の特徴

	長所	短所
間接バイパス	●容易かつ簡便	●2～3か月で形成 ●虚血合併症のリスクあり（周術期） ●成人では50％のみ有効
直接バイパス	●脳循環はすぐに改善 ●虚血合併症が少ない ●TIAは急速に減少・消失する	●それなりのトレーニング必要 ●過灌流のリスクあり

の予後を調査するための多施設共同研究であるAsymptomatic Moyamoya Registry（AMORE）が進行中であるため，現在のところ，無症候例には脳血行再建術を実施していない[5]．

　もやもや病では手術適応を検討するほか周術期リスクを評価するため，術前に脳灌流圧低下の有無を確認する必要がある．われわれは，脳SPECTを用いて脳血流量（CBF），脳血管反応性（cerebrovascular reactivity: CVR）を定量的に評価している．虚血例では，CBF正常・CVR低下（Type 2），あるいは，CBF低下・CVR低下（Type 3）の領域を有する大脳半球に対して脳血行再建術を考慮している[7,9]．特に小児では，脳虚血が知能発達に及ぼす影響も考慮して，無症候側においても高度の虚血が存在する場合には脳血行再建術を勧めている[7,8,9]．通常は症候側を最初に手術して，4～6週間後に反対側を手術しているが，小児の場合，どちら側に脱力発作が生じているのか，本人も両親もわからないことを稀に経験する．その際は，脳循環動態がより不良な側を最初に手術するようにしている．成人出血例においても術前に脳SPECTを実施しているが，基本的にはJAM Trialの適応基準に則って，出血側を優先して両側大脳半球に脳血行再建術を実施している[12]．

1 間接バイパス術

　間接バイパス術は，もやもや病に特異的な術式である．側頭筋，硬膜，骨膜，動脈，帽状腱膜などの有茎組織がドナーとして使用されている．これまでに報告された主たる術式を経年的に 図2 に示す．脳表と有茎組織との間に2～3か月かけて生じる血管新生（angiogenesis）によって，小児ではほぼ全例で，成人でも50～60％で豊富な外科的側副血行路が形成される[11]．この特異な現象のメカニズムは未だに完全に解明されたとは言いがたいが，本疾患に罹患した患者の脳脊髄液（cerebrospinal fluid: CSF）中にはfibroblast growth factor（FGF）-2，

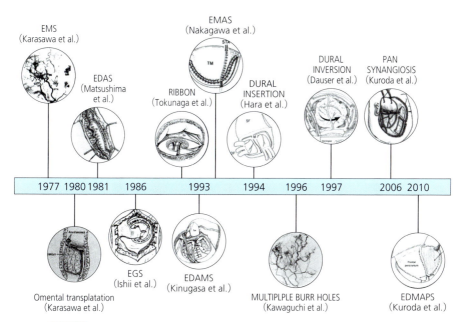

図2 これまでに報告された主な間接バイパス術

hepatocyte growth factor（HGF）などの血管成長因子が高濃度に存在していることとは無関係ではないと考えられている❺．間接バイパス術は簡便で広く普及していて，特に小児例できわめて有用な手法であるが，側副血行路は形成されるまでに時間がかかるため周術期に虚血性合併症が生じやすい点❷❸，側副血行路が形成される範囲は開頭のデザインに依存する点 図3 ❽，成人では全例に有効ではない点に注意を要する❾．特に，側頭部あるいは頭頂部のみに間接バイパス術を実施しても，前頭部に強い脳虚血を有することが多いもやもや病では，脳全体の脳循環動態を改善できない点に留意すべきで，手術デザインが小児例の知能予後に大きな影響を及ぼすことを銘記したい❻．

2 直接バイパス術

直接バイパス術は，主としてSTA-MCA anastomosisが使用されるが，必要に応じて浅側頭動脈-前大脳動脈吻合術（superficial temporal artery to anterior cerebral artery［STA-ACA］anastomosis），後頭動脈-後大脳動脈吻合術（occipital artery to occipital artery［OA-PCA］anastomosis）なども可能で

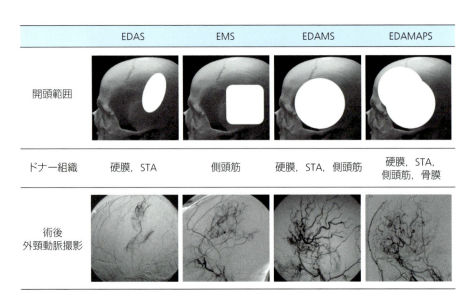

図3 開頭デザインと間接バイパス術を介した側副血行路の関係

ある．直接バイパス術の最大の利点として，術直後から脳循環動態を改善させることができるため，周術期の脳虚血合併症が少なく，TIAや頭痛などの発作も術後早期から減少あるいは消失させることができる．レシピエントである脳表の動脈は径0.5〜1.0 mmであることが多く，かつての成書には「技術的に困難である」との記載が目立ったが，現在までに洗練，伝承された技術やハードに習熟すれば，技術的には1歳児であっても十分可能である[4]．この術式を難しくしている最大の要因はレシピエント動脈壁が明らかに菲薄化している点である．この現象がもやもや病の病因と直接関連しているのか，脳灌流圧の低下に伴った単なる2次的変化なのかは今後の検討を待たざるを得ないが，通常のSTA-MCA anastomosisとは別個のハンドリング技術が要求される点に大いなる注意が必要である 図4 [7][9]．Indocyanine green（ICG）を用いた術中造影技術はこの術式の進歩に大きく寄与している 図5．

　直接バイパス術を実施する際にはいくつかの注意点に留意すべきである．すなわち，直接バイパス術は術直後からCBFを改善させることができる反面，術前の脳虚血が高度な例では，術後，しばしば過灌流現象（hyperperfusion）が生じる．小児よりも成人で頻度が高い．この現象を看過あるいは過小評価すると，過灌流症候群（hyperperfusion syndrome: HPS）に移行して頭痛，意識障害，局

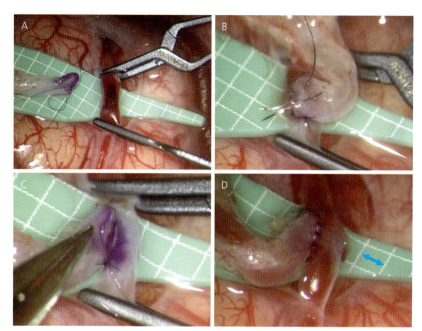

図4 成人もやもや病に対する STA-MCA anastomosis の実際
1目盛りは1mm（矢印）

所神経症状，痙攣が生じるほか，重症例では脳出血をきたす．術後早期（Day 0～1）に脳 SPECT を実施して CBF を測定した上で，過灌流現象を認めた場合は血圧を平常時よりも低く維持したり，安静あるいは鎮静などの対応が必要である．すなわち，直接バイパス術を必要としている症例ほど，過灌流現象あるいは過灌流症候群が生じやすいというジレンマが常に存在している❶15．STA あるいは OA を頭皮から剝離する際には，創傷治癒の遅延を予防するために通常の開頭術の際よりも頭皮や帽状腱膜に対する愛護的操作が必要である❼．

3 複合バイパス術

　複合バイパス術は，直接＋間接バイパス術を同時に実施する手法で両者の長所を最大限に利用できる点で最も合理的である．すなわち，直接バイパス術は早期に脳循環動態を改善させて周術期の脳虚血合併症を予防する点で「先発ピッチャー」にたとえることが可能である．その後，間接バイパス術を介した側副血行路が徐々に広く形成されて脳循環動態がさらに安定してくる点を考慮すると，

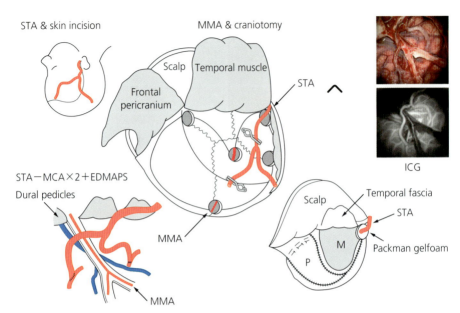

① STA frontal branch ➡ M4 prefrontal artery
  10-0 nylon
  2+4+5＝11 sutures, antegrade fashion
② STA parietal branch ➡ M4 middle temporal artery
  10-0 nylon
  2+5+5＝12 sutures, retrograde fashion

図5 STA-MCA anastomosis＋EDMAPS の手術スケッチ
ICG videoangiography は術中に直接バイパスの疎通を確認する上で有用である．

間接バイパス術は「中継ぎ～抑えピッチャー」にたとえると理解しやすいだろう．長年，われわれも本術式を採用しており，「必ず直接バイパス術を実施する」「間接バイパス術はできるだけ広く前頭部をカバーする」をコンセプトに掲げてきた．この 20 年間は STA-MCA single or double anastomosis に加えて，脳表を前頭部骨膜，側頭筋，硬膜，浅側頭動脈で被覆する encephalo-duro-myo-arterio-pericranial synangiosis（EDMAPS）を実施している．手術に要する時間は 5～6 時間で術後経過はこれまでの術式と比較してもきわめて良好である[7,9]．手術の実際を 図5 に示す．

おわりに

もやもや病に対する内科治療，外科治療について概説した．今後も JAM Trial のサブ解析や AMORE Study などから新たなエビデンスや知見が得られるとと

もに，外科治療の技術がさらに向上することで，もやもや病を患う患者さんの長期予後がさらに改善することを心から期待している．

Pearls

国内で実施された Japan Adult Moyamoya (JAM) Trial では，直接あるいは複合バイパス術が出血型成人もやもや病の全ての有害事象 (primary endpoint)，再出血 (secondary endpoint) を有意に減少させることが判明した．しかし，外科治療群と保存的治療群との差は，Kaplan-Meier 法で p=0.0048，Cox regression analysis ではハザード比が 0.391（95%信頼区間=0.125〜1.029）とそれほど大きくはなかった[12]．しかし，その後のサブ解析にて，対象患者を前方出血群（A 群），後方出血群（P 群）に分類すると，保存的治療群の primary endpoint は，A 群で年間 3.0%，P 群で年間 17.1% と P 群で有意に高率に発生すること，直接あるいは複合バイパス術を実施するとハザード比は，その P 群で 0.07（95%信頼区間=0.01〜0.55）に著しく低下することが判明した[14]．今後は出血の部位，すなわち，出血の原因となった穿通動脈がいずれかについても検討すべきであろう．

文献

[1] Fujimura M, Shimizu H, Inoue T, et al. Significance of focal cerebral hyperperfusion as a cause of transient neurologic deterioration after extracranial-intracranial bypass for moyamoya disease: comparative study with non-moyamoya patients using N-isopropyl-p-[(123) I] iodoamphetamine single-photon emission computed tomography. Neurosurgery. 2011; 68: 957-64; discussion 964-5.

[2] Fung LW, Thompson D, Ganesan V. Revascularisation surgery for paediatric moyamoya: a review of the literature. Childs Nerv Syst. 2005; 21: 358-64.

[3] Ishikawa T, Houkin K, Kamiyama H, et al. Effects of surgical revascularization on outcome of patients with pediatric moyamoya disease. Stroke. 1997; 28: 1170-3.

[4] Kamiyama H, Takahashi A, Houkin K, et al. Visualization of the ostium of an arteriotomy in bypass surgery. Neurosurgery. 1993; 33: 1109-10.

[5] Kuroda S, AMORE Study Group. Asymptomatic moyamoya disease: literature review and ongoing AMORE study. Neurol Med Chir (Tokyo). 2015; 55: 194-8.

[6] Kuroda S, Houkin K. Moyamoya disease: current concepts and future perspectives. Lancet Neurol. 2008; 7: 1056-66.

[7] Kuroda S, Houkin K. Bypass surgery for moyamoya disease-concept and essence of surgical technique-. Neurol Med Chir (Tokyo). 2012; 52: 287-94.

[8] Kuroda S, Houkin K, Ishikawa T, et al. Determinants of intellectual outcome after surgical revascularization in pediatric moyamoya disease: a multivariate analysis. Childs Nerv Syst. 2004; 20: 302-8.

[9] Kuroda S, Houkin K, Ishikawa T, et al. Novel bypass surgery for moyamoya disease

using pericranial flap: its impacts on cerebral hemodynamics and long-term outcome. Neurosurgery. 2010; 66: 1093-1101; discussion 1101.
10) Kuroda S, Kashiwazaki D, Akioka N, et al. Specific shrinkage of carotid fork in moyamoya disease-A novel key finding for diagnosis. Neurol Med Chir (Tokyo). 2015; 55: 796-804.
11) Mizoi K, Kayama T, Yoshimoto T, et al. Indirect revascularization for moyamoya disease: is there a beneficial effect for adult patients? Surg Neurol. 1996; 45: 541-8; discussion 548-9.
12) Miyamoto S, Yoshimoto T, Hashimoto N, et al. Effects of extracranial-intracranial bypass for patients with hemorrhagic moyamoya disease: results of the Japan adult moyamoya trial. Stroke. 2014; 45: 1415-21.
13) Suzuki J, Takaku A. Cerebrovascular "moyamoya" disease. Disease showing abnormal net-like vessels in base of brain. Arch Neurol. 1969; 20: 288-99.
14) Takahashi JC, Funaki T, Houkin K, et al. Significance of the hemorrhagic site for recurrent bleeding-A prespecified analysis in the Japan Adult Moyamoya Trial. Stroke. 2016; 47: 37-43.
15) Uchino H, Kuroda S, Hirata K, et al. Predictors and clinical features of postoperative hyperperfusion after surgical revascularization for moyamoya disease: A serial single photon emission CT/positron emission tomography study. Stroke. 2012; 43: 2610-6.

〈黒田 敏〉

15 若年性脳梗塞の原因にはどのようなものがありますか？

　"若年者"の定義は調査・研究により45〜55歳とばらつきがあるが，本稿では50歳以下と定義する．また，脳血管障害の臨床病名はNational Institute of Neurological Disorders and Stroke（NINDS）の脳血管疾患分類第III版に従い，「一過性脳虚血発作（TIA）」，「脳梗塞」，「脳出血」，「くも膜下出血」，さらに脳梗塞を「ラクナ梗塞」，「アテローム血栓性脳梗塞」，「心原性脳塞栓症」，「その他の脳梗塞」，とする．

　わが国の若年者脳梗塞について，若年者脳卒中診療の現状に関する共同調査研究として実施された「若年世代の脳卒中の診断，治療，予防戦略に関する全国多施設共同研究（SASSY-Japan）」に述べられている❶．

　これによると，若年者脳卒中の病型は，非若年者脳卒中と比較すると出血性脳卒中（脳出血，くも膜下出血）の占める比率が高くなるが，患者の絶対数は虚血性脳卒中が最も多い　図1．若年者脳梗塞の特徴は，背景因子として"男性"，"喫煙者"，"卵円孔開存例"が非若年者脳梗塞に比べて多く，脳梗塞の病型としては，非若年者脳梗塞では高血圧など生活習慣病，非弁膜症性心房細動を背景とした「アテローム血栓性脳梗塞」，「心原性脳塞栓症」の比率が多いのに対して，「その他の脳梗塞」によることが多い．その内訳を　図2　表1　に示す．

　しかし近年，高血圧，糖尿病などの高齢者の危険因子により発症する若年者脳

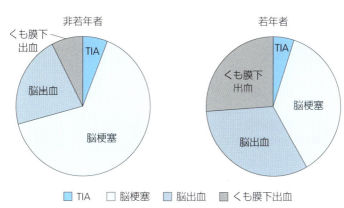

図1　非若年者，若年者の脳卒中の病型（SASSY-Japanより）

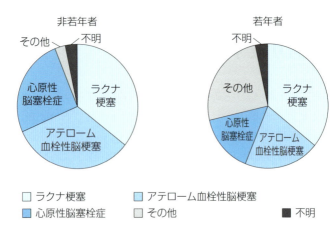

図2 非若年者，若年者の脳梗塞の病型（SASSY-Japan より）

表1 若年者の「その他の脳梗塞」の原因

	虚血性脳血管障害 （661 例）
動脈解離	41
もやもや病	33
抗リン脂質抗体症候群	14
線維筋形成不全	3
多血症	3
Dolicoectasia	3
SLE	2
Marfan 症候群	2
片頭痛	2
妊娠　分娩	2
経口避妊薬	2
DIC	2
大動脈炎症候群	1
アレルギー性血管炎	1
特発性血小板減少性紫斑病	1
空気塞栓	1
医原性塞栓	1

（SASSY-Japan より）

表2 若年者脳梗塞の原因疾患

1. 心疾患	不整脈，人工弁置換術，拡張型心筋症，感染性心内膜炎，僧帽弁疾患，左房粘液腫リウマチ性心疾患
2. シャント疾患	卵円孔開存，心房中隔欠損症，肺動静脈瘻，心房中隔瘤
3. 血管障害	①動脈硬化性；高血圧，糖尿病，脂質異常症など ②炎症性；大動脈炎症候群，結節性多発動脈炎，中枢神経限局性血管炎（PACNS），クリオグロブリン血症，Henoch-Schönlein 紫斑病，ANCA 関連血管炎，SLE，RA，ベーチェット病，サルコイドーシス，川崎病，感染症関連（神経梅毒，結核，ライム病，川崎病，水痘帯状疱疹ライム感染後，HIV，嚢虫症） ③非炎症性；動脈解離，もやもや病，線維筋異形成症，Dolichoectasia，放射線障害 ④遺伝性；肺動静脈奇形（瘻），Fabry 病，CADASIL，CARASIL，Marfan 症候群，Ehlers-Danlos 症候群
4. 凝固異常症	抗リン脂質抗体症候群，DIC，血栓性血小板減少性紫斑病，Henoch-Schönlein 紫斑病，高ホモシステイン血症，先天性血栓素因（アンチトロンビン-Ⅲ，プロテイン C，プロテイン S，およびプロトロンビン異常症および欠乏症）
5. 悪性腫瘍	Trousseau 症候群，血管内リンパ腫
6. 血管攣縮	可逆性脳血管攣縮症候群（RCVS），片頭痛，くも膜下出血後の血管攣縮，子癇，妊娠，産褥
7. 薬剤，中毒	経口避妊薬，アンフェタミン，コカイン，大麻，ヘロイン
8. その他	脳静脈洞血栓症，炎症性腸疾患（クローン病，潰瘍性大腸炎）

梗塞が想像以上に多く存在することが指摘されている[2]．脳卒中データバンク 2015 によると，50 歳未満の虚血性脳卒中群では，危険因子の有病率は高血圧 46.6％，糖尿病 18.9％，脂質異常症 34.2％，と一定の割合で存在しており，わが国の若年者においても年齢とともにこれら生活習慣病の有病率は増加傾向を示し，ラクナ梗塞，アテローム血栓性脳梗塞は増加していくと推定される．

若年者脳梗塞の原因となりうる疾患を 表2 にまとめ，以下に「その他の脳梗塞」の主要な病型について解説する．

1. 動脈解離

脳動脈解離は脳を灌流する動脈に生じる解離で，SASSY-Japan によると，その頻度は全脳卒中のうち 1.2〜2.9％，若年者脳梗塞での「その他の脳梗塞」の中で最多の約 28％を占める．平均発症年齢は 48.4±11.3 歳で，約 7：3 で男性に多い．原因による分類では外傷性と非外傷性（特発性）に分けられ，圧倒的に後者が多い（97％）．外傷性は交通事故など明らかな外傷機転によって生じたもの

で，非外傷性はそれ以外によるものを含むが，明らかな基礎疾患，誘因を見出せないことが多い．一部に線維筋異形成，Marfan 症候群，Ⅳ型 Ehlers-Danlos 症候群など血管の脆弱性を示す基礎疾患を有する例や，スポーツ活動などに伴う頸部の回旋運動や過伸展が誘因になりうることが指摘されている．SCADS-Japan「脳動脈解離診療の手引き」によると動脈解離部位は，頭蓋内椎骨動脈（63.4％）が圧倒的に多く，ついで前大脳動脈（7.5％）と報告されている[3]．椎骨脳底動脈系頭蓋内動脈解離の全国調査では 632 例中，虚血発症群は 33.1％で，梗塞部位は延髄外側が最多（40.7％）であった[4]．脳卒中の危険因子を有さない若年者のWallenberg 症候群を診た時は椎骨動脈解離を疑うべきである．脳卒中治療ガイドライン 2015 では「虚血発症の脳動脈解離症例の血栓溶解療法は考慮してもよいが，十分な科学的根拠はなく慎重に症例を選択する必要がある（グレードC）」が追加された．欧米でも脳動脈解離は 45 歳以下の若年者脳卒中の約 20％を占め，「その他の脳梗塞」の最多の原因ではあるが，頭蓋外内頸動脈に好発することが多い[2]．しかし近年，本疾患に対する神経内科医，脳外科医の意識が向上し，MRIやMRAを中心に非侵襲的な画像診断法の普及もあり，我が国でも前大脳動脈，中大脳動脈などの頸動脈系の解離の報告も増えつつある．

2. もやもや病（Willis 動脈輪閉塞症）

原因不明の Willis 動脈輪の慢性進行性の閉塞で，両側内頸動脈末端部からはじまり，対称性に前大脳動脈，中大脳動脈近位部へと閉塞してゆき，Willis 動脈輪前半部～後半部へ進行する．東アジアに多く，我が国の小児期における主な脳血管障害であり有病率約 3 人/人口 10 万人である．発症年齢は 5 歳前後の小児期と 40 歳代の成人期と 2 つのピークがあり，男女比では女性が男性の約 2 倍である．血管閉塞に伴う脳血流の減少に対して側副血行路としての「もやもや血管」が形成されるまでの小児期には虚血症状が主で，成人期では虚血症状のみならず，脆弱に発達したもやもや血管の破綻や，脳底部の血行のパターンの変化により脳底動脈先端部，後交通動脈に形成された動脈瘤の破裂により出血が起こると考えられている．虚血発症の機序として，①慢性進行性の血管閉塞により正常な皮質血管が代償性拡張した状態にあるとき，過換気などで動脈血炭酸ガス分圧の低下により血管が収縮し，その支配領域に虚血が生じる血行力学的機序と，②もやもや血管の内膜の線維性肥厚と，そこに形成された血小板血栓による血栓塞栓性の機序が考えられている[5]．

3. 凝固亢進状態

　抗リン脂質抗体症候群（antiphospholipid syndrome: APS）や高ホモシステイン血症，など凝固異常は出血性・血栓性素因として若年性脳卒中の原因となりうる．脳卒中治療ガイドライン2015では凝固亢進状態（APS，高ホモシステイン血症，先天性血栓性素因，Trousseau症候群）は「その他の脳血管障害」に分類された．

1 抗リン脂質抗体症候群（APS）

　抗リン脂質抗体症候群（APS）は，原因不明の免疫学的機序を基盤に起こる血栓症で，多臓器の動・静脈血栓症，習慣性流産などに関与し，多彩な臨床像を呈する凝固異常症である．Cerveraらによると，初発症状は深部静脈血栓症が31.1％と最も頻度が高く，脳卒中13.1％，一過性脳虚血発作は7.0％と報告されている．全経過での神経症状の発現は，片頭痛の20.2％が最多で，次いで脳卒中は19.8％，TIA 11.1％とともに虚血性脳血管障害は頻度が高い[6]．わが国のAPSの平均発症年齢は41歳，男女比は86：14で女性に多い．SASSY-Japanでは若年性脳卒中の内，APSの頻度は2.1％と報告されている．動脈血栓症の90％が脳梗塞で，静脈血栓症の80％が深部静脈血栓症を占めている[7]．後述する卵円孔開存と右左シャントを合併した症例では奇異性心原性脳塞栓症の基礎疾患にもなりうる．50歳以下の年齢で初発の脳梗塞またはTIAを発症した場合は，APSを鑑別疾患として挙げ，抗リン脂質抗体の測定をするべきである．APSの診断基準を 表3 に示す．

2 高ホモシステイン血症

　シスタチオニンβ合成酵素またはメチレンテトラヒドロ葉酸還元酵素の欠損により発症するホモシステイン尿症では血漿ホモシステイン濃度が100〜500 μmol/Lにもなり，血管内皮を障害し相対的な凝固亢進を伴い血栓を生じると考えられている．葉酸，ビタミンの補充による治療効果については肯定的なものと否定的な結果がでている．

3 先天性血栓性素因

　アンチトロンビン-Ⅲ，プロテインC，プロテインS，およびプロトロンビン異

表3 抗リン脂質抗体症候群の診断基準

臨床所見
1. 血栓症
   画像診断，ドップラー検査または病理学的に確認されたもので，血管炎による閉塞を除く
2. 妊娠合併症（a～cのいずれかの場合）
   a．妊娠10週以降で，他に原因のない正常形態胎児の死亡
   b．妊娠中毒症，子癇または機能不全による妊娠34週以前の形態学的異常のない胎児の1回以上の早産
   c．妊娠10週以前の3回以上つづけての形態学的，内分泌学的および染色体異常のない流産

検査基準
1. 標準化されたELISA法によりIgGまたはIgM型抗カルジオリピン抗体（中等度以上の力価または健常人の99%-tile以上）
2. IgGまたはIgM型 β_2 グリコプロテインI抗体陽性（健常人の99%-tile以上）
3. 国際血栓止血学会のループスアンチコアグラントガイドラインに沿った測定法で，ループスアンチコアグラントが陽性

上記臨床所見の1項目以上が存在し，かつ検査項目のうち1項目以上が12週の間隔をあけて2回以上証明された場合に抗リン脂質抗体症候群と分類すると定義する．

（大熊壮尚, 他. BRAIN and NERVE. 2013; 65: 1319-32[7]より）

常症および欠乏症などは通常は静脈血栓を生じることが多く，動脈性脳梗塞については関連が疑われているが，エビデンスレベルは症例報告，症例対照研究の域に留まっている．Miyataらは日本人の静脈血栓塞栓症ではプロテインS欠損症が寄与していることを報告している．プロテインSの活性は妊娠や経口避妊薬などの高エストロゲン環境で発現が低下し，30～50歳代の女性では活性が低下していることが示されている[8]．

4 Trousseau症候群

潜在性の悪性腫瘍の遠隔効果（remote effect）により神経症状を生じる傍腫瘍性神経症候群の一つ．悪性腫瘍細胞によって凝固活性化が促進され血栓形成がもたらされ，脳卒中を生じる病態である．Grausらは，脳梗塞の成因は播種性血管内凝固異常症（DIC）に併発した非細菌性血栓性心内膜炎（NBTE）によるものが多く（27%），ついで血管内凝固による微小血栓・塞栓（24%）であったと報告している[9]．また内山らはTrousseau症候群の自験例について検討し，発症年齢は27～70歳と幅があり，皮質・皮質下の多発梗塞で，D-dimerを代表とする凝固マーカーの上昇など，その特徴を報告している．原因となる悪性腫瘍は固形癌が多く，乳癌，子宮癌などの婦人科的腫瘍が最多で，その他，肺癌，消化器癌，腎臓癌，前立腺癌などがあげられる[10]．

4. 奇異性脳塞栓症

　右左シャントをきたす卵円孔開存や心房中隔欠損，肺動静脈瘻が存在するとき，深部静脈血栓や骨折時の脂肪などの塞栓子が，左心系に流入することにより生じる脳塞栓症である．最も多い基礎疾患は卵円孔開存（有病率は26％）で，さらに心房中隔瘤を合併（頻度：7.0〜10.3％）するとシャント量が増え，奇異性塞栓が起こりやすくなると言われている．肺動静脈瘻は遺伝性出血性毛細血管拡張症（hereditary hemorrhagic telangiectasia: HHT, Rendu-Osler-Weber病）の約25％に存在し，肺動静脈瘻を指摘された患者の70％がHHTと報告されている．発症前に胸腔内圧が上昇する動作（排便動作，風船をふくらます，腹筋トレーニング，息こらえなど）や，長時間の座位姿勢をとっていた後に突然発症することが多い．SASSY-Japanでは「卵円孔開存例」が非若年者に比べて若年者で有意に多かった（0.7％ vs 1.2％）．診断にはコントラスト経食道心エコーおよび経頭蓋カラードプラーが有用である．脳卒中治療ガイドライン2015では「出血性合併症が懸念される場合には目標PT-INR2.0（1.5〜2.5）のワルファリン療法を考慮してもよい（グレードC1），卵円孔開存を伴う奇異性脳塞栓症で，心房中隔瘤が確認された場合は，ワルファリン療法はPT-INR1.7以上の管理が勧められる（グレードB）」が追記された．

5. 遺伝性脳血管障害

　脳卒中治療ガイドライン2105では遺伝性脳血管障害（Fabry病，CADASIL，CARASIL）が取り上げられた．そして，「Fabry病はαガラクトシダーゼ欠損による稀な疾患であるが，酵素補充療法を発症早期に行うことにより脳梗塞予防に有効である（グレードB）」ことが示され，「CADASILは脳小血管病の閉塞による虚血/脳梗塞，血液脳関門の破壊による白質病変形成，微小出血，CARASILは脳小血管の内腔の狭窄および中膜平滑筋細胞の消失がみられるが，いずれも脳梗塞の予防に抗血小板薬を考慮してもよいが，脳出血の合併が高まることに注意する（グレードC1）」が記載された．

1 Fabry病

　X遺伝子のα-galactosidase A変異によりα-galactosidase A活性が低下しス

フィンゴ糖脂質が血管内皮細胞をはじめ全身の臓器，組織や細胞に蓄積して発症する．幼少期から四肢の疼痛，皮膚，角膜病変がみられ，中枢神経症状，心病変（肥大型心筋症，伝導障害），腎障害が進行する．古典型 Fabry 病では脳血管障害は主要な合併症で，病型は脳梗塞が圧倒的に多く，椎骨脳底動脈系に生じやすい．平均発症年齢は 40 歳以下で，18〜55 歳の若年性脳卒中での cryptogenic stroke の 1.2％を占めると言われている[11]．

2 CADASIL（cerebral autosomal dominant arteriopathy with subcortical infarct and leukoencephalopathy）

常染色体優性遺伝をとり，Notch3 遺伝子変異により発症する．平均発症年齢は約 30〜50 歳，片頭痛またはその既往，高血圧など脳卒中のリスクファクターを持たない反復する TIA や脳梗塞，60 歳以降には仮性球麻痺，皮質下性認知症を呈し，家族歴（常染色体優性遺伝）があれば本症を疑って遺伝子を含めた検査を進める．頭部 MRI，T2 強調画像，FLAIR 画像で大脳深部白質，基底核，視床，橋に多発性の高信号域，特に側頭極，内側前頭極では弓状線維（U-fiber）にまで及ぶ病変を認める．

3 CARASIL（cerebral autosomal reccesive arteriopathy with subcortical infarct and leukoencephalopathy）

常染色体劣性遺伝をとり，HTRA1 遺伝子変異により発症する．1965 年にわが国で報告された．40 歳未満に発症し，進行性の認知機能障害，仮性球麻痺，歩行障害を認め，禿頭，変形性腰椎症を随伴する．頭部画像上はびまん性の皮質下白質病変を認める．

6. 血管炎症候群

1 大動脈炎症候群

高安動脈炎とも呼ばれ，わが国では 20 歳代をピークに若年女性に好発し，大動脈とその主要分岐血管，肺動脈に狭窄・閉塞をきたす進行性の疾患である．発熱や全身倦怠感，罹患血管とその周囲に疼痛を生じ，上肢の動脈拍動の消失や血圧の左右差，CRP 上昇，赤沈亢進など炎症反応の上昇を認める．脳卒中治療ガイドライン 2015 では「多臓器障害や中枢神経障害を合併する急性期にはメチルプレドニゾロン・パルス療法を考慮する．副腎皮質ステロイドの単剤治療に抵抗性

または難治性経過を呈する患者では免疫抑制薬，生物学的製剤，分子標的薬の併用を考慮する（グレードC）」が追記された．

2 結節性多発動脈炎（polyarteritis nodosa: PAN）

古典的PANは，30〜60歳代に好発する，発熱，全身倦怠感，有痛性皮下結節，網状皮疹，皮膚潰瘍，炎症反応上昇を認める中・小型動脈が標的となる壊死性血管炎で，60〜70％に末梢神経障害を，20〜30％で中枢神経障害の合併を認める．中枢神経障害単独でよりも末梢神経障害との合併が多いとされる．

3 その他，小血管を標的とする血管炎

クリオグロブリン血症，Henoch-Schönlein紫斑病，ANCA関連血管炎（Wegener肉芽腫症，顕微鏡的多発血管炎）がある．小血管レベルを栄養血管とする末梢神経に障害をきたすことが多く，中枢神経障害は稀であるが脳梗塞を発症するとの報告が散見される．

Pearls

症候性脳梗塞のうち，「ラクナ梗塞」「アテローム血栓性脳梗塞」「心原性脳塞栓症」を除外し，「その他の脳梗塞」の中の原因が特定されたものを除外したものが原因不明の脳梗塞「潜因性脳梗塞」として残り，施設間や診断基準により差があるが約30％存在するとされる．これは塞栓性機序のことが多いと言われており，通常のスクリーニング検査を行っても，"病巣より近位での血管狭窄病変や塞栓源となる心疾患を有さず，ラクナ梗塞ではない" ものとして，塞栓源不明脳塞栓症（embolic stroke of undermined source: ESUS）が提唱されている．診断基準と必要な検査，推定される塞栓源の一覧を 表4 〜 表6 に示す[12]．「その他の脳梗塞」の比率が多い若年者脳梗塞ではESUSも多く存在する可能性があり，特に塞栓性機序の脳梗塞は重症化する可能性が大で，おそらく数十年にわたり運動麻痺，神経性疼痛などの後遺症に苦しみ，その社会心理的・経済的負担は大きなものとなるため，適切な抗血栓治療の導入のため積極的に塞栓源の同定に努めなければならない．ESUSの再発予防治療として直接作用型経口抗凝固薬（DOAC）の適応が検討されている．現在，ダビガトランとアスピリンを比較する "RE-SPECT ESUS"，リバーロキサバンとアスピリンを比較する "NAVIGATE ESUS" が，それぞれ有効性・安全性を比較検討する国際共同臨床試験として進行中である．

表4 ESUSの定義

①CTやMRI上，ラクナ梗塞ではない
②脳虚血領域を灌流する頭蓋内外の動脈の内腔に50％以上の狭窄がない
③塞栓源となりうる主要な心疾患*がない
④脳梗塞を起こしうる，その他の特殊な原因（動脈解離，血管炎，片頭痛など）が証明されないこと

*慢性心房細動，発作性心房細動，持続性心室粗動，心腔内血栓，人工弁，左房粘液腫または心臓腫瘍，僧帽弁狭窄症，4週間以内の心筋梗塞，30％未満の左室駆出率，疣贅または感染性心内膜炎

(Hart RG, et al. Lancet Neurol. 2014; 13: 429-38 [12] より)

表5 ESUSの診断に必要の検査

①頭部CTまたはMRI
②12誘導心電図
③経胸壁心エコー
④自動リズム検出可能な24時間以上の心電図モニター
⑤脳虚血領域を支配する頭蓋内外動脈の画像検査

(Hart RG, et al. Lancet Neurol. 2014; 13: 429-38 [12] より)

表6 ESUSの原因となりうる塞栓源

僧帽弁疾患	潜在性の発作性心房細動
大動脈弁疾患	担癌性塞栓
心房細動以外の心房性不整脈	動脈原性塞栓
心房構造異常	奇異性塞栓
左室機能・構造異常	

(Hart RG, et al. Lancet Neurol. 2014; 13: 429-38 [12] より)

文献

[1] 峰松一夫，矢坂正弘，米原敏郎，他．若年者脳卒中診療の現状に関する共同調査研究．若年者脳卒中共同調査グループ（SASSY-JAPAN）．脳卒中．2004; 26: 331-9.
[2] Maaijwee NA, Rutten-Jacobs LC, Schaapsmeerders P, et al. Ischaemic stroke in young adults: risk factors and long-term consequences. Nat Rev Neurol. 2014; 10: 315-25.
[3] 峰松一夫．循環器病研究委託費18公-5（SCADS-Japan）「脳動脈解離診療の手引き」．大阪：国立循環器病センター内科脳血管部門; 2009.
[4] 樋口佳則，小野純一，田島洋佑，他．椎骨脳底動脈系頭蓋内動脈解離の全国調査（最終報告）第3報―虚血発症．脳卒中の外科．2015; 43: 257-61.
[5] Scott RM, Smith ER. Moyamoya disease and moyamoya syndrome. N Engl J Med. 2009; 360: 1226-37.

❻ Cervera R, Piette JC, Font J, et al; Euro-Phospholipid Project Group. Antiphospholipid syndrome: clinical and immunologic manifestations and patterns of disease expression in a cohort of 1,000 patients. Arthritis Rheum. 2002; 46 (4): 1019-27.
❼ 大熊壮尚, 北川泰久. 抗リン脂質抗体症候群―脳血管障害を中心に. BRAIN and NERVE 2013; 65 (11): 1319-32.
❽ Miyata T, Kimura R, Kokubo Y, et al. Genetic risk factors for deep vein thrombosis among Japanese: importance of protein S K196E mutation. Int J Hematol. 2006; 83 (3): 217-23.
❾ Graus F, Rogers LR, Posner JB. Cerebrovascular complications in patients with cancer. Medicine (Baltimore). 1985; 64 (1): 16-35.
❿ 内山真一郎, 赫 洋美, 清水優子, 他. 抗リン脂質抗体症候群と Trousseau 症候群. 脳卒中. 2005; 27: 547-51.
⓫ Rolfs A, Bottcher T, Zschiesche M, et al. Prevalence of Fabry disease in patients with cryptogenic stroke: a prospective study. Lancet. 2005; 366: 1794-6.
⓬ Hart RG, Diener HC, Coutts SB, et al. Cryptogenic Stroke/ESUS International Working Group. Embolic strokes of undetermined source: the case for a new clinical construct. Lancet Neurol. 2014; 13 (4): 429-38.

〈小泉健三〉

16 直接作用型経口抗凝固薬（DOAC）はワルファリンとどのように使い分けたらいいですか？

1. 経口抗凝固薬の適応

　非弁膜症性心房細動（NVAF）患者における虚血性脳卒中および全身性塞栓症の発症予防に，ワルファリンあるいは直接作用型経口抗凝固薬（direct oral anticoagulant: DOAC）(注)である直接トロンビン阻害薬やXa阻害薬の経口投与が推奨される❶❷❸．図1．NVAF 患者に対して，DOACはワルファリンと同等もしくはそれ以上の脳梗塞および全身塞栓症の抑制効果があり，一方で頭蓋内出血を含む重篤な出血性合併症❹はワルファリンと同等か，むしろ低率であることが近年報告された．ただし，人工弁や弁膜症性心房細動を伴う患者に対しては，DOACにはエビデンスがないので現時点では適応はない．また，奇異性脳塞栓症の原因となる静脈血栓塞栓症（VTE）の治療や再発予防にもワルファリンとDOAC（現時点でダビガトランには適応がない）による抗凝固療法の適応がある．

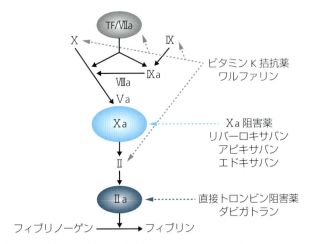

図1 血液凝固カスケードと各種抗凝固薬の作用点
組織因子（TF）や活性化第VII因子（VIIa）により，血液凝固カスケードが活性化し，最終的に活性化トロンビン（IIa）がフィブリノーゲンに作用してフィブリンが形成される．ワルファリンはII，VII，IX，X因子の生成を抑制し，Xa阻害薬はXa因子の活性を，直接トロンビン阻害薬はIIa因子の活性をそれぞれ抑制する．

なお，非心原性の脳梗塞またはTIA患者の再発予防に関しては，抗凝固薬（ワルファリン）と抗血小板薬（アスピリン）の再発予防効果は同等であるが，抗凝固薬のほうが出血性合併症の頻度が高いので，抗凝固療法の適応はない．

注: 直接トロンビン阻害薬やXa阻害薬は，ワルファリンとの対比から，当初，新規経口抗凝固薬（novel oral anticoagulant: NOAC），あるいは，非ビタミンK阻害経口抗凝固薬（non-vitamin K antagonist oral anticoagulant: NOAC）と呼ばれたが，最近，国際血栓止血学会で，薬の作用機序を表す，直接作用型経口抗凝固薬（direct oral anticoagulant: DOAC）という用語が提唱され，一般化している．

2. 各種経口抗凝固薬の特徴

1 ワルファリン（ワーファリン®）

　ワルファリンはビタミンK依存性凝固因子（Ⅱ，Ⅶ，Ⅸ，Ⅹ）の生成を阻害することにより抗血栓作用を示す経口抗凝固薬である．用量依存性に抗血栓作用を示し，用量が少なければ抗血栓作用が不十分で，用量が多くなると出血性合併症が問題になる．したがって，薬効を定期的にチェックして緻密なコントロールを行う必要がある．薬効の判定にはプロトロンビン時間国際標準比（PT-INR）が用いられる．ワルファリン治療中のNVAFを合併した脳梗塞患者において，再発群と非再発群のINRを比較した研究で，INR 2.0未満では脳梗塞の再発率が有意に高く，INR 4.0〜5.0では出血性イベントが多いので，脳梗塞発症予防のINRは2.0〜3.0を目標に設定された．さらに，我が国独自の研究結果から，出血性合併症を考慮し，70歳以上の高齢者ではINR 1.6〜2.6が推奨されている．

　吸収されたワルファリンの99％はアルブミンなどの血漿蛋白と結合し，遊離型ワルファリン（1％）のみが作用を示す．また，凝固因子の半減期が数日と長く，ワルファリン投与後36〜48時間経過してはじめて抗凝固活性を示すので，初回導入時にワルファリンの効果が一定になるまでには時間がかかる．さらに，抗凝固活性を有するプロテインCもビタミンK依存性因子であり，ワルファリン導入時にプロテインCが低下して，凝固能がかえって亢進することもありうる（paradoxical hypercoagulability）．そこで，速やかに抗凝固療法が必要な場合は，ワルファリンの効果が一定になるまでヘパリンの点滴を併用することが推奨される．ワルファリンの半減期は約37時間と長く，投与を中止しても2〜3日は抗凝固活性が持続する．ワルファリンは肝臓において代謝され，食生活（納豆な

どビタミン K を含有する食物）や併用薬（NSAIDs など）に影響されやすく，投薬量を一定にしても，薬効すなわち PT-INR を一定に保つことが困難な場合が多い．さらに，ワルファリンの感受性に個人差が非常に大きいことも問題である．

ワルファリン治療に際しては，ビタミン K を多く含む食物の摂取を控えるため，慢性的にビタミン K 欠乏状態に陥る危険性があり，さらにワルファリン自体が凝固因子以外のビタミン K 依存性のいくつかのタンパクの生成も抑制するので，骨粗鬆症や動脈硬化が進展する可能性も危惧されている．この点に関する明らかなエビデンスは現時点でないが，ワルファリン治療による動脈硬化の進展に関する研究も行われている．

2 DOAC

DOAC には，直接トロンビン阻害薬であるダビガトラン（プラザキサ®）と Xa 阻害薬であるリバーロキサバン（イグザレルト®），アピキサバン（エリキュース®），エドキサバン（リクシアナ®）がある．各薬剤の特徴を 表1 に示した．DOAC に共通する特徴としては，ワルファリンと比較して半減期は短く，薬物血中濃度にピーク期とトラフ期が存在する．ピーク期に適切な量の DOAC があれば，良好な抗凝固作用を呈し，トラフ期には抗凝固効果はなく，患者自身の凝固状態に服する．このように抗凝固活性がリセットされることが，有効血中濃度の範囲が広い理由と考えられる．NVAF 患者において，DOAC はワルファリンと同等もしくはそれ以上の脳梗塞および全身塞栓症の抑制効果があり，一方で頭蓋内出血を含む重篤な出血性合併症はワルファリンと同等か，むしろ低率であるという利点がある．ワルファリンは第VII因子を強く抑制し，第VII因子と組織因子の結合を阻害するが，DOAC は第VII因子を抑制しないので，ワルファリンに比べて出血性合併症が生じにくいと考えられる．さらに，Xa 阻害薬は，ピーク期でも微量のトロンビン産生があり，良好な抗血栓作用を呈する濃度でも，出血時間はほとんど延長しない．

DOAC では，用量は固定され，治療域にコントロールするために血液検査を定期的に行う必要がなく，簡便である．また，食物や薬物の影響を受けることが少ないことも利点である．ただし，腎機能，年齢，体重，P-糖蛋白阻害剤の併用などで，DOAC の薬剤毎に減量基準や禁忌があり，各薬剤の特徴を理解して使用することが肝要である．現時点では DOAC 各々を直接対比したランダム化比較試験が存在しないので，DOAC の中でどれが優れているかの判断はできない．どの抗凝固薬を選択するかは，各薬剤の特徴を理解した上で patient-oriented に決定

表1 各種直接作用型経口抗凝固薬（DOAC）の特徴

種類	ダビガトラン	リバーロキサバン	アピキサバン	エドキサバン
標的因子	トロンビン	Xa因子	Xa因子	Xa因子
効用	NVAF	NVAF・VTE	NVAF・VTE	NVAF・VTE
投与回数	2回	1回	2回	1回
用法・用量	150 mg 1日2回	15 mg 1日1回	5 mg 1日2回	60 mg 1日1回
減量用量	110 mg 1日2回	10 mg 1日1回	2.5 mg 1日2回	30 mg 1日1回
減量基準	CCr 30〜50 mL/min 70歳以上 消化管出血の既往	CCr 30〜50 mL/min 「CCr 15〜30 mL/minでより慎重に（NVAF）」	80歳以上 体重60 Kg以下 血清 Cr 1.5 mg/dL以上 （上記の3項目のうち2項目以上を満たす場合） P-糖蛋白阻害剤の併用	CCr 30〜50 mL/min 体重60 Kg以下 P-糖蛋白阻害剤の併用 「CCr 15〜30 mL/minでより慎重に」
禁忌	CCr 30 mL/min未満 P-糖蛋白阻害剤の併用	CCr 15 mL/min未満（NVAF） CCr 30 mL/min未満（VTE） P-糖蛋白阻害剤の併用	CCr 15 mL/min未満（NVAF） CCr 30 mL/min未満（VTE）	CCr 15 mL/min未満（NVAF・VTE）
半減期（時間）	10.7〜11.8	5.7〜8.7	6.12〜8.11	8.6〜9.44
Tmax（時間）	0.5〜2	0.5〜4	3〜3.5	0.5〜3
代謝	プロドラッグ グルクロン酸抱合	主に肝代謝（CYP3A4, CYP2J2）	主に肝代謝（CYP3A4/5）	主に肝代謝（カルボキシエステラーゼ1・CYP3A4）
P-糖蛋白の基質	○	○	○	○
腎排泄	85%	42%	27%	35%

NVAF: 非弁膜症性心房細動，VTE: 静脈血栓塞栓症

すべきである．

3. ワルファリンとDOACの使い分け

1 保険適応

　ワルファリンは，NVAFに限らず，あらゆるタイプの血栓塞栓症（静脈血栓症，心筋梗塞症，肺塞栓症，脳塞栓症，緩徐に進行する脳血栓症など）の治療および

予防に適応がある．一方，DOAC は NVAF と VTE の患者のみに適応がある．ただし，ダビガトランは VTE には現時点で適応はない．

2 ガイドラインにおける推奨

　脳卒中治療ガイドライン 2015[2]では，NVAF 患者で CHADS$_2$ スコア(注)が 2 点以上では DOAC もしくはワルファリンが強く勧められ，1 点では DOAC が推奨される．日本循環器学会の 2013 年のガイドライン[3]では，CHADS$_2$ スコア 1 点ではダビガトランとアピキサバンが推奨で，リバーロキサバン，エドキサバン，ワルファリンが考慮可となっている．なお，CHADS$_2$ スコア 0 点では，両ガイドラインともに，心筋症，年齢 65 歳以上，血管疾患の合併がある場合に，DOAC もしくはワルファリンを考慮しても良いとしている．

注: CHADS$_2$ スコアは，心不全（C），高血圧（H），高齢（75 歳以上）（A），糖尿病（D）が各 1 点で，脳梗塞または TIA の既往（S$_2$）を 2 点として，合計点数で表され，点数が高いほど脳梗塞の発症リスクが増大する．

3 新規患者

　NVAF 患者に新規に抗凝固療法を開始する場合は，ワルファリンと比較して DOAC は脳梗塞発症予防効果が同等で出血性合併症が少ない利点があるので，基本的には DOAC が推奨される．ただし，DOAC のどれを選択すべきか，現時点で明らかなエビデンスはない．現在使用できる 4 種類の DOAC では，作用機序が直接トロンビン阻害薬 or Xa 阻害薬，服用回数が 1 日 1 回 or 1 日 2 回，腎排泄率の割合（ダビガトランが 85％と高い）などが，主要な相違点である．実臨床では，肝機能，腎機能，年齢，体重，併用薬，服薬のアドヒアランス，経済面，などの患者背景を確認し，**表1** に示した各種薬剤の特徴を考慮して，patient-oriented に薬剤を選択することになる．

　速やかな抗凝固療法の導入が必要な場合，定期的な血液検査を望まない患者，あるいは納豆などの愛好者にも DOAC が勧められる．一方，アドヒアランスが不良の患者では半減期が短い DOAC よりもワルファリンが勧められる．また，高度の腎機能低下（CCr<30 mL/min）がある場合，低体重（<40 kg）あるいは極端な高体重の場合など，定用量の DOAC では血中濃度が極端に低値あるいは高値になる可能性があるので，ワルファリンが推奨される．さらに，経済的な理由でワルファリンを希望する患者もいる．

4 抗血小板薬との併用に関して

　虚血性心疾患や頸動脈狭窄症などでステントを留置した患者が心房細動を併発した場合，抗血小板薬と抗凝固薬が併用されることになる．ステント留置後は，一般的には抗血小板薬 2 剤併用療法（dual antiplatelet therapy: DAPT，アスピリン/チエノピリジン系抗血小板薬［クロピドグレル］）が行われる．NVAF の合併でさらに抗凝固薬が併用されると，抗血栓薬が 3 剤となり，高い出血リスクが懸念される．実際，DAPT＋ワルファリン（3 剤併用群）とクロピドグレル＋ワルファリン（2 剤併用群）を比較した WOEST 試験では，3 剤併用群（44.4％）は 2 剤併用群（19.4％）より出血性合併症の発現率が有意に高かった．したがって，3 剤併用の出血リスクを十分に把握し，できるだけ抗血小板薬を 1 剤にすることが推奨される．また，ステント血栓症の発症率が低いステントを使用して，DAPT 期間を短縮することが望まれる．

　抗血小板薬と抗凝固薬を併用する場合に，ワルファリンと DOAC のどちらを選択すべきかについては十分なエビデンスはない．DOAC は薬効の調節が困難であるが，ワルファリンは用量調節ができるので，ワルファリンを勧める意見もある．しかし，今後，DOAC 服用患者でステント留置術が施行される症例が増えることが想定され，実臨床でのエビデンスの蓄積が待たれる．そして，DOAC 単剤でもステント血栓症が抑制できるステントの開発が望まれる．

5 ワルファリン服用患者

　既にワルファリンを服用している NVAF 患者には，ワルファリンと DOAC の相違点，および患者の背景因子を説明し，患者の希望を確認して薬剤を選択することになる．数年来ワルファリン療法を継続し，副作用もなく脳梗塞の発症が予防されてきた患者には DOAC への変更を積極的に推奨はしないが，PT-INR のコントロールが不良である患者には DOAC への変更を勧める．DOAC の利点を説明すると DOAC への変更を希望する患者は実際には多い．そして，定期的な採血の必要がなくなり，納豆が食べられ，さらに，簡単な小手術も最小限の休薬で可能となり，患者の満足度は比較的高い．ただし，DOAC に変更後，会計時の支払が高額になり，再度ワルファリンに戻すように希望した患者も存在する．

4. DOAC に関する留意事項

　NVAF 患者において DOAC はワルファリンに比較して利点が多いことは前述

したが，DOACの長期使用経験はなく，それに関するデータは未知数である．今後，DOACの投与を継続した場合に，患者の加齢が進み，腎機能の悪化や体重減少が起こり，患者の背景が投与開始時と異なり，いつの間にか減量基準や禁忌基準に陥る危険性がある．したがって，腎機能や体重を適宜確認する必要がある．発売当初，DOACには拮抗薬がなく，出血時の対応に問題があった．しかし，最近，DOACの拮抗薬が開発され，使用可能になってきている．

最後に，どの抗凝固薬を選択するかの議論よりも，選択した抗凝固薬を<u>適正に使用</u>し，患者に十分な説明をして<u>アドヒアランス</u>を良好に保つことが大切である．そして，出血性合併症を防ぐために，<u>厳格な血圧のコントロール</u>を行うことが肝要である．

Pearls

CHADS₂スコアが1点以下の患者への対応

CHADS₂スコアが1点以下のNVAF患者は，NVAF全体の60％程度と実臨床では圧倒的に多い．そして，当科に入院した心原性脳塞栓症の解析では発症前のCHADS₂スコア0点が9.1％，1点が29.6％で，合計で39.7％と多かった[5]．そこで，CHADS₂スコアが1点の患者，あるいは0点でも心筋症，年齢65歳以上，血管疾患の合併がある場合は，ガイドライン[2,3]には抗凝固療法を考慮して良いとの記載であるが，むしろ積極的に行うべきと筆者は考える．

文献

[1] 髙嶋修太郎．心原性脳塞栓症．In: 田中耕太郎，編．必携脳卒中ハンドブック改訂第2版．東京: 診断と治療社; 2011. p.65-71.
[2] 日本脳卒中学会 脳卒中ガイドライン委員会，編．脳卒中治療ガイドライン2015．東京: 協和企画; 2015.
[3] 日本循環器学会．心房細動治療（薬物）ガイドライン（2013年改訂版）．http://www.j-circ.or.jp/guideline/pdf/JCS2013_inoue_h.pdf （2016年5月閲覧）
[4] Pisters R, Lane DA, Nienwlaat R, et al. A novel user-friendly score (HAS-BLED) to assess 1-year risk of major bleeding in patients with atrial fibrillation: the Euro Heart Survey. Chest. 2010; 138: 1093-100.
[5] 田口芳治，髙嶋修太郎，道具伸浩，他．非弁膜症性心房細動に起因した心原性脳塞栓症発症時の抗血栓療法の状況に関する検討．脳卒中．2011; 33: 551-8.

〈髙嶋修太郎〉

頸動脈内膜剝離術（CEA）とステント留置術（CAS）の適応症はどのように違いますか？

1. 頸動脈狭窄症に対する治療の変遷

頸部内頸動脈狭窄症は自然歴において，同側脳梗塞発症率が無症候性病変（狭窄度60％以上）で年間2％前後[1]，症候性病変（狭窄度70％以上）において年間10〜15％前後[2]と言われている．

かつて外科的治療法は頸動脈内膜剝離術（carotid endarterectomy: CEA）しか存在しなかったため，1990年前後に行われた臨床試験は，内科的薬物療法とCEAを比較したものであった．無症候性病変で60％以上の狭窄では合併症率3％以下の手術技術があれば，CEA群で脳梗塞再発率が有意に低かった[1]．また症候性病変では70％以上の高度狭窄群で，CEAにより患側の脳卒中発生は有意に減少することが証明された[2]．これらの結果により<u>無症候性60％以上，症候性70％以上でCEAを考慮する</u>ことが2000年頃までのコンセンサスであった．

ところが2000年頃から頸動脈ステント留置術（carotid artery stenting: CAS）が試みられるようになり，その低侵襲性からわが国では特に急速に普及し，2005年以降わが国ではCEAの施行件数をCASの施行件数が上回るようになった．このためCEAとCASの比較試験が数多く行われることとなったが，後述するとおりある程度の傾向は認めるものの，その優劣につき完全な結論を得るには至っていない．また，ここ10年ほどの間に頸動脈狭窄症に対する薬物治療の進歩は目覚ましく，2000年ごろまでのデータをそのまま適用することに対する疑問の声も上がっている．

本稿では，頸動脈狭窄症に対する外科的治療介入の意義とその目的を明確にした上で，CEA，CASの手技上の特徴，報告されている治療成績などからそれぞれに適した病変の特徴を述べていくこととする．

2. 頸動脈狭窄症に対する外科的治療介入の意義

頸動脈狭窄症を原因とする脳梗塞および一過性脳虚血発作の病態としては，大別して，Artery to Artery（A to A）塞栓症によるものと低灌流による血行力学的虚血によるものに分けられる．頸動脈由来の塞栓子はプラーク破裂や乱流に伴

う内膜損傷をきっかけに血小板血栓が形成されることで発生し，その原因は内膜プラークにある．一方，頭蓋内低灌流は側副路の形成の程度により変化するが，狭窄度に依存する．したがって病態に即した治療法を考慮する際には，A to A塞栓の原因となる頸動脈プラークのコントロールが主目的なのか，血行力学的虚血の解除が目的なのかを分けて考えるべきである．ただ，現実にはどちらかの単独因子のみが関与する病態は比較的少なく，低灌流がベースにあるため塞栓子がwash outされずに症候性脳梗塞を発症するケースも多いものと考えられ[3]，双方の要素の改善が同時になされることが望ましい．

内科的薬物治療では，スタチンによるプラークの安定化，縮小が期待されるものの，プラーク制御には限界があり，低灌流の改善に関しては基本的に不可能である．外科的治療においてはプラークの制御と血行力学的虚血の改善の双方が同時に達成される，ここに外科的治療介入の意義がある．

3. 頸動脈血栓内膜剝離術（CEA）の手技と特徴

CEAは内頸動脈遠位および総頸動脈近位を遮断し，プラークのある病変部位を正常灌流から隔離したうえで，内膜に蓄積するプラークを摘出する治療法である．

原則的には全身麻酔下に行われる．頸部を軽度回旋，伸展させ，胸鎖乳突筋前縁を皮膚切開し，剝離，総頸動脈近位を確保，頸動脈分岐部から内頸・外頸動脈の遠位を確保する．これらの血管操作中に舌下神経，上喉頭神経の位置を確認・推測する必要がある．総頸動脈，内頸動脈，外頸動脈を遮断しプラークの処理を開始するが，内頸動脈遮断により脳虚血が生じると考えられる際には内シャントと呼ばれる総頸動脈近位と内頸動脈遠位を連絡し動脈血を送血するシステムを挿入する．プラークの処理は総頸動脈から内頸・外頸動脈に動脈切開を置き，プラークの面を追いながら剝離・摘出する．その後動脈壁を縫合し，血流を再開させる．

CEAでは，原因プラークの除去と狭窄の解除という両面の意義が明確である．遮断前の周囲の剝離処理時，内シャント挿入時，血流再開時などで頭蓋内塞栓症を生じるリスクがあるが，プラークを正常灌流から隔離でき，治療終了時にはプラークは消失しているためCASと比べれば塞栓症のリスクは低い．頸動脈遮断時の脳虚血についても内シャント挿入に習熟していればほぼ解決できるため，周術期脳梗塞のリスクは低い治療法である．

一方で，切開・剥離を要する点でCASにはない合併症を起こしえる．舌下神経麻痺，嗄声などのリスクがあり，特に反対側の喉頭神経麻痺がある際には両側性になると重篤な症状となる．放射線照射後や複数回の頸部手術になると血管と周囲組織の剥離が困難になり，操作の安全性が低下することがある．手術侵襲は決して大きいものではないが，全身麻酔で外科侵襲が加わるためベースに冠動脈疾患などがある患者では周術期他臓器合併症も念頭に置く必要がある．

4. 頸動脈ステント留置術（CAS）の手技と特徴

　CASは血管内よりバルーンにて狭窄部を拡張し，ステントでプラークを圧着させる治療法である．局所および全身麻酔どちらでも施行可能である．基本は大腿動脈にシースを置き，ガイディングカテーテルを総頸動脈に留置する．狭窄部を通過し，遠位に塞栓防止デバイス（EPD）を置く．バルーンカテーテルにて狭窄部を拡張（PTA），同部に自己拡張型ステントを置く．その後ステント圧着のために再度ステント内をPTAにて拡張，血管内に遊離したプラークは捕獲ないし吸引して終了する．

　CASの意義は，低侵襲・簡便に狭窄を解除し，滑らかな血管腔を確保することにある．プラークの処理（PTA，ステント留置，デブリス除去）に要する時間は10～15分程度で，全手技を合わせても1～2時間程度で終了し，術後数日で退院が可能である．プラークはステント外側の血管壁に残存しているものの，狭窄は解除され，突出したプラークにより生じていた乱流は整流化され，新たなプラーク破裂は起こりにくくなる．

　CAS特有の合併症は，周術期脳梗塞，造影剤関連，徐脈・低血圧に関連するもの，穿刺部などアプローチルートの血管損傷などだが，うち最多のものが周術期脳梗塞である．拡張に伴うプラークの破壊と，そのデブリスの血管内への流入というイベントが避けられない手技であるため，ここから塞栓症につながらないような工夫が必要であり，各種の遠位塞栓防止デバイス（embolic protection device: EPD）が開発されてきた．詳細は成書に譲るが，内頸動脈の遠位にEPDを置くもの，総頸動脈近位で遮断するものの2つに大別され，遠位EPDには血流を止めずにフィルターを置いてフィルターでデブリスを回収するもの，バルーンで内頸動脈を閉塞しデブリスは吸引除去するものがある．このようなEPDの工夫により術中の塞栓症は低減できるが，プラークは一部ステント外に残存するため，不安定な場合には，治療後に自己拡張能により広がったステントストラッ

トの間からプラークが血管腔に突出するプラークシフトを起こす可能性がある．徐脈・低血圧はバルーンやステントによる頸動脈洞の圧迫により生じるが，重度の場合冠動脈などの血流低下につながることがあり，冠動脈疾患，重度の大動脈弁狭窄症などでは重篤な合併症を起こすリスクがある．またデバイスを病変に導入するという観点から，アクセスルートの屈曲・動脈硬化が強いと，治療が困難となり，リスクが高まるという点もCEAとは異なる．

5. CEAとCASの比較臨床試験

1 SAPPHIRE trial

　CASがCEAに代替しうる治療法であることを初めて報告したのが，2004年のSAPPHIRE trial[4]である．症候性50％以上，無症候性80％以上の頸動脈狭窄でCEA high risk群（臨床的に有意な心疾患，重度の肺疾患，対側頸動脈閉塞，対側喉頭神経麻痺，頸部手術または放射線治療の既往，CEA後の再狭窄，80歳以上）において，術後30日以内の死亡，脳卒中，心筋梗塞がCAS 4.8％，CEA 9.8％，術後1年以内の同側脳卒中がCAS 0.6％，CEA 3.3％でありCASの非劣勢が証明された．この結果より「CEA high risk群に対してCASを考慮する」という条件で，2008年にCEA high risk群に対するCASが保険承認された．

2 CASの成績が不良であった臨床試験

　SAPPHIRE studyの後，主にヨーロッパでCEA，CASを比較する臨床試験が行われた．SPACEでは症候性70％以上の頸動脈狭窄症における治療成績が，術後30日以内の死亡＋同側脳卒中：CAS 6.84％，CEA 6.34％であり，CAS群とCEA群では有意差は認められず，CASはCEAに対して非劣勢を証明できなかった[5]．EVA-3Sでは，症候性60％以上の頸動脈狭窄症において，術後30日以内の死亡＋脳卒中，術後6か月以内の死亡＋脳卒中いずれもCAS群でCEA群よりも有意に高く，CASはCEAに比べ有意に劣るという結果となった[6]．これらのstudyではEPDやステントの種類が統一されていない，EPDの使用が必須でないものもある，周術期合併症が高いなどの批判があるが，これらの結果をもって欧米，特に欧州ではCASはあまり行われなくなった．

3 CREST trial

　2010年報告された北米の臨床試験で2,502例が登録され，症候性病変では血

管造影で50％以上の狭窄，無症候性病変では血管造影で60％以上の狭窄を対象とした．30日以内の脳卒中，心筋梗塞，死亡および4年後までの同側脳卒中ではCAS群が7.2％，CEA群が6.8％と差がなく，周術期イベントでも両群に差を認めず（CAS群5.2％ CEA群4.5％），CEAとCASは同等であることが結論づけられた．副次解析では，周術期脳卒中がCAS群で有意に多く（CAS 4.1％ CEA 2.3％，p＝0.01），周術期心筋梗塞がCEA群で有意に多い（CAS 1.1％対CEA 2.3％，p＝0.03）ことも確認された[7]．

6. わが国のCASの現状

　欧米での複数のRCTでCASの有効性が否定された後も，わが国では継続してCASの施行件数は増加した．2008年のCAS認可前にはoff-labelデバイス特にEPDとしてバルーンが多用され，2008年以降は認可されたデバイスの範囲内での治療となった．当初はEPDとしてフィルターのみが使用可能であり，その後は認可デバイスが増えるにつれ，治療法の選択肢も増加した．CASの合併症率は使用デバイスの変遷とともに変化し，2008年以前6.1％，フィルターEPD単独の使用時10.2％，複数のデバイスの中から最適なものを症例に応じて選択できるようになってから（tailored CAS）3.5％となっており，tailored CAS導入以後の治療成績は大きく向上している[8]．

7. CEAとCASの使い分け

　ここまで述べてきたように，CEAは理論的に優れた手技で，歴史的にも安定した成績が示されており，CEA high risk群やCEAにとっての高難易度病変を除けば常に1st choiceとなりえるが，全身麻酔や外科的侵襲は患者にとって好ましいものではない．CASは塞栓症のリスクから逃れることができず，程度の差はあれ常にCEAとの比較試験では周術期脳梗塞発症リスクで劣ってきたが，時代とともに治療成績が向上しており，EPDやステントをリスクに応じて使い分けるtailored CASが定着した我が国では非常に低い合併症率を達成しつつある．

　現時点でわが国の臨床医に求められる姿勢は，①CEAが望ましくない群　②CASが望ましくない群　を明確にし，不要に高いリスクを取らないことであろう．わが国の現状では施設によりCEA，CASを得意とする医師の数が均等でないため，①②に含まれない症例，すなわちどちらの治療でも安定した成績が期待でき

る症例に関しては施設毎の判断でよいものと思われる．CEA，CAS ともに high risk である例もあるが，これは再度内科的治療とのリスクベネフィットの比較を行ったうえで，検討すべきである．

①CAS を選択したほうが良い群（CEA が望ましくない群）

SAPPHIRE trial での CEA high risk 群（臨床的に有意な心疾患，重度の肺疾患，対側頸動脈閉塞，対側喉頭神経麻痺，頸部手術または放射線治療の既往，CEA 後の再狭窄，80 歳以上）および，CEA 手術を困難にする解剖学的状態を呈するもの．ただし，対側頸動脈狭窄は現在内シャントの利用により解決可能であり，必ずしも不適とはいえない．また年齢 80 歳以上では全身の動脈硬化により CAS の治療成績も悪いため，全身状態が良ければ CEA を考慮してよい．解剖学的変化としては，頸動脈分岐部が高位（頸椎 1-2 レベル），分岐部の捻転などがあるが，術者の経験に左右されるところもあり，画一的ではない．

②CEA を選択したほうが良い群（CAS が望ましくない群）

CAS を避け，CEA を行ったほうが良い結果が得られる可能性が高い群は，遠位塞栓のリスクが高い症例，拡張困難が予想される例，造影剤使用が望ましくない症例，徐脈・低血圧に対応しづらい症例，アクセスルートが悪い症例などである．

遠位塞栓については，治療中に発生するデブリスは EPD の工夫によりほとんど除去することが可能である．ただしデブリスの量が多いと完全に除去できない例もある．また術後のプラークシフトは CAS の手技で完全に予防することは困難である．したがってプラーク量が多く，かつ不安定であることが周術期塞栓症のリスクを高める．明確な criteria はないが，超音波でのプラーク輝度（低輝度），CT アンギオ・血管造影からの推測されるプラーク量（多いもの），MRI プラークイメージでの vulnerability を示す所見（プラーク内出血など）から，CAS に適さない症例を選別していく．

狭窄部の全周の 3/4 以上に高度の厚い石灰化があると拡張不良がおき，治療効果が不良であるだけでなく，EPD を含めたデバイスの通過困難や高度の徐脈・低血圧などによる合併症リスクが高い．経験が必要ではあるが CEA にて対処可能である．

喘息・造影剤アレルギーなどは CEA の適用には問題ない．徐脈・低血圧は CEA では生じづらく，かつ全身麻酔下の管理であるため対応も行いやすい．なお，重度の冠動脈疾患，重度の大動脈弁狭窄症は CAS の禁忌ではあるが，CEA にとっても high risk にあたるため，病変の重篤度・治療の必要性に応じて循環器

科医と相談して方針を決定する．

　アクセスルートについては，穿刺部となりえる大腿動脈，上腕動脈の径，腹部・胸部血管の状態（プラーク，瘤，蛇行の程度），大腿動脈アプローチの場合には大動脈弓と総頸・腕頭動脈の分岐部角度・高さ（大動脈弓の頂点から総頸動脈径の3倍以上低位の分岐は困難）などを評価する．デバイス・手技の工夫によりほとんどの症例でCASは施行可能ではあるが，動脈硬化の強い病変に複雑な手技を行うと塞栓などのリスクが高まるので，直接的に病変にアプローチできるCEAを選択すべきである．

Pearls

欧米のclinical trialの結果と日本のreal worldでのトレンドがここまで乖離する分野は少ない．本項で述べたように，CASにおける周術期脳梗塞発症リスクがCEAを上回ることは国際的には明確なデータとなっており，欧米でのCASに関する議論は低調で，多くの国でCEA firstである．一方で，わが国ではCASの施行率は上昇し続けている．一見奇異に感じられるが，本邦から出されるCASの治療成績は欧米の大規模臨床試験のCASのデータを上回っている．現場の実感としても，CASにおけるhigh risk症例の選別と対応をしっかり行っていれば，周術期脳梗塞発症は低く，成績は良好である．欧米から出されるデータと日本の現実との差，その背景にある理論を理解の上で，患者さんへの治療選択提示に役立てていただければと思う．

文献

[1] Endarterectomy for asymptomatic carotid artery stenosis. Executive Committee for the Asymptomatic Carotid Atherosclerosis Study. JAMA. 1995; 273 (18): 1421-8.
[2] Inzitari D, Eliasziw M, Gates P, et al. The causes and risk of stroke in patients with asymptomatic internal-carotid-artery stenosis. N Engl J Med. 2000; 342(23): 1693-700.
[3] Caplan LR, Hennerici M. Impaired clearance of emboli (washout) is an important link between hypoperfusion, embolism, and ischemic stroke. Arch Neurol. 1998; 55 (11): 1475-82.
[4] Yadav JS, Wholey MH, Kuntz RE, et al. Protected carotid-artery stenting versus endarterectomy in high-risk patients. N Engl J Med. 2004; 351 (15): 1493-501.
[5] Space T, Group C. 30 day results from the SPACE trial of stent-protected angioplasty versus carotid endarterectomy in symptomatic patients: a randomised non-inferiority trial. Lancet. 2006; 368 (9543): 1239-47.
[6] Mas JL, Chatellier G, Beyssen B, et al. Endarterectomy versus stenting in patients with

symptomatic severe carotid stenosis. N Engl J Med. 2006; 355 (16): 1660-71.
❼ Mantese VA, Timaran CH, Chiu D, et al. The Carotid Revascularization Endarterectomy versus Stenting Trial (CREST): stenting versus carotid endarterectomy for carotid disease. Stroke. 2010; 41 (10 Suppl): S31-4.
❽ Miyachi S, Taki W, Sakai N, et al. Historical perspective of carotid artery stenting in Japan: Analysis of 8,092 cases in the Japanese CAS survey. Acta Neurochir (Wien). 2012; 154 (12): 2127-37.

〈秋山武紀〉

EC-IC バイパスはどのような症例に行われますか？

1. EC-IC バイパスの適応を考える時は，まず脳梗塞の分類を考える

　脳梗塞は臨床的カテゴリーから，アテローム血栓性，心原性，ラクナ性の3つに分けられる❶．内頸動脈あるいは中大脳動脈慢性閉塞性病変はアテローム血栓性のカテゴリーに入る．一方，発症メカニズムから脳梗塞は血栓性，塞栓性，血行力学性の3つに分けられるが❶，アテローム血栓性内頸動脈あるいは中大脳動脈慢性閉塞性病変はこのすべてのメカニズムが起こりうる．血栓性はいわゆるbranch atheromatous disease であり，画像上はラクナ梗塞の形をとる 図1 ．塞栓性は artery-to-artery embolism の形をとり，画像上大皮質を中心とした多発性梗塞を示す 図2 ．血行力学性は watershed あるいは terminal zone infarction の形をとる 図3 ．このうち，バイパス術は血行力学性脳虚血の一部が適応となる．なお，最終的には後述する脳循環測定で適応を決定するが，その前段階の MRI を中心とした画像診断で明らかな branch atheromatous disease あるいは artery-to-artery embolism の所見があり，この所見が症状に該当していると判断される場合には，たとえ，脳循環測定でバイパス術の適応条件を満たしていても，血行力学性には無症候であるためバイパス術の適応とはならないことに注意すべきである．

2. 血行力学性脳虚血の重症度分類とバイパス術の適応

　脳には血流を維持しようとする機構（自動調節能）が存在する．すなわち，内頸動脈あるいは中大脳動脈などの脳主幹動脈の慢性閉塞性病変により末梢の脳灌流圧が徐々に低下していくと，細動脈を拡張させ血管抵抗を低下させる．これにより脳血流は維持される．この状態をいわゆる Powers stage 1 と表現する．しかし，この細動脈拡張には限界があり，この限界を超えてもなお，脳灌流圧が低下すると脳血流は低下し始める．一方，少ない脳血流ながらも脳組織が正常な生命活動をするに足る酸素が何とか供給されていれば，この段階でも脳梗塞に陥らない．この酸素需要に対し酸素供給が相対的に減少している状態を貧困灌流あるいは Powers stage 2 といい❷，脳梗塞発症の準備段階と考えられている．この

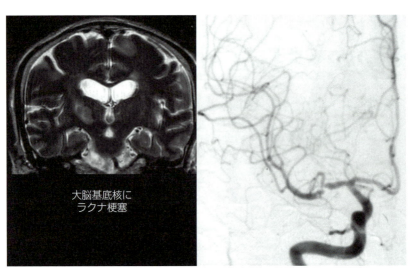

図1 血栓性メカニズムをもつ右中大脳動脈狭窄症

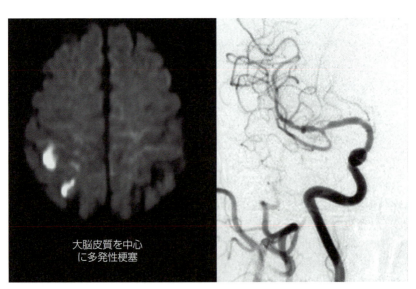

図2 塞栓性メカニズムをもつ右中大脳動脈狭窄症

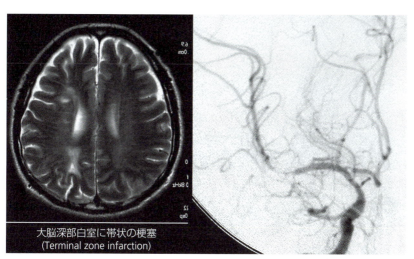

大脳深部白室に帯状の梗塞
(Terminal zone infarction)

図3　血行力学性メカニズムをもつ右中大脳動脈狭窄症

状態からさらに何らかの原因で，脳灌流圧が低下すると，ついに脳血流の低下により脳に対する酸素供給が絶対的に不足し脳組織が生存できなくなり，不可逆的変化，すなわち脳梗塞をきたす[2]．バイパスの適応は，この貧困灌流あるいはPowers stage 2となる．

　貧困灌流は positron emission tomography（PET）あるいは single photon emission CT（SPECT）を用いて検出する．本来，貧困灌流は「一定の脳血流に存在する酸素の何％が脳組織で用いられているか」の指標である酸素抽出率（oxygen extraction fraction: OEF）の上昇で表され，PETでなければ検出できない．しかし，自動調節能の出動による細動脈の拡張状態を知ることで間接的に貧困灌流を検出できることがわかっている[3]．すなわち，血管拡張物質による脳血流の増加率が著明に減少あるいは喪失しておりかつ脳血流そのものも低下している領域は貧困灌流をきたしている可能性が高い．現在，血管拡張物質としてacetaxolamide（Diamox）1 gが，脳血流測定装置としてはPET，SPECTあるいは cold Xe CT が用いられている　図4　．

　これらの手法を用いた多数例の脳循環代謝の測定から，症候性内頸動脈あるいは中大脳動脈の慢性閉塞性病変を持つ患者のうちでも，貧困灌流の存在する患者では存在しない患者に比し，有意に脳梗塞再発作をきたしやすいことが証明されている[4]．特にスタチンあるいはアンジオテンシン受容体拮抗薬などの薬物療法

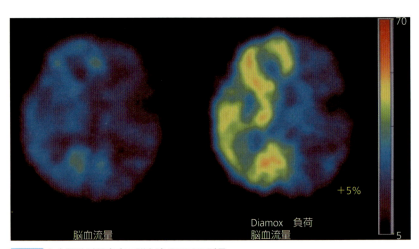

図4 左内頸動脈閉塞症の脳血流 SPECT 所見
左図は脳血流量，右図は acetazolamide 負荷後脳血流量を示す．

が発達した現在においても貧困灌流の存在は脳虚血発作再発の有意な因子であることが証明されている[5]．

3. 厳格であるべき EC-IC バイパス術の適応

これまでの内容から，EC-IC バイパス術の適応は貧困灌流であることがわかる．
本邦で内頸動脈あるいは中大脳動脈の症候性慢性閉塞性病変による脳虚血再発作の予防に関するバイパス術の有効性を検討した本邦の多施設共同ランダム化比較試験である Japanese EC-IC Bypass Trial: JET study[6][7]の inclusion criteria は以下のとおりである．臨床的 criteria として1）内頸動脈あるいは中大脳動脈の閉塞性脳血管病変による一過性脳虚血発作または完成卒中を3か月以内に認めた症例，2）73歳以下，3）日常生活動作が自立している（modified Rankin disability scale 0，1，2）．放射線学的 criteria として，1）CT ないしは MRI にて一血管支配領域にわたる広範な脳梗塞巣を認めない，2）血管撮影上内頸動脈，中大脳動脈本幹の閉塞あるいは高度狭窄がある．脳血流 criteria として，3次元的定量的脳血流測定法（PET，SPECT，cold Xe CT）にて病側中大脳動脈灌流域の安静時血流量が正常値の80％未満かつ acetaxolamide 反応性が10％未満．

「脳卒中治療ガイドライン2015」でも,「脳梗塞,一過性脳虚血発作再発予防の面から,症候性内頸動脈および中大脳動脈閉塞,狭窄症を対象とし,周術期合併症がない熟達した術者により施行される場合には,以下の適応を満たした症例に限り浅側頭動脈中大脳動脈バイパス術が勧められる」(グレードB)となっている[8].「以下の適応」とは,上記の項目である.

この項目の中でも重要なのは,脳循環の測定法とその判定である.すなわち,病側中大脳動脈灌流域の安静時血流量が正常値の80％未満かつacetaxolamide反応性が10％未満という重度の脳虚血のみにしか現時点では,EC-ICバイパス術の有効性は証明されていない.また,無症候性病変あるいは74歳以上の高齢者に対する有効性も証明されておらず現時点ではEC-ICバイパス術の適応とはならない.

4. EC-IC バイパス術の問題

JET studyとほぼ同じ方法で行われた米国の多施設共同ランダム化比較試験であるCarotid Occlusion Surgery Study (COSS) では,EC-ICバイパス術の薬物療法単独群に対する有効性は見いだされなかった[9].このCOSSの薬物単独群の2年間の脳虚血発作再発率は23％であり,これはJET studyの薬物単独群の同率よりむしろ高い.COSSとJETの結果の違いは,EC-ICバイパス術群の周術期合併症の出現率の高さである.最近の報告では,この原因はバイパスの術後開存度,すなわち手術の技術的問題ではなく,貧困灌流という不安定な血行動態が全身麻酔下開頭術という侵襲に耐えられないことによると結論している[10].確かに,貧困灌流は術中の血行再建前に灌流圧が少しでも下がると,脳梗塞を起こす可能性があり,血行再建後に灌流圧が上がりすぎると脳内出血の原因となる過灌流を起こす可能性がある.長らく脳主幹動脈の慢性閉塞性病変に対するEC-ICバイパス術を行ってこなかった米国と慢性脳虚血の病態の研究およびEC-ICバイパス術を続けて行ってきた本邦の周術期管理の知識・技術の差が異なる結果に繋がったと考えられる.しかし,貧困灌流に対するEC-ICバイパス術は周術期合併症をきたしやすいことは事実であり,経験豊富な施設あるいは術者が行うべきである.

Pearls

「アセタゾラミド（ダイアモックス注射用®）適正使用指針」

バイパス術の適応にアセタゾラミド（ダイアモックス®）が用いられるが，近年アセタゾラミドの検査使用中の重症副作用の報告があり，その使用が懸念されるようになった．このため，日本脳卒中学会，日本脳神経外科学会，日本神経学会，日本核医学会が合同で適正使用指針を作成し，2015年4月に発表された．この中では，「本検査は，①閉塞性脳血管障害などにおける血行再建術（バイパス術）の適応判定，あるいは②過灌流症候群（頭蓋内出血やてんかん発作など）などの血行再建術後の重篤有害事象の発生予測などのために必要と考えられる」とある．バイパス術の適応判定には用いていいことに留意すべきである．

文献

[1] Special report from the National Institute of Neurological Disorders and Stroke. Classification of cerebrovascular diseases Ⅲ. Stroke. 1990; 21: 637-76.
[2] Baron JC, Bousser MG, Rey A, et al. Reversal of focal "misery-perfusion syndrome" by extra-intracranial arterial bypass in hemodynamic cerebral ischemia: A case study with 150 positron emission tomography. Stroke. 1981; 12: 454-9.
[3] Vorstrup S, Henriksen L, Paulson OB. Effect of acetazolamide on cerebral blood flow and cerebral metabolic rate for oxygen. J Clin Invest. 1984; 74: 1634-9.
[4] Ogasawara K, Ogawa A, Yoshimoto T. Cerebrovascular reactivity to acetazolamide and outcome in patients with symptomatic internal carotid or middle cerebral artery occlusion: a xenon-133 single-photon emission computed tomography study. Stroke. 2002; 33: 1857-62.
[5] Yamauchi H, Higashi T, Kagawa S, et al. Is misery perfusion still a predictor of stroke in symptomatic major cerebral artery disease? Brain. 2012; 135: 2515-26.
[6] JET Study Group. Japanese EC-IC Bypass Trial (JET Study)：study design と中間解析．脳卒中の外科．2002; 30: 97-100.
[7] JET Study Group. Japanese EC-IC Bypass Trial (JET Study)：中間解析結果（第二報）．脳卒中の外科．2002; 30: 434-7.
[8] 日本脳卒中学会 脳卒中合同ガイドライン委員会，編．脳卒中ガイドライン2015．東京: 協和企画; 2015.
[9] Powers WJ, Clarke WR, Grubb RL Jr, et al. Extracranial-Intracranial bypass surgery for stroke prevention in hemodynamic cerebral ischemia: the Carotid Occlusion Surgery Study randomized trial. JAMA. 2011; 306: 1983-92.
[10] Reynolds MR, Grubb RL Jr, Clarke WR, et al. Investigating the mechanisms of perioperative ischemic stroke in the Carotid Occlusion Surgery Study. J Neurosurg. 2013; 119: 988-95.

〈小笠原邦昭〉

再発予防のための脳血管リスク因子の管理

　本邦では，2050年に高齢者人口が35.7％の超高齢化社会を迎え，心筋梗塞，脳梗塞などの脳心血管イベントの発症が今後さらに激増することが予測されている．わが国の脳卒中（脳梗塞，脳出血，くも膜下出血）による死亡者は年間約13万人で，死亡原因の第4位を占めており，脳卒中罹患者数は272万人と推定されている．また，厚生労働省班研究によると，脳卒中の患者数は2020年頃に最大となり，287万5千人に達すると予想されているが，その後も進行することが想定されている人口構造の高齢化に伴い，患者数はますます増加していくと考えられる．脳卒中はいずれの病型であっても一旦発症すると永続的な後遺症が残存する可能性が高く，また生命予後を短縮することから，その予防法を確立していくことが極めて重要である．本稿では，まず初めに脳卒中の最新の動向についてまとめ，その再発予防における生活習慣病を中心とするリスク因子管理の意義について概説する．

1. 生活習慣病対策

　脳卒中を起こしやすくする危険因子としては，高血圧，糖尿病（耐糖能障害），脂質異常症，心房細動，肥満などの生活習慣病があげられている．これらの危険因子が脳卒中発症に及ぼす病態生理を十分に理解し，これら危険因子の重み付けを考慮し総合的に介入することにより，脳卒中発症の危険性を低下させることが重要である．

1 高血圧

　降圧後の収縮期血圧と脳梗塞や脳出血の再発リスクの関係は，収縮期血圧120 mmHg未満まではJカーブ現象を示すことなく，降圧によるリスク低減効果が担保されていることが示されている　図1 ❶ ．したがって，厳格な血圧管理が脳卒中の再発予防に寄与することが期待されるが，脳卒中を合併した高血圧患者に対する厳格降圧による脳卒中を含む脳心血管イベントの抑制効果を検討した試験は認めない．SPRINT研究では，脳心血管疾患リスク因子（臨床的・無症候性心血管疾患（脳卒中を除く），慢性腎臓病（多嚢胞性腎症を除く），フラミンガム

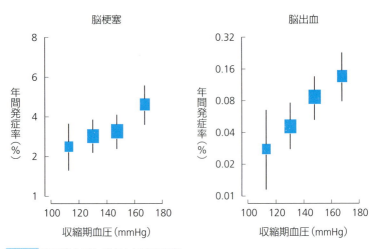

図1 降圧後血圧と脳卒中年間発症率
(Arima H, et al. J Hypertens. 2006; 24: 1201-8[1]より)

　10年脳心血管疾患リスクスコア≧15％，75歳以上）の1つ以上を満たす50歳以上で収縮期血圧130～180 mmHgの9,361例（糖尿病，脳卒中既往を有するものは除外）を対象に，厳格降圧群（目標SBP＜120 mmHg）と標準降圧群（目標SBP＜140 mmHg，135～139 mmHgを目標に薬物治療を調整）に振り分けた．その結果，厳格降圧群にて脳心血管イベント（ハザード比0.75，95％CI 0.64-0.89），全死亡（ハザード比0.73，95％CI 0.60-0.90）のリスク低下を認めた[2]．しかしながら，脳卒中のリスク低下は認めなかった（ハザード比0.89, 95％CI 0.63-1.25）．現在，本邦において脳卒中患者を対象に，厳格血圧治療群（目標血圧120/80 mmHg以下）と標準血圧治療群（目標血圧140/90 mmHg以下，ただし糖尿病，慢性腎疾患，心筋梗塞既往患者では130/80 mmHg以下）に分け，脳卒中再発予防効果を検討するRESPECT研究（http://www.respect-study.jp/）が進行中であり，この結果が期待される．したがって，現状のエビデンスからは，まずはガイドラインに則した血圧コントロールをより高率に達成することが求められる．

　脳卒中の既往を有する患者のみならず，高齢者には，無症候性のものも含め頸動脈や頭蓋内主幹動脈に閉塞や高度狭窄を有する患者が高率に含まれている．脳血管主幹動脈閉塞，高度狭窄があるような場合には，画一した基準を設けることはできず，個々の症例に応じた対応が必要である．症候性の両側の頸動脈が70％

以上狭窄している患者（全体の2～3％）では，収縮期血圧が140 mmHgまで低下すると脳卒中のリスクが有意に増加し，一側性の70％以上の頸動脈狭窄では収縮期血圧が140 mmHgまで低下しても，脳卒中リスクは増加しないとされている．しかし，脳血管主幹動脈狭窄や閉塞例では患者毎のWillis動脈輪の状態によっても大きく血行動態が異なる．さらに脳卒中慢性期には，年齢，糖尿病などの合併症の有無，血管閉塞・狭窄の部位や程度，血管病変部位，側副血行の程度，脳循環自動調節能の障害の程度など，様々な要因によって脳血流量を保つために必要な組織灌流圧は変化するため，個々の患者における至適血圧は異なる．特に頸動脈や頭蓋内主幹動脈に閉塞や高度狭窄を合併している場合には，降圧後の症状に注意した上で，実際に脳血流画像検査などで脳組織血流低下を呈していないかどうかなどを観察し，画一した基準を設けるのではなく個々の患者に応じた慎重な降圧を行うべきである．

2 糖尿病

糖尿病合併症のうち大血管障害，特に脳梗塞の発症予防においては，厳格な血糖コントロール強化療法よりも，合併した高血圧や脂質異常症に対する降圧療法やスタチン療法が効果的である．UKPDSにおいて，糖尿病に対する血糖コントロール強化療法による脳卒中発症予防効果を計る検討が行われた．10年間に及ぶ観察研究において，HbA1cと脳卒中発症率との関係をみたところ，その間には正相関を認め，HbA1c（NGSP）1％の上昇に伴い，脳卒中の発症率は12％上昇した．この結果を踏まえ，血糖コントロール強化療法による心血管イベントを評価したUKPDS, ACCORD, PROactiveなどの8つの大規模臨床試験33,586例を対象としたメタ解析結果が報告された　図2　[3]．主要評価項目である全死亡のリスク比は1.04（99％CI 0.91-1.19），心血管死亡のリスク比は1.11（99％CI 0.86-1.43）で有意差は認めなかった．脳卒中に関しては非致死的脳卒中・全脳卒中のいずれも有意なリスク低減は見られなかった．一方，重症低血糖のリスク比は2.33（99％CI 1.62-3.36）で，血糖コントロール強化療法で有意に多く見られた．インスリン抵抗性を改善する治療薬であるチアゾリジン薬を用いた脳卒中発症予防効果の検討がPROactive試験として行われた．脳梗塞の既往のある984例の2型糖尿病患者を対象としてピオグリタゾンを用いた平均34.5か月の介入試験にて，ピオグリタゾンにより脳卒中の再発を47％低減させる効果が示された．本邦でも，脳卒中発症ハイリスクの2型糖尿病患者におけるピオグリタゾンによる脳心血管イベント発症抑制効果の検討がPROFIT-J試験として行

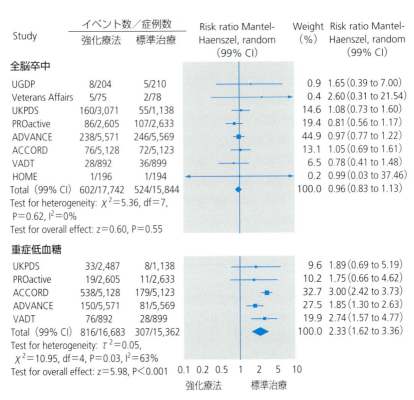

図2 2型糖尿病に対する血糖コントロール強化療法群と標準治療群のイベント発症の比較（Boussageon R, et al. BMJ. 2011; 343: d4169[3]より）

われた．高リスク2型糖尿病患者522例を無作為にピオグリタゾン投与群と非投与群に振り分けた．672日間の経過観察の中で，プライマリ・エンドポイントである全死亡，非致死性脳卒中と非致死性心筋梗塞の発症は，ピオグリタゾン群と非ピオグリタゾン群とで同等であった（ハザード比1.05，95%CI 0.43-2.59）．

UKPDS 38では，高血圧合併2型糖尿病患者を，血圧強化療法群と血圧非強化療法群（平均血圧144/82 mmHg vs 154/87 mmHg）に分けて検討すると，血圧強化療法群にて脳卒中発症が44%抑制された．ACCORD blood pressure trialでは，血圧強化療法群と血圧標準療法群（平均収縮期血圧119.3 mmHg vs 133.5 mmHg）に分けて検討すると，血圧強化療法群にて脳卒中発症は41%（非致死性脳卒中は37%）抑制された．糖尿病患者に対する脳梗塞発症予防戦略として，上記のごとく徹底した血圧管理が非常に重要であり，「高血圧治療ガイ

ライン2014」では，糖尿病患者の降圧目標は130/80 mmHg未満が推奨されている．

さらに糖尿病患者に対する脳梗塞発症予防戦略として，スタチンによる脂質管理が重要であることが，最近の大規模臨床試験により示されている．これら14試験18,686例の2型糖尿病患者を対象としたメタアナリシスでは，LDL-コレステロール値を1.0 mmol/L（38.7 mg/dL）減少させると，脳卒中発症が21%抑制されることが示された．

以上より，糖尿病患者の脳卒中発症予防戦略としては，血糖値のみならず，血圧，脂質といった他の危険因子も含めて包括的に管理することが重要である．

3 脂質異常症

スタチンによる脳卒中の発症予防効果は，日本人において冠動脈疾患または脳卒中の既往を有さない患者を対象とした大規模な一次予防効果を検討した試験であるMEGA試験によると，食事療法＋プラバスタチン（10〜20 mg/日）内服群は食事療法群に比べて脳卒中の発症率を17%低下させた．5年目での評価では食事療法＋プラバスタチン内服群で19%のLDL-コレステロール低下を認め，脳卒中発症率を35%低下させた．そのサブ解析において高血圧を有する患者では食事療法＋プラバスタチン（10〜20 mg/日）投与群で食事療法単独群と比較して5年目での脳梗塞発症率は46%低下した．CTT collaborationによる，スタチンによるLDL-コレステロール低下療法と脳卒中発症予防効果を検討した21の大規模臨床試験をメタ解析した結果では，LDL-コレステロールが38.6 mg/dL（1 mmol/L）低下すると，脳卒中発症が15%低下するという結果であった（95%CI 0.80-0.90）図3❹．また，脳卒中の再発予防に関して，LDL-コレステロールを70 mg/dL程度まで下げる強力なスタチン治療が脳卒中既往患者での再発予防にも効果があるかを検証するSPARCL試験が冠動脈疾患の既往のない脳卒中および一過性脳虚血発作患者（発症後1〜6か月以内）4,731例を対象にアトルバスタチン（80 mg/日）を用いた約5年間の観察期間にて行われている．アトルバスタチン群でLDL-コレステロール値は72.9 mg/dLにコントロールされており，一次エンドポイントの致死的・非致死的脳卒中の発症はプラセボ群に比べて16%の有意な相対リスク低下が認められ，その有効性が示された．

日本人におけるスタチンの脳卒中再発予防におけるエビデンスを確立するために行われたJ-STARS研究では，対象症例を，1か月以上3年以内に非心原性脳梗塞の既往があり，年齢が45歳以上80歳以下で，血清総コレステロール値が

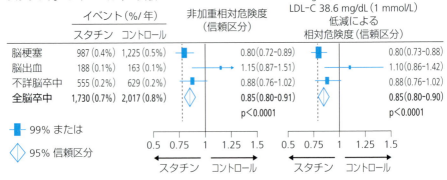

図3 スタチンによる脳卒中に及ぼす影響
(CTT collaboration, Baigent C, et al. Lancet. 2010; 376: 1670-81[4]より)

　180～240 mg/dL の高脂血症患者とし，1578例を登録しプラバスタチン（10 mg/日）投与群またはスタチン非投与群の2群にランダムに割付けした後，平均4.9年の追跡調査を行った[5]．主要エンドポイントは脳卒中＋一過性脳虚血発作の再発であり，副次エンドポイントとして脳卒中の病型別再発や脳卒中以外の血管イベントを評価した．J-STARSでは，プラバスタチンによりLDL-コレステロールが129.5 mg/dLから108.7 mg/dLまで低下した．プラバスタチン（10 mg/日）内服により脳卒中＋一過性脳虚血発作の再発は，明らかな低下は認めなかった（ハザード比0.97, 95%CI 0.73-1.29）が，脳卒中の病型別再発において，アテローム血栓性脳梗塞の発症が67%の低下を認めた（ハザード比0.33, 95%CI 0.15-0.74）．頭蓋内出血を含めたその他の脳卒中病型はプラバスタチン内服により明らかな差を認めなかった．

　脳卒中を有効に発症予防するために目標とすべき総コレステロール値あるいはLDL-コレステロール値に関しては，現在明らかな結果は得られていない．CTT collaborationによるメタ解析の結果によると，主要血管イベント（冠動脈疾患，冠動脈血行再建，脳卒中）を抑制するためには，治療開始時のLDL-コレステロール値に関わらず（LDL-コレステロール77.2 mg/dL（2 mmol/L）未満においても），スタチンによりLDL-コレステロールを38.6 mg/dL（1 mmol/L）低下させることにより20%程度のイベント抑制効果が期待できる．この結果からは「The lower the LDL-cholesterol, the greater the risk reduction for stroke」と考えられる．一方で，スタチンによる脳卒中予防効果は，MEGA study

のサブ解析において LDL-コレステロール値が 120.8 mg/dL 以下では観察されなかった．以上の結果より，至適治療域については今後のさらなる検証が必要である．

非スタチン脂質低下療法も含めた脳卒中リスク低減効果に関するメタ解析では，スタチンによる脳卒中発症リスク低減効果は 24.4％と有意であったが，その他，食事療法，非スタチンによる脂質低下療法には有効性を見いだせていない．しかしながら，わが国で行われた JELIS では食事療法とスタチン治療を受けている総コレステロールが 250 mg/dL 以上の高コレステロール血症の患者を対象に，対照群と比較して eicosapentaenoic acid（EPA，1800 mg/日）群での冠動脈イベントの発症率の抑制効果を検討した．この試験のサブ解析として，EPA による脳卒中発症抑制効果が検討されている．その結果では，EPA による脳卒中発症予防効果は認めなかった（ハザード比 1.08，95％CI 0.95-1.22）が，脳卒中の既往のある患者における脳卒中再発予防効果は 20％（ハザード比 0.80，95％CI 0.64-0.997）と明らかなものであった．

極端にコレステロール値を下げることは冠動脈硬化には有用であっても，出血源となりえる脳血管穿通枝の微小動脈瘤を脆弱化させる可能性が危惧されている．SPARCL 試験においては，アトルバスタチン群で脳出血発症率増加が報告された．しかしながら，その出血原因のサブ解析では，アトルバスタチン治療，脳出血の既往を有すること，高齢者男性であることが有意な脳出血リスクになると示され，これらを調整した後でも最終来院時の血圧高値は脳出血発症のリスクになっているが，最終の LDL-コレステロールの低下には明らかな有意性を認めなかった．スタチンによる脳出血発症に及ぼす影響を検討した CTT collaboration によるメタ解析の結果では，スタチンにより脳出血が増えるという結果は示されていない〔LDL-コレステロール 38.6 mg/dL（1 mmol/L）低下による rate ratio 1.10, 95％CI 0.86-1.42〕．したがって，現状では治療的に LDL-コレステロールを低下させることが原因となり脳出血のリスクを増大させるという根拠はない．

4 心房細動

心房細動における脳卒中予防対策としては，直接作用型経口抗凝固薬が次々と上市されており，その治療は変革を迎えている．心房細動治療（薬物）ガイドライン（2013 年改訂版）では心房細動に対しては，脳卒中または TIA の既往があるか，うっ血性心不全，高血圧，75 歳以上，糖尿病のいずれかの危険因子を 2 つ以上合併した非弁膜症性心房細動（NVAF）患者には抗凝固療法が強く推奨され

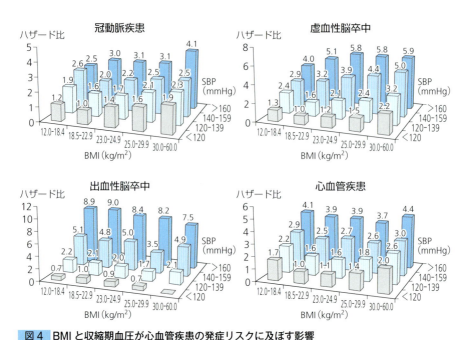

図4 BMIと収縮期血圧が心血管疾患の発症リスクに及ぼす影響
試験と性別で層別化，年齢と喫煙歴で調節（Tsukinoki R, et al. Stroke. 2012; 43: 1478-83[6]より）

ている．上記の危険因子を1つ合併したNVAF患者にはダビガトラン，アピキサバンが推奨され，リバーロキサバン，エドキサバン，ワルファリンは考慮可とされる．その他のリスクとして，心筋症，65歳以上，血管疾患を合併するNVAF患者には，抗凝固療法が考慮可とされている．ワルファリン療法の強度は，70歳未満にはPT-INR 2.0-3.0が推奨されるが，高齢（70歳以上）のNVAF患者では，1.6-2.6にとどめることが推奨されている．このように，ガイドラインに基づく適切な抗凝固薬の導入をNVAF患者に行うことが必要であると考えられる．

5 肥満

Body mass index（BMI）と脳卒中発症リスクに関するメタ解析の結果がthe Asia Pacific Cohort Studies Collaborationにより報告された 図4 [6]．虚血性脳卒中は，試験と性別で層別化し年齢と喫煙歴で調節した結果，収縮期血圧の各4分位においてBMIの増加に応じて発症リスクが増加することが示された．一方，出血性脳卒中においては，BMIと発症リスクとの間には明らかな関係を認め

なかった．

　減量による降圧効果としては，大規模臨床試験のメタ解析では平均 5.1 kg の減量により収縮期血圧の 4.44 mmHg（95%信頼区分 2.95-5.93）の有意な降圧をきたすことが報告されている．糖尿病発症予防においては，体重に介入した試験の結果が報告されている．この試験は Diabetes Prevention Program において 25〜84 歳の 1079 例（平均 50.6 歳，BMI 33.9）に減量の介入を行っており，その結果，5 kg の減量にて糖尿病発症率が 58%低下することが示されている．血清脂質分画に減量が与える効果を検討した試験のメタ解析の結果では，1 kg の減量により，HDL-コレステロールは 0.009 mmol/L（0.35 mg/dL）増加，LDL-コレステロールは 0.007 mmol/L（0.27 mg/dL）の低下を得ることができることが示されている．このように，肥満の改善により，脳卒中の危険因子である高血圧，糖尿病，脂質異常症の改善を期待することができる．

　脳卒中発症時の BMI と脳卒中後の死亡率の関係においては，いくつかの試験がなされている．その結果には，過体重や肥満の患者では死亡率が高いというものと，低いというものの両方が存在している．さらに，脳卒中後の減量は死亡率を増加させるという報告もなされている．しかしながら，これは脳卒中発症後に自然に体重が減少した結果と考えられている．

　また，BMI と脳卒中発症後 3 か月間のリハビリテーション効果において，負の相関を認めることが報告されている．つまり，BMI が高値を示す患者においてはリハビリテーションの効果が低くなる可能性が示唆されている．

おわりに

　脳卒中予防には血糖，血圧，血清脂質のすべてについて良好なコントロールが得られることが重要である．また，脳卒中が心筋梗塞の約 3 倍多いわが国では，欧米のデータを単純に当てはめることは様々な病態の相違などから適当ではなく，日本人の危険因子管理には日本人のエビデンスが必要である．

Pearls

現在，disease management program という看護師による患者への生活習慣改善や内服の継続に関する介入による，脳梗塞発症後の脳卒中再発や心血管疾患の発症イベント抑制効果を検討する試験が進んでいる[7]．すでに行われている薬剤による治療介入に加えて，コメディカルによるガイドラインに則した積極的な患者教育を行うことがイベント抑制効果を最大限に高めるものと，その結果には期待される．

文献

[1] Arima H, Chalmers J, Woodward M, et al. Lower target blood pressures are safe and effective for the prevention of recurrent stroke: the PROGRESS trial. J Hypertens. 2006; 24: 1201-8.
[2] The Sprint Research Group, Wright JT Jr, Williamson JD, et al. A Randomized Trial of Intensive versus Standard Blood-Pressure Control. N Engl J Med. 2015; 373: 2103-16.
[3] Boussageon R, Bejan-Angoulvant T, Saadatian-Elahi M, et al. Effect of intensive glucose lowering treatment on all cause mortality, cardiovascular death, and microvascular events in type 2 diabetes: meta-analysis of randomised controlled trials. BMJ. 2011; 343: d4169.
[4] Baigent C, Blackwell L, Emberson J, et al. Cholesterol Treatment Trialists Collaboration. Efficacy and safety of more intensive lowering of LDL cholesterol: a meta-analysis of data from 170,000 participants in 26 randomised trials. Lancet. 2010; 376: 1670-81.
[5] Hosomi N, Nagai Y, Kohriyama T, et al. The Japan Statin Treatment Against Recurrent Stroke (J-STARS): A Multicenter, Randomized, Open-label, Parallel-group Study. EBioMedicine. 2015; 2: 1071-8.
[6] Tsukinoki R, Murakami Y, Huxley R, et al. Does body mass index impact on the relationship between systolic blood pressure and cardiovascular disease?: meta-analysis of 419 488 individuals from the Asia pacific cohort studies collaboration. Stroke. 2012; 43: 1478-83.
[7] Fukuoka Y, Hosomi N, Hyakuta T, et al. Baseline feature of a randomized trial assessing the effects of disease management programs for the prevention of recurrent ischemic stroke. J Stroke Cerebrovasc Dis. 2015; 24: 610-7.

〈細見直永〉

脳梗塞・一過性脳虚血発作の case approach

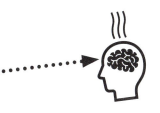

1. 問診, 診察, 検査

症例 65歳, 男性
主訴 左下肢脱力, 構音障害
現病歴 22時半頃, トイレへ行こうとした時に左下肢の脱力を自覚した. また, 娘に構音障害を指摘された. 左足の脱力は15分ほどで改善したが, 構音障害が持続するため救急外来受診した. 頭部CTにて出血像なく, 虚血性脳血管障害の疑いにて緊急入院となった.
既往歴 冠動脈疾患, 糖尿病, 脂質異常症, 高血圧
生活歴 喫煙 15本/日×20年
一般身体所見 体温36.5度, 血圧170/100 mmHg, 心拍数95回/分・整, 胸腹部に異常なし
神経学的所見 意識清明. 高次脳機能障害なし. 左下肢含め四肢の麻痺なし. 軽度構音障害を認める. 感覚障害なし. 自律神経系異常なし. 髄膜刺激徴候なし.
検査所見 採血: 特記事項なし, 心電図: 洞調律
頭部CT: 出血所見はなく明らかな異常なし
頭部MRI: 拡散強調画像で右橋腹側に高信号域を認めた 図1 . MRA (MR angiography) 上主幹動脈の閉塞は認めなかった.

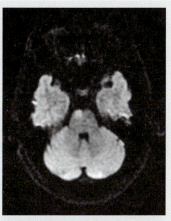

図1 入院時MRI 拡散強調画像 (DWI)

2. 初診時診断

本症例では比較的急性の経過で構音障害と左下肢の脱力を発症している. 動脈硬化のリスクファクターも多く, 病歴からは脳血管障害を疑う. MRIにおいてDWI (diffusion weighted image) で高信号域を認めるため, 脳梗塞と診断できる.

さらに本症例では, 橋の腹側に接する扇形の梗塞巣を認め, MRAで主幹動脈の狭窄, 閉塞を認めないことから, 脳梗塞のなかでもBAD (branch atheromatous disease) を

疑う必要がある．

通常のラクナ梗塞では穿通枝血管深部のリポヒアリノーシスにより血管が閉塞し，直径15 mm以下の梗塞が発生するが，BADでは主幹動脈における穿通枝分岐部に発生したアテロームプラークが穿通枝血管を根元から閉塞し進行性の梗塞を発症させる．

Fisherらによる，橋の底面に達する梗塞の2剖検例の報告が，BADが認識される契機となった❶．これらの症例では穿通枝自体には閉塞はみられず，傍正中橋動脈（PPA）が分岐する部位でアテローム性病変により閉塞していることが指摘された．

その後レンズ核線条体動脈（LSA）領域でも同様の梗塞が報告され，このタイプの梗塞の存在が提唱されるようになった．

BADは欧米よりむしろわが国において頻度が高いといわれており，急性期に運動麻痺の進行性の経過を示すことから注目されているが，定義，診断基準などはいまだ明確に確立していない．

臨床的特徴としては，運動麻痺を主体としたラクナ症候群を呈する，レンズ核線条体動脈領域，橋傍正中枝領域に多くみられる，症状進行，病変拡大例が多く，治療抵抗性で機能予後不良の場合が多い，とされている．一般に生命予後は良好であるが，機能予後は急性期に運動麻痺の進行を認めるため不良のことが多いといわれている．

診断の pitfalls and pearls

BADの画像診断

BADはレンズ核線条体動脈，前脈絡叢動脈，傍正中橋動脈領域に発症するといわれている．このうち，放線冠，内包後脚周辺の梗塞では，水平断で3スライス以上にわたる10 mm以上の縦長の病変を認めた場合，橋傍正中枝領域の梗塞では，橋腹側に接して被蓋に向かって伸びる扇型の病変を認めた場合BADの可能性を考えるべきである．また，BADでは病変領域を灌流する脳主幹動脈に50％以上の狭窄を認めないとされている．

3. 治療，臨床経過

非心原性脳梗塞の急性期治療としては，抗血小板療法としてはオザグレルナトリウム，アスピリンが推奨されている．発症48時間以内で病変が15 mm以上の脳梗塞では選択的トロンビン阻害薬のアルガトロバンの投与が推奨される．また，亜急性期までの抗血小板薬の投与法として，アスピリンとクロピドグレルなどの2剤併用療法が勧められている❷．

広範で，頭蓋内圧亢進をきたす脳梗塞の急性期では脳浮腫に対して高張グリセロールを静脈内投与する．また脳保護療法としてフリーラジカルを除去し脳組織の破壊を抑えるエダラボンが本邦では使用される．

本症例では入院後，アルガトロバン，グリセロール，エダラボンの投与を開始したが，第3病日より左上下肢の筋力がMMT3程度まで悪化し，歩行困難となった．同日よりアルガトロバンからヘパリンに抗凝固薬を変更し，もともとアスピリン内服中であったが，クロピドグレル75 mgに変更した．また頭部MRI上も拡散強調画像にて病巣の拡大を認めた 図2 ．その後症状は安定したものの，最終的にはリハビリを目的に転院となった．

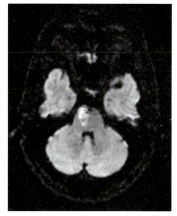

図2 症状増悪後のMRI拡散強調画像（DWI）

治療の pitfalls and pearls

BADの治療

BADは発症後症状の進行を認めるが，治療として確立されたものはない．抗血小板療法（アスピリン，クロピドグレルなど）と抗凝固療法（アルガトロバン，ヘパリン）およびフリーラジカルスカベンジャー（エダラボン）の併用や，さらにシロスタゾールを追加する治療法などが試みられており，カクテル療法ともよばれている．わが国での検討では，エダラボン投与下で，シロスタゾールの併用が特にPPA領域梗塞に有効で，クロピドグレルの併用が特にLSA領域梗塞に有効であったという報告がある[3]．

文献

[1] Fisher CM, Caplan LR. Basilar artery branch occlusion: A cause of pontine infarction. Neurology. 1971; 21: 900-5.
[2] 日本脳卒中学会 脳卒中合同ガイドライン委員会．脳卒中治療ガイドライン2015．東京: 協和企画; 2015.
[3] Yamamoto Y, Nagakane Y, Makino M, et al. Aggressive antiplatelet treatment for acute branch atheromatous disease type infarcts: A 12-year prospective study. Int J Stroke. 2014; 9: E8.

〈安部貴人〉

脳出血 IV

高血圧性脳内出血の急性期に手術以外の治療はどのように行いますか？

　我が国の脳卒中の特徴は，発症頻度を欧米諸国と比較すると同じか低いにも関わらず，脳出血の占める頻度が 2〜3 倍高いことである．脳出血はひとたび発症すると自立歩行まで回復できるのが 1/3，要介助・寝たきり・死亡が半数を超える転帰が不良な病型である．わが国での脳卒中および脳出血罹患において高血圧症の集団寄与割合はそれぞれ 52％，76％に達し，高血圧は脳卒中とりわけ脳出血の最大の危険因子である．わが国のコホート研究からも血圧水準と脳卒中発症との間には段階的かつ連続的な正の相関があり，特に脳出血の発症や死亡率においてこの傾向は強い．高血圧治療のメタ解析によると収縮期 10 mmHg 拡張期 5 mmHg の低下で脳卒中発症の相対リスク低下率 41％が得られ，その降圧達成度により疫学調査で報告された各血圧水準における発症率まで復した．以上から，高血圧症に対して，脳出血予防に降圧療法が強く推奨される．本稿では，高血圧性脳内出血を発症した患者への超急性期初期内科治療について脳卒中治療ガイドライン 2015 の改訂のポイントとその後の展開について概説したい．

今回の脳卒中治療ガイドライン 2015 の改訂のポイント

1 高血圧治療

　主に急性期における血圧管理の重要性について，新たなエビデンスが追加された点である．2013 年に発表された INTERACT2 試験（The Second Intensive Blood Pressure Reduction in Acute Cerebral Hemorrhage Trial 2）において発症 6 時間以内の脳出血急性期に収縮期血圧 150〜220 mmHg から 1 時間以内に 140 mmHg 未満に降下させる厳格降圧群では 180 mmHg 未満まで降下させる旧指針群と比較して発症 3 カ月後の機能のシフト解析により機能予後が良好であることが報告された[1]．脳出血急性期の血圧は，できるだけ早期に収縮期血圧 140 mmHg 未満に降下させ，7 日間維持することが望ましいと推奨された．

　また日本における SAMURAI-ICH（Stroke acute Management with Urgent Risk-Factor Assessment and Improvement-intracerebral Hemorrhage）研究において，発症 3 時間以内の脳出血急性期における収縮期血圧が 180 mmHg 以上の症例への 160 mmHg 以下への降圧の安全性と，収縮期血圧 120〜132

mmHg への降圧の有効性が示されている❷❸．これらの研究より全身状態と病前血圧値を考慮して，脳出血急性期において 1 時間以内に収縮期血圧を 180 mmHg 以上の場合 160 mmHg 未満まで，150 mmHg 以上の場合 140 mmHg 未満に低下させ，その後発症 24 時間の収縮期血圧を 130 mmHg に目標設定し，発症 7 日まで 24 時間にわたる安定的な降圧療法を経口降圧薬へ調整することが実践的ではないかと考える．降圧に用いる薬剤として，カルシウムチャンネル拮抗薬に関して，これまで本邦ではニカルジピンは「頭蓋内出血で止血が完成していないと推定される患者，脳卒中急性期で頭蓋内圧が亢進している患者」には使用禁忌とされていた．しかし 2011 年 6 月の添付文書改定において禁忌項目からこの内容が削除され，また SAMURAI-ICH 研究などにおいても安全性が確認されたので安心して選択できる❷❸．今回，脳出血急性期に用いる降圧薬としてカルシウム拮抗薬（ニカルジピン，頻拍症例ではジルチアゼム）や冠動脈疾患合併例では亜硝酸薬（ニトログリセリン）の微量点滴静注が推奨される．現場では，血管拡張作用による再出血や頭蓋内圧亢進時における急激な降圧による脳虚血に注意を払いながら投与する．嚥下機能を評価して経口可能または経鼻チューブより，早期に長時間作用型カルシウム拮抗薬，アンジオテンシン変換酵素（ACE）阻害薬，アンジオテンシン受容体拮抗薬（ARB），サイアザイド系利尿薬を用いた経口治療へ，各クラス効果を考慮しながら切り替えることが推奨される．発症 7 日間の 24 時間にわたる安定的な降圧治療において，多クラスの降圧薬の併用療法を行い，また単剤大量療法による副作用回避も基本である．

2 止血薬

　通常の高血圧性脳内出血急性期で血液凝固系に異常がない場合，血液凝固因子を含めた血液製剤，たとえば外因系凝固因子の鍵である凝固第Ⅶ因子の投与は推奨できない．高血圧性脳内出血であっても血小板や血液凝固系の異常を合併し出血傾向が認められる症例では，病態に応じて血小板，プロトロンビン複合体，新鮮凍結血漿などの血液製剤の投与を考慮すべきである．しかし，保険診療上および輸血の準備と投与に時間がかかること，感染症の危惧や輸血量過多などの関門が高い．脳出血急性期に対して血管強化薬，抗プラスミン薬の使用は十分な科学的根拠はないが現実的には症例に応じて投与が考慮されている．なお，抗血栓療法中に合併した高血圧性脳内出血は，原則抗血栓薬の中止，ワルファリンに対しては新鮮凍結血漿に比べて，プロトロンビン複合体投与は迅速に PT-INR を 1.35 ないし 1.2 未満まで中和せしめ，血腫拡大や死亡率が減ずるというランダム

研究が示されている[4]．安定的な中和のためビタミンK併用も念頭に入れたい．また，直接経口抗凝固薬ダビガトラン，Xa阻害薬（リバロキサバン，アピキサバン，エドキサバン）内服中の脳内出血に関しては，それぞれ抗体療法イダルシツマブ，デコイ療法アンデキサネットαの使用が近く可能となる[5]．抗凝固療法中の高血圧性脳内出血症例での，来院後4時間以内の抗凝固療法の中和と降圧目標達成症例群の死亡率や機能予後の良好なことが欧州での多施設共同後方視的研究で報告されたことから，以上の止血の治療もできるだけ早く行うことが推奨される[6]．

3 脳浮腫・頭蓋内圧亢進の管理

　　　高張グリセロール静脈内投与は，頭蓋内圧亢進を伴う大きな脳出血の急性期に推奨される．止血完了していない脳内出血は頭蓋内圧が下がると再出血血腫拡大となるので注意が必要である．血腫周囲の浮腫が出現した場合に適応とする．マンニトール投与が脳出血の急性期に有効とする明確な根拠はないが，進行性に頭蓋内圧が亢進した場合やmass effectに随伴して臨床所見が増悪した場合には，考慮しても良い．なおINTERACT2研究サブ解析ではマンニトールの有用性は示されていない．手術出しの前に投与して急場をしのぐために使われる．副腎皮質ホルモンが脳出血急性期に有効とする明確な科学的根拠はない．頭蓋内圧亢進に対しベッドアップにより上半身を30°挙上すると良いと報告されているが，血圧低下に注意すべきである．脳出血急性期において，8〜10日間体温を35℃に保つ緩徐な低体温療法（mild hypothermia）は，脳浮腫を軽減させると報告されているが，明確な科学的根拠はない．

4 上部消化管出血の管理

　　　高齢，重症などの危険因子を持つ脳出血例では消化管出血の合併に注意し，抗潰瘍薬の予防的投与を考慮してもよい．プロトンポンプ阻害薬が現場では使用されるが，H_2受容体拮抗薬は不穏やせん妄の危惧，スクラルファートは経口摂取または経鼻チューブからの制限があるためである．

5 深部静脈血栓症および肺塞栓症の予防

　　　脳出血急性期の患者で強い麻痺を伴う場合，間欠的空気圧迫法により深部静脈血栓症および肺塞栓症を予防すべきである．弾性ストッキング単独の深部静脈血栓予防効果はないため，行わないことを推奨する．間欠的空気圧迫が行えない患

者においては，抗凝固療法を行うことを考慮しても良い．現実的には D-dimer を指標として，下肢深部静脈超音波や造影 CT で診断し，治療導入することになる．ワルファリンか直接経口抗凝固薬（エドキサバン，リバロキサバン，アピキサバン）を，頭蓋内血腫発症後数日以降待機して，血腫拡大がないことを確認して脳内出血の少ないとされる後者を第一選択として導入することが多い．

6 痙攣対策

　　脳出血に合併する痙攣は大脳皮質を含む出血に多い．ジアゼパムで停止，フォストインの急速飽和やレベチラセタム点滴導入が考慮されることが多い．被殻や視床，テント下に限局する脳出血では痙攣の合併は少なく，手術例以外では抗てんかん薬の予防的使用は勧められない．急性期に投与された抗てんかん薬が予防目的である場合も，痙攣発作を生じていなければ漫然とした投与を避けることが勧められる．脳出血の遅発性痙攣（発症 2 週間以降）の出現例では，高率に痙攣の再発を生じるため，抗てんかん薬の投与を積極的に考慮する．脳出血後痙攣の治療としては，レベチラセタムやラモトリギンの使用が望ましい．現実的には，カルバマゼピンが部分発作の判断から選択されることが多く，第二選択としてバルプロ酸やフェニトインが投与されている．

7 妊娠分娩に伴う脳出血

　　新たな項目として，妊娠分娩に伴う脳卒中においては，周産期や産褥期に多く発症し，そのうち出血性脳卒中が 7 割以上を占め，原因疾患では脳動静脈奇形，次いでもやもや病であることが報告された❼．脳出血による早期てんかん発作と妊娠高血圧・子癇との鑑別は CT・MRI の画像診断が必要となる．死亡率が高いため，迅速な初期治療と器質的な頭蓋内血管病変を評価し，適切な治療を開始する．妊娠高血圧症候群における脳内出血においては，血小板や凝固因子の異常を合併し，出血傾向が認められる症例では，病態（HELLP 症候群，DIC，TTP）に応じて血小板，プロトロンビン複合体，新鮮凍結血漿などの血液製剤の投与や血漿交換を考慮するべきであろう．

Pearls

　高血圧性脳内出血症の転帰は，超急性期の初期脳ダメージ，場所と血腫量，血腫拡大・脳室穿破により規定されるため，病院搬送後の治療戦略は血腫拡大から神経症候悪化，機能転帰不良への流れを止めることである．神経徴候悪化因子は，来院時血腫量とGCS値，その後の血腫拡大・脳室穿破が強い交絡因子であり，単純CTでの血腫内低吸収域サインと造影CTにおける造影剤漏出を示すCTA spot signが実地臨床上参考となる[8][9]．このような画像所見を認めた場合，降圧や止血を「より早く開始，より速く目標まで，より安定的に維持」することが理に適い，臨床トライアルにより証明された．「時は脳なりTime is Brain」は梗塞超急性期のアルテプラーゼ血栓溶解療法や血管内治療と同様，高血圧性脳内出血の降圧や止血療法にも通ずるのだ．また発症4時間半以内に治療開始できる脳出血超急性期降圧目標は，厳格目標収縮期110〜139 mmHgが旧指針140〜179 mmHgに機能転帰の点からは同等であるという刮目すべきATACH-II研究速報から，pearlsが永遠に美しく輝く続けることはないことを臨床医は胸に秘めるべきである[10]．

文献

[1] Anderson CS, Heeley E, Huang Y, et al; INTERACT2 Investigators. Rapid blood-pressure lowering in patients with acute intracerebral hemorrhage. N Engl J Med. 2013; 368: 2355-65.

[2] Koga M, Toyoda K, Yamagami H, et al; Stroke Acute Management with Urgent Risk-factor Assessment and Improvement Study Investigators. Systolic blood pressure lowering to 160 mmHg or less using nicardipine in acute intracerebral hemorrhage: a prospective, multicenter, observational study (the Stroke Acute Management with Urgent Risk-factor Assessment and Improvement-Intracerebral Hemorrhage study). J Hypertens. 2012; 30: 2357-64.

[3] Sakamoto Y, Koga M, Yamagami H, et al; SAMURAI Study Investigators. Systolic blood pressure after intravenous antihypertensive treatment and clinical outcomes in hyperacute intracerebral hemorrhage: the stroke acute management with urgent risk-factor assessment and improvement-intracerebral hemorrhage study. Stroke. 2013; 44 (7): 1846-51.

[4] Steiner T, Poli S, Griebe M, et al. Fresh frozen plasma versus prothrombin complex concentrate in patients with intracranial haemorrhage related to vitamin K antagonists (INCH): a randomised trial. Lancet Neurol. 2016; 15: 566-73.

[5] Pollack CV Jr, Reilly PA, Eikelboom J, et al. Idarucizumab for Dabigatran Reversal. N Engl J Med. 2015; 373: 511-20.

[6] Kuramatsu JB, Gerner ST, Schellinger PD, et al. Anticoagulant reversal, blood pressure levels, and anticoagulant resumption in patients with anticoagulation-related intracerebral hemorrhage. JAMA. 2015; 313: 824-36.

[7] Takahashi JC, Iihara K, Ishii A, et al. Pregnancy-associated intracranial hemorrhage:

results of a survey of neurosurgical institutes across Japan. J Stroke Cerebrovasc Dis. 2014; 23 (2): e65-71.
8) Demchuk AM, Dowlatshahi D, Rodriguez-Luna D, et al. Prediction of haematoma growth and outcome in patients with intracerebral haemorrhage using the CT-angiography spot sign (PREDICT): a prospective observational study. Lancet Neurol. 2012: 11; 307-14.
9) Boulous G, Morotti A, Charidimou A, et al. Association between hypodensities detected by computed tomography and hematoma expansion in patients with intracranial hemorrhage. JAMA Neurol. 2016; doi: 10.1011/jamaneurol2016.1218.
10) Qureshi, AI, Palesch YY, Barsan WG, et al; ATACH-2 Trial Investigators and the Neurological Emergency Treatment Trials Network. Intensive Blood-Pressure Lowering in Patients with Acute Cerebral Hemorrhage. N Engl J Med. 2016 DOI: 10.1056/NEJMoa1603460.

〈大槻俊輔〉

脳出血の手術適応はどのような症例に考慮しますか？

1. 脳出血の頻度，初発神経症状と予後❶

1999年から2013年の14年間で脳卒中データバンクに登録された全症例中，脳出血は18.5％である．脳出血の内訳では，高血圧性脳出血が82.4％と大部分を占め，脳動静脈奇形（AVM）に伴うものが2.1％，その他の脳出血が15.5％であった．

初発神経症状は片麻痺，意識障害，失語の順で認められる．虚血性脳疾患の中で最も重症度の高い心原性脳塞栓症と同様の組み合わせであるが，意識障害の頻度は脳出血の方が高い．また，入院時平均 NIHSS（National Institution of Health Stroke Scale）は高血圧性脳出血15.5，AVM脳出血13.6，その他脳出血14.0であり，いずれも心原性脳塞栓症の12.7より高く，重症例が多いことが示されている．

1970年代以降，血圧管理の普及による脳出血発症数低下とともに，脳出血による死亡率は低下してきた．平成26年の死亡総数に占める脳出血の割合は2.6％であり，脳梗塞の5.2％の半数となっている．しかし，個々の症例は上述のように重篤であることが多い．また，超急性期脳梗塞では，血栓溶解療法や血栓回収療法のように劇的な機能回復が期待される治療が開発される一方で，高血圧性脳出血に関してはそのような革新は得られていない．脳卒中データバンク2015では退院時死亡は高血圧性脳出血で14.7％であり，心原性脳塞栓症の11.7％を上回る．さらに，modified Rankin Scale（mRS）2以下の日常生活動作（ADL）自立群は32.7％であり，これも心原性脳塞栓症の40.3％を下回っていた．今後，超急性期脳梗塞治療成績の向上によりこの差がさらに拡大する可能性もある．

2. 脳出血の部位と血腫量測定，術式

脳出血の部位診断は神経症状および画像診断により行われる．部位別の頻度は被殻29％，視床26％，皮質下19％，脳幹9％，小脳8％，尾状核1％，そのほか8％である❶．

手術適応に用いられる血腫量は楕円体体積の近似から，頭部CTにおける最大

CTによる血腫量測定

血腫量（cm³）≒ 長さ（cm）× 幅（cm）× 高さ（cm）/ 2

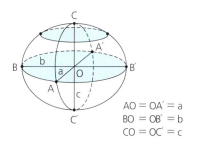

楕円体の体積 ＝ 4πabc / 3
　　　　　　＝ 4π（A/2）（B/2）（C/2）/ 3
　　　　　　＝ 4πABC / 3・8
π ≒ 3 とすると
楕円体の体積（近似）≒ ABC / 2

AO ＝ OA′ ＝ a
BO ＝ OB′ ＝ b
CO ＝ OC′ ＝ c

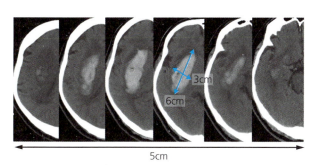

右被殻出血
6×3×5÷2 → 約 45mL

図1 単純 CT による血腫量測定方法

前後径・横径と上下長をもとに概算される❷ 図1 。

　術式としては，従来，開頭血腫除去術が標準的な手術法として行われてきた．その他，できるだけ低侵襲的な治療として，CTにより穿刺目標を定め，穿頭後に専用の器具を用いて吸引を行う定位的血腫吸引除去が汎用されている．また，最近では局所麻酔下あるいは全身麻酔下での内視鏡下血腫除去も行われるようになっている．血腫除去以外には，閉塞性水頭症を伴う脳室内出血に対して穿頭による脳室ドレナージ術が選択される．

3. 高血圧性脳出血に対する手術適応: 脳卒中治療ガイドライン 2015 での改定点❸

　脳血管障害に対する治療の進歩の中，機能的・生命的予後不良である高血圧性脳出血に対する外科的治療のエビデンスは現在も乏しい．従来，脳卒中治療ガイドラインにおける手術適応は神経症状・出血部位・血腫量により規定されており，

昨年改定された 2015 年版でも基本的方針は同様であった．

脳卒中治療ガイドライン 2015 で追記された推奨内容は以下の 3 点である．
① 被殻出血に対する外科治療として，「開頭血腫除去術を考慮してもよい（グレード C1）」が明記された．
② 成人の脳室内出血に対しては，脳室ドレナージ術に加え，「血栓溶解剤の投与を考慮してもよい（グレード C1）」とされた．
③ また，脳内出血あるいは脳室内出血の外科的治療に関し，「神経内視鏡手術あるいは，定位的血腫除去術を考慮してもよい（グレード C1）」と追記されている．

しかし，手術適応となる神経症状や出血部位・血腫量は変更されていない．つまり，低侵襲手術は考慮される一方，現時点での適応拡大ではないことは留意すべきである．実際に，10 mL 以下の小出血や軽症例では「手術を行わないよう勧められる（グレード D）」，視床出血・脳幹出血に対しての「血腫除去術は勧められない（グレード C2）」などは，2009 年版と同一グレードであるが，より強調された表記となっている．また，JCS300 の深昏睡例に対する手術が「科学的根拠はない（グレード C2）」ことは変更されていない．

4. 脳出血部位別手術適応と症例提示

次に，各部位別の手術適応を示し，当科での手術症例を提示する．

1 被殻出血

症例によって，手術による機能予後改善が期待される場合もあり，適応例は比較的多い．脳卒中治療ガイドライン 2015 では，「神経学的所見が中等症，血腫量 31 mL 以上でかつ血腫による圧迫所見が高度な被殻出血では手術の適応を考慮してもよい（グレード C1）．特に JCS20〜30 程度の意識障害を伴う場合は，定位的脳内血腫除去術が勧められ（グレード B），開頭血腫除去術を考慮してもよい（グレード C1）」と記載されている．ただし，実臨床では比較的重症例であっても，救命目的の手術が選択される場合もある．

【症例 1: 中等症被殻出血】
64 歳，男性．某日，午前 5 時に自営店内で倒れ，救急搬送された．受診歴がなく高血圧の有無は不明．来院時血圧 205/105 mmHg．意識レベル JCS10, 右方偏視，左片麻痺 0/5．頭部 CT にて右被殻出血 6×4×6 cm，約 72 mL, mid-

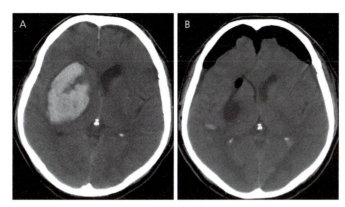

図2 症例1: 中等症右被殻出血
A: 術前, B: 術後

line shift を認めた 図2A．ニカルジピン持続投与による血圧管理を開始．緊急開頭血腫除去術を行った．術中，異常血管は認めなかった．術後CTにて良好な血腫除去を確認した 図2B．発症3週後，JCS3，左上肢0/5，左下肢3/5，mRS 4 にて回復期リハビリテーション病院へ転院．発症3か月後，下肢装具・杖使用にて介助下歩行可能となり，自宅退院となった．

【症例2: 重症被殻出血】

72歳，男性．某日，午前9時，起床してこないため家族が見に行くと，寝室で倒れているところを発見された．高血圧既往あり．来院時血圧160/100 mmHg，自発呼吸あり，JCS200，瞳孔不同（右4 mm，左3 mm），対光反射鈍麻，四肢とも刺激にて屈曲反応あり．頭部CTにて右被殻を中心に10×6×6.5 cm，約195 mL，最大2 cmの midline shift を伴う血腫を認めた 図3A．降圧剤，マンニトール投与を開始．家族より救命のための手術希望あり，開頭血腫除去術を行った．術後CTでは良好な血腫除去を確認した 図3B．意識障害は遷延し，mRS 5 にて療養型病院へ転院となった．

2 視床出血

被殻出血とは異なり，一般的に，脳内血腫除去を目的とした手術適応はない．脳卒中治療ガイドライン2015では，「急性期の治療としての血腫除去術は，科学的根拠がないので勧められない（グレードC2）」と記載されている．ただし，「血腫の脳室内穿破を伴う場合，脳室拡大の強いものには脳室ドレナージを考慮して

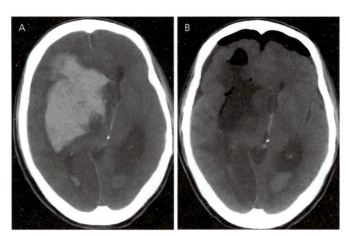

図3 症例2: 重症右被殻出血
A: 術前，B: 術後

もよい（グレードC1）」となっており，脳圧管理のための手術が行われる場合もある．また，以下の脳室内出血の項で述べるが，脳室内血腫の早期除去による予後改善も期待されており，この点に関しては，今後の検討が必要である．

3 皮質下出血

脳出血に対する血腫除去術に関するランダム化試験である，Surgical Trial in Intracerebral Haemorrhage (STICH)[4]において良好な転帰をとる傾向が示された部位である．脳卒中治療ガイドライン2015では，「脳表からの深さが1 cm以下のものでは，特に手術の適応を考慮してもよい（グレードC1）」と記載されている．神経症状や血腫量（一般的には30 mL以上）により手術適応が検討される．

【症例3: 皮質下出血】

51歳，男性．某日，午後9時，仕事中に頭痛を訴え，その場でうずくまるように倒れこんだ．同時に発語がなくなり，救急搬送された．高血圧既往あるも無治療．来院時血圧190/110 mmHg，意識レベルJCS3，失語あり，復唱のみ可能．右上肢4+/5，右下肢5/5．頭部CTにて右側頭葉から頭頂葉に4.5×4×6 cm，約60 mLの血腫を認めた 図4A ．3DCTAでは明らかな異常血管は認めなかった．翌日まで経過観察としたが，失語が増強したため，開頭血腫除去術を行った．術後CTでは血腫除去は良好であった 図4B ．失語は改善傾向となり，

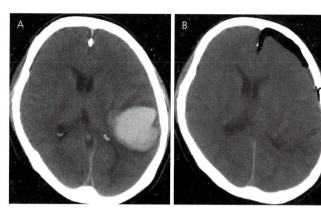

図4 症例3: 左側頭葉皮質下出血
A: 術前, B: 術後

発症3週後, mRS 2で回復期リハビリテーション病院へ転院. その後, mRS 1にて自宅退院し職場復帰予定となっている.

4 小脳出血

テント下病変のため, 脳幹や脳室への圧迫による神経症状を呈している場合に速やかな減圧が必要となる. 脳卒中治療ガイドライン2015では,「最大径が3cm以上の小脳出血で神経学的徴候が増悪している場合, または小脳が脳幹を圧迫し脳室閉塞による水頭症をきたしている場合には手術を考慮する (グレードC1)」と記載されている.

【症例4: 小脳出血】

63歳, 男性. 某日, 午後23時, めまい, 嘔吐にて発症し救急搬送された. 高血圧にて内服加療中. 来院時血圧167/104 mmHg, JCS10, 軽い呼びかけで開眼, 両側注視眼振, 構音障害, 左上下肢失調を認めた. 頭部CTにて左小脳虫部を中心に第四脳室穿破を伴う3×2.5×2.5 cmの血腫を認めた 図5A . 血圧管理・止血剤投与を開始したが, 6時間後に意識レベルJCS30となった. 頭部CTでは水頭症増悪傾向あり, 緊急開頭血腫除去術を行った. 術後CTでは血腫除去は良好であり, 水頭症も改善していた 図5B . 術後, 意識レベルは改善, 軽度の失調を後遺するも歩行可能となった. 発症4週後, mRS 3にてリハビリテーション病院へ転院. その後, mRS 2にて自宅退院となった.

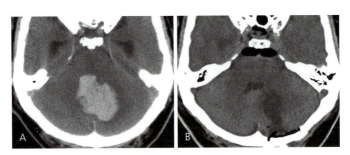

図5 症例4: 小脳出血
A: 術前, B: 術後

5 脳幹出血

　視床出血と同様に，脳内血腫除去術は適応されない．脳卒中治療ガイドライン2015での記載もほぼ同様であり，「急性期の脳幹出血症例に血腫除去を勧めるだけの根拠はないので，勧められない（グレードC2）．脳幹出血のうち脳室内穿破が主体で，脳室拡大の強いものは，脳室ドレナージ術を考慮してもよい（グレードC1）」とされる．

6 成人の脳室内出血

　脳卒中治療ガイドライン2015では「脳血管の異常による可能性が高く，血管撮影などにて出血源を検索することが望ましい（グレードC1）．急性水頭症が疑われるものは脳室ドレナージを考慮する（グレードC1）．血腫除去を目的とする血栓溶解剤の投与を考慮してもよい（グレードC1）」とされる．

　最近，脳室内出血に対する組織プラスミノーゲン・アクチベータ（t-PA）による早期血腫除去の有用性に関するランダム化試験（CLEAR Ⅲ）の結果が2016年国際脳卒中カンファレンスで公表された．発症12時間から72時間以内の500例の脳室内出血患者（平均NIHSS score 20）に対し脳室ドレナージ挿入後，t-PA投与群と生理食塩水投与群に割付け，180日後の機能予後をprimary end pointとした．なお，脳内血腫量が30 mL以下で第三脳室もしくは第四脳室の閉塞がCT上認められたものを対象としている．結果では，Modified Rankin Scale 0-3がt-PA群は48％，生理食塩水群45％と優位差は得られなかったが，死亡率はt-PA群で10％低かった．t-PA投与による症候性出血の増加はなかった．血栓溶解剤の有無による機能予後の有意差は示されていないが，血腫早期除去の有効性は示唆される．今後はさらに効率的な血腫除去の方法や症例選択に関

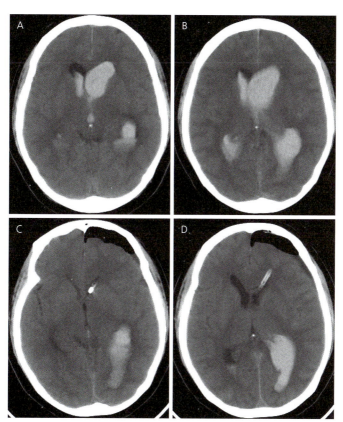

図6 症例5: 脳室内出血
AB: 術前，CD: 術後

する検討が期待されている．

【症例5: 脳室内出血】

　58歳，女性．某日，午後1時，自宅で倒れているところを発見され救急搬送された．既往歴なし．来院時血圧168/78 mmHg，JCS100，筋力左右差なし．頭部CTにて両側側脳室から第三脳室拡大を伴う脳室内出血を認めた　図6AB　．3DCTAでは明らかな血管奇形は認めなかった．左側脳室前角に厚い血腫を認めたため，緊急で左前頭部に3 cm径の小開頭を設け，顕微鏡下血腫除去および脳室ドレナージを施行した．術後，両側側脳室から第三脳室血腫の減少と脳室縮小を確認した　図6CD　．意識レベルは改善し，術後5日目に脳室ドレナージを抜

去した．術後2週目の脳血管造影でも明らかな異常血管は認めなかった．軽度の見当識を後遺するも歩行可能となり，発症5週後，mRS 2にて自宅退院．発症6か月後には見当識障害も改善し，mRS 1にて外来通院を継続している．

　いずれの部位においても，意識障害を呈する症例の診断を迅速に行い，適切な外科的治療の時期を逃さないことが重要である．また，手術適応決定以前の血圧管理や呼吸状態の確認および管理も超急性期治療の要点であることを銘記されたい．

Pearls

　高血圧性脳出血に対する手術適応は，脳卒中治療ガイドライン2015で明記されているものは，①中等度の神経症状を有する被殻出血，②浅部の皮質下出血，③3cm以上の小脳出血に対する開頭血腫除去術，④水頭症を伴う脳室内血腫に対して考慮されるドレナージ術である．

　軽症例や血腫量が10mL以下の例では手術は行わないよう勧められ，JCS300の症例でも科学的根拠はないとされる．しかし，機能的予後は不明ながらも，midline shiftを伴う重症例に対し，年齢や患者背景を考慮し，緊急手術を行う場合もある．手術適応決定以前の迅速な血圧管理や呼吸状態の確認および管理を行い，脳神経外科コンサルトを検討されたい．

文献

1. 小林祥泰，編．脳卒中データバンク2015．東京: 中山書店: 2015.
2. 鈴木明文．脳出血．In 永山正雄，濱田潤一，編．神経救急・集中治療ハンドブック．東京: 医学書院: 2006. p.151.
3. 脳卒中学会 脳卒中ガイドライン委員会，編．脳卒中治療ガイドライン2015．東京: 協和企画: 2015.
4. Morgenstern LB, Flankowaski RF, Shedden P, et al. Surgical treatment for intracerebral hemorrhage (STICH): a single center, randomized clinical trial. Neurology. 1998; 51: 1359-63.

〈一ノ瀬努〉

3 抗血栓療法・血栓溶解療法に伴う脳出血にはどのように対処しますか？

　高齢化社会の中で高齢者に多い血栓症や塞栓症は増加の一途をたどり，抗血栓薬の処方量は増加している．一方，高齢者では抗血栓療法に伴う出血性合併症が起きやすく，中でも大出血や頭蓋内出血は生命予後や機能予後に大きく影響を及ぼすため注意が必要である．本稿では，抗血栓療法に伴う脳出血の対応策と予防法を解説する．

1. 血栓溶解療法に伴う脳出血

　本邦では遺伝子組み換え組織プラスミノゲン・アクチベータ（recombinant tissue-type plasminogen activator: rt-PA）を用いた，発症3時間以内の虚血性脳血管障害患者へのrt-PA静注療法が2005年に認可され，さらに2012年には発症4.5時間以内に治療可能時間が延長された．この治療は脳動脈を閉塞した病的血栓を速やかに溶解しうるが，頭蓋内出血に留意する必要があり，国内外の治験や市販後臨床試験における症候性頭蓋内出血の頻度は2.5～8.8％に達する．過去の研究をメタ解析したWhiteleyらの報告によれば，高齢，重度の脳梗塞，高血糖，心房細動，うっ血性心不全，腎機能障害，抗血小板薬の前投与，白質病変，およびrt-PA投与前の画像上の可視的虚血病変の有無および大きさが頭蓋内出血に有意に関連していた．画像評価はCTやMRI検査を用い，早期虚血性変化を半定量的に評価するもので，前者ではAlberta Stroke Program Early CT Score（ASPECTS）で7点以下，後者では拡散強調画像（diffusion-weighted imaging: DWI）に応用したDWI-ASPECTSで5点以下が，症候性頭蓋内出血と関連するという．日本脳卒中学会が作成した適正治療指針では，適応外・慎重投与例を確認するチェックリストが準備されている．また治療開始後24時間の血圧高値は頭蓋内出血や転帰不良に関連するため，180/105 mmHg以下に維持する血圧管理が重要である．さらにrt-PA静注療法にエダラボンを併用することで出血性合併症が減少することが報告されている．

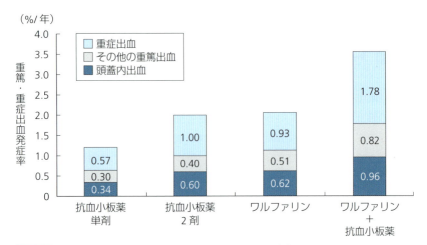

図1 各抗血栓療法における出血性合併症の発症率（%/年）
抗血小板薬の併用や，ワルファリンに抗血小板薬を併用すると出血性合併症の頻度が増大する．（Toyoda K, et al. Stroke. 2008; 39: 1740-5❶より）

2. 抗血栓療法（抗凝固療法，抗血小板療法）に伴う脳出血

1 抗凝固療法

【頭蓋内出血の頻度】

　心原性脳塞栓症における抗凝固療法は再発予防に有効である一方で大出血や頭蓋内出血のリスクを上昇させる．心原性脳塞栓症急性期にはヘパリンが使用されることが多く，慢性期の再発予防にはワルファリンやDOAC（direct oral anticoagulants）が用いられる．アジア人は，欧米人と比較して頭蓋内出血の発症率が高く，ワルファリン療法中の頭蓋内出血発症率も高い．本邦で抗血栓療法中にみられた出血イベントの頻度と重症度について検討した前向き観察研究であるBleeding with Antithrombotic Therapy（BAT）Study〔登録4009例（男性2728例，69±10歳），追跡期間19か月（中央値）〕では，日本人におけるワルファリン療法中の頭蓋内出血は約0.6〜1.0%/年であり，抗血栓薬の併用によって発症率は増加すると報告されている❶ 図1 ．DOACのダビガトラン，リバーロキサバン，アピキサバン，エドキサバンのグローバル第Ⅲ相試験によると，頭蓋内出血の発症率はワルファリン群が0.7〜0.85%/年に対して，DOACは0.23〜0.5%と低値を示している 図2 ．発症48時間以内の脳梗塞患者に14

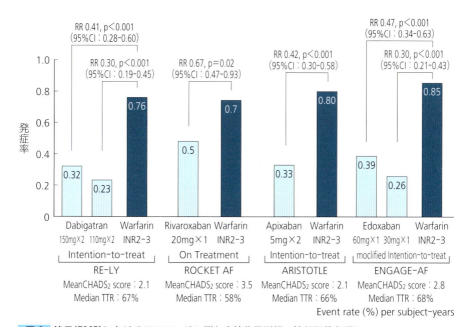

図2 第Ⅲ相試験におけるワルファリン群と直接作用型経口抗凝固薬各群の頭蓋内出血発症率

RE-LY試験，ROCKET AF試験，ARISTOTLE試験およびENGAGE-AF試験における各群の頭蓋内出血発症率．いずれの試験でもワルファリン群と比較し直接作用型経口抗凝固薬各群で大幅に低い．

日間の未分画ヘパリン（5000ないし12500単位を1日2回皮下注）の有効性を調べたInternational Stroke Trial（IST）の報告によれば，14日以内の脳梗塞発症率低下（ヘパリン群2.9%対非投与群3.8%）が同期間の頭蓋内出血発症（1.2% vs 0.4%）で相殺される結果となっており，注意が必要である．一方，全体解析でヘパリン低用量群では高用量群と比較して，14日以内の再発率は同程度に抑えられ（2.6% vs 3.2%），出血性脳血管障害の発症率は明らかに低率であった（0.7% vs 1.8%，p<0.00001）ことから，心原性脳塞栓症急性期などでヘパリンの再発予防効果が期待される病態では，低用量ヘパリン療法が有効である可能性が残されている．

【DOACおよびワルファリン療法中の頭蓋内出血の特徴】

DOACの第Ⅲ相試験は，いずれのDOACもワルファリン群と比較し頭蓋内出血の発症率が大幅に少ないことを示している．その理由として，ワルファリンは凝固カスケードのうち第Ⅱ，Ⅶ，Ⅸ，Ⅹ因子という4つの凝固因子の産生を抑制

するが，DOAC はトロンビン（IIa）か第 Xa 因子の 1 か所のみを阻害するため，凝固抑制ポイントが少ないことが考えられる．また，脳には組織因子が多いこと，DOAC ではワルファリンと異なり血漿第VII因子濃度に影響を及ぼさないことから DOAC 療法中は外因系凝固カスケードの最初の反応である組織因子と活性型第VII因子の複合体形成が容易である点を挙げられる．同機序は頭蓋内出血発症後の血腫サイズにも影響を及ぼすようだ．ワルファリン服用中に発症した頭蓋内出血は血腫が大きく，重症例が多く，PT-INR が高いと一層増大しやすく転帰が不良であることが知られている．一方でダビガトランや Xa 阻害薬療法中に発症した頭蓋内出血では血腫が小さく，増大しにくいことが報告されている．

(1) 急性期治療

(a) 必ず行うべき対応

まず①休薬を行う，そして②外科的な手技を含めて止血操作を行う．③バイタルを安定させることは基本であり，それによって DOAC では半日から 1 日程度で相当量の薬物が代謝される．④脳内出血やくも膜下出血などの頭蓋内出血時には十分な降圧や，必要時は抗脳浮腫療法を行う．

(b) 各治療薬別に行う対応

1）ヘパリン

出血の程度に応じてヘパリンの減量や中止，そして中和が必要な場合は硫酸プロタミンを投与する．硫酸プロタミンは 1 バイアル 10 mL 中に 100 mg を有している．ヘパリン 1000 単位に対して硫酸プロタミン 1.0〜1.5 mL を，通常 1 回につき 5 mL（硫酸プロタミンとして 50 mg）を超えない量を生食などに希釈して 10 分以上かけて徐々に静脈内に投与する．投与後，APTT を測定して追加治療の必要性を検討する．

2）アルガトロバン

本薬に特異的な中和抗体は知られていない．半減期が 30 分程度であることを念頭に置いて，出血の程度や緊急処置への反応を見ながら，必要時は新鮮凍結血漿投与の可否を考慮する．

3）ワルファリン

脳出血急性期の降圧療法や抗脳浮腫療法に加えて，PT-INR の早急な是正を行う．従来行われてきたビタミンKの静脈内注射や新鮮凍結血漿の投与では早急な是正は期待できないが，乾燥ヒト血液凝固第IX因子複合体 (pro-thrombin complex concentrate: PCC) は可能であり，日本循環器学会ガイドラインで推奨されている（現在保険適応外，本邦で治験中）．われわれは，頭蓋内出血時のPT-

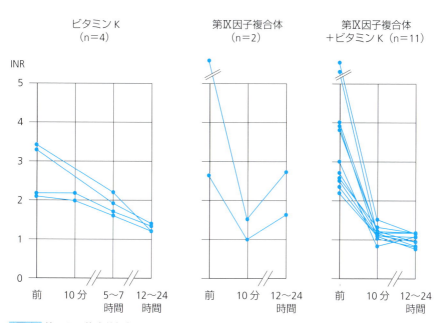

図3 第IX因子複合体投与とPT-INRの変化
ビタミンKのみ投与後（左），第IX因子複合体のみを投与後（中）および第IX因子複合体とビタミンK投与後（右）のINRの推移．ビタミンK単独投与ではINR是正に時間を要す．第IX因子複合体を単独で投与すると半減期に応じてINRは12～24時間後に再上昇するが，ビタミンKを同時に投与すると肝での合成が加わりINRの再上昇はみられない．
(Yasaka M, et al. Thromb Res. 2005; 115: 455-9[2]より)

INRが2.0以上5.0未満では500単位，PT-INRが5.0以上では1000単位を投与している．いずれの場合も投与10分後にPT-INRを再検し追加投与の必要性を検討する．PCCの単独投与を行うと，24時間後にPT-INRの再上昇がみられるが，ビタミンKを同時に投与するとPT-INRの再上昇は起こらない 図3[2]．

4）DOAC

DOAC投与中の頭蓋内出血では最終内服時間の把握が重要である．内服後の最高血中濃度到達時間（Tmax）は約1～4時間であるため，内服から4時間以内の場合には胃洗浄や活性炭投与による吸収抑制を考慮する．ダビガトランは蛋白結合率が低く，透析での除去が期待されるが，リバーロキサバンやアピキサバンは蛋白結合率が高く，透析による除去は困難である．抗凝固作用の緊急是正にPCCが有用とする報告があり，今後の研究が期待される．またDOACに対する特異的な中和抗体やXa decoy製剤や低分子化合物などの中和薬が開発中である．

(2) リスク評価

RE-LY 試験や ROCKET-AF 試験によれば，大出血，脳内出血，もしくは頭蓋内出血のリスクとして，高齢者，日本人を含むアジア人もしくは白人以外，脳卒中/TIA の既往，拡張期血圧高値，アスピリン併用，腎機能障害，低体重，MRI-T2*画像での microbleeds を有する例などが挙げられており，ダビガトランやリバーロキサバンといった DOAC 使用例はリスクが低いとされている．また抗血栓薬を併用すると出血リスクは増加する❶．

(3) 発症予防

発症予防の基本は①大出血や頭蓋内出血のリスク管理，②抗血栓薬の併用をできるだけ避ける，③大出血発症率がワルファリンと同等かそれ以下で，頭蓋内出血の発症率が低く血腫増大も少ない DOAC を第一選択にする，④導入時の出血性合併症の対策，である．

管理が可能なものとして高血圧，高血糖，喫煙，過度のアルコール摂取があり，出血性合併症の予防の観点から極めて重要である．糖尿病や腎機能障害の既往者では 130/80 mmHg 未満を目標に降圧を行う．BAT Study では頭蓋内出血発症者と非発症者のカットオフ値が 130/81 mmHg と報告されており，抗血栓療法中の症例の血圧管理目標を糖尿病，腎機能障害の既往者と同じく 130/80 mmHg 未満とすることも一法と思われる．同血圧値は脳卒中治療ガイドライン 2015 でも記されている❸．抗血栓薬の併用をできるだけ避けること，ワルファリンではなく DOAC を第一選択にすることは妥当といえよう．ただし，DOAC では十分な用量調節ができないため，禁忌項目該当例に投与しないことや減量考慮基準を遵守することが重要である．また導入時に出血性合併症が多いので，腎機能やヘモグロビン値を 2 週間ごとに 1 か月程度チェックすることが有用と思われる．ヘモグロビンの測定は，不顕性出血を早期に発見するためである．各 DOAC の血中濃度は，ダビガトランでは APTT と，リバーロキサバンやエドキサバンでは PT および PT-INR と相関することが知られている．ダビガトラン療法中にはトラフで APTT が 80 秒を超えると大出血が多いことが知られているが，APTT 試薬は標準化されていないことに注意する．また，リバーロキサバンやエドキサバン療法中の PT-INR は試薬間で値が異なること，アピキサバンは APTT や PT-INR と十分に相関しないことにも注意する．

2 抗血小板療法

【頭蓋内出血の頻度】

　急性期抗血小板療法と頭蓋内出血に関する代表的なメタ解析である Cochrane Review の結果では，アスピリンの使用による頭蓋内出血の頻度は 1000 例あたり 2 人と算出されている．中国において一過性脳虚血発作と minor stroke を対象にアスピリン単剤とアスピリン・クロピドグレル併用療法を比較検討した CHANCE（Clopidogrel in High-risk patients with Acute Nondisabling Cerebrovascular Events）試験では，発症から 3 か月の投与期間中に両群とも頭蓋内出血は少なく，脳梗塞の再発については併用療法で有意に少なかった．これは，抗血栓療法における頭蓋内出血発症率が高いアジア人での試験であることにも注目したい．この結果から，脳梗塞急性期では血小板機能が強く亢進しているため，一定期間，抗血小板療法 2 剤併用（dual antiplatelet therapy: DAPT）を行うことで効果を上乗せでき，限られた短期間であれば頭蓋内出血は増加しないと考えられる．

　一方，慢性期の抗血小板療法については，急性期と様相が異なる．脳卒中二次予防症例を対象とした MATCH（Management of Atherothrombosis with Clopidogrel in High-risk patients with recent transient ischaemic stroke study）試験ではアスピリン単剤と比較してアスピリン・クロピドグレルの DAPT 群で頭蓋内出血が有意に増加した．BAT Study における頭蓋内出血発症率は，抗血小板単剤に比べて抗血小板薬 2 剤併用で倍増している．慢性期に長期間に亘って抗血栓薬を併用することには注意が必要であり，併用療法を継続せざるを得ない場合は，積極的なリスク管理が求められる．

(1) 急性期治療

　特別な治療法は現状では確立しおらず，まずは休薬が必要である．しかしアスピリン，クロピドグレルおよびチクロピジンは不可逆的な抗血小板作用を呈するので，内服を中止後もその効果は血小板寿命に応じて 7〜10 日程度を要する．シロスタゾールの抗血小板作用は可逆的であるため，抗血小板作用は 2〜3 日で消失する．また発症直後は特に血圧を十分に下げることによって血腫の増大を避けることが望ましい．血小板輸血は通常行わない．

(2) リスク評価

　抗血小板薬内服中の頭蓋内出血のリスクとして高齢，喫煙，高血圧が挙げられる．さらにラクナ梗塞，脳出血の既往および T2* 画像で microbleeds が確認された症例では特に脳出血のハイリスク例と考えられる．人種も重要な要素であり，

一次予防および二次予防の双方で日本人を含むアジア人は欧米人に比べて頭蓋内出血のリスクが高いことは念頭に置く必要がある．

(3) 発症予防

抗凝固療法の場合と同じように，リスク管理を十分に行い，抗血栓薬の併用をできるだけ避ける．薬剤別に検討すると，アスピリンは安価で強い抗血小板作用を有するが，消化管出血を合併しやすく，その予防にプロトンポンプ阻害薬が推奨される．チエノピリジン系ではクロピドグレルが使用されることが多く，クロピドグレルの有効性と安全性をアスピリンと比較検討した CAPRIE（Clopidogrel versus Aspirin in Patients at Risk of Ischemic Event）では，クロピドグレル群で頭蓋内出血が少ない傾向がみられた（平均追跡期間 1.9 年，0.31% vs 0.43%，p=0.23）．注意すべき副作用には肝障害と血球減少がある．非心原性脳梗塞を対象とした次世代のチエノピリジン系薬剤としてプラスグレル，チカグレロルがあり，双方とも治験登録を終え，その結果が期待される．Phosphodiesterase 3 阻害薬のシロスタゾールは，CSPS2（Cilostazol Stroke Prevention Study 2）試験でアスピリンに比べて頭蓋内出血が有意に低頻度であることが示され（0.27%/人・年 vs 0.84%/人・年，p=0.0027），特にラクナ梗塞症例において脳出血発症率の差が顕著であった．副作用として血管拡張作用による頭痛，動悸，頻脈があり，心疾患を有する場合には注意が必要である．

Pearls

これまで DOAC を選択する場合，頭蓋内出血を発症したときに中和薬がないことが一つの懸念事項であったが，現在 DOAC に対する特異的な中和抗体や低分子化合物の開発が進行中である．ダビガトランに対する人化モノクローナル抗体のイダルシズマブは，ダビガトランによる抗凝固作用を即座に，完全に，長時間に亘って中和することが報告され[4]，アメリカ，ヨーロッパおよびニュージーランドで認可され，本邦でも第Ⅲ相試験が行われており早急な認可が期待される．Xa 阻害薬の中和薬である Xa 疑似薬のアンデキサネットや低分子化合物のアピリジンの開発も進められている[5]．

おわりに

抗血栓療法中の大出血や頭蓋内出血を回避するポイントは，抗血栓薬のリスク・ベネフィットを常に勘案し，血圧をはじめとしたリスク管理を徹底すること，抗血栓薬の併用をできるだけ避けること，大出血や頭蓋内出血の少ない薬剤を選択することが重要である．

文献

1. Toyoda K, Yasaka M, Iwade K, et al. Dual antithrombotic therapy increases severe bleeding events in patients with stroke and cardiovascular disease: a prospective, multicenter, observational study. Stroke. 2008; 39 (6): 1740-5.
2. Yasaka M, Sakata T, Naritomi H, et al. Optimal dose of prothrombin complex concentrate for acute reversal of oral anticoagulation. Thromb Res. 2005; 115: 455-9.
3. 脳卒中学会 脳卒中治療ガイドライン委員会. 脳卒中治療ガイドライン 2015. 東京: 協和企画; p.88-90.
4. Pollack CV Jr, Reilly PA, Eikelboom J, et al. Idarucizumab for Dabigatran Reversal. N Engl J Med. 2015; 373 (6): 511-20.
5. Siegal DM, Curnutte JT, Connolly SJ, et al. Andexanet Alfa for the Reversal of Factor Xa Inhibitor Activity. N Engl J Med. 2015; 373 (25): 2413-24.

〈芝原友也　矢坂正弘〉

脳アミロイドアンギオパチーの診断,治療はどのように行いますか?

　脳血管アミロイドアンギオパチー(cerebral amyloid angiopathy: CAA)は,脳血管へのアミロイド沈着症である.現在までに,脳血管に沈着するアミロイド蛋白としてアミロイドβ蛋白(amyloid β: Aβ),シスタチンC(シスタチンC関連アミロイド: ACys),プリオン蛋白(prion protein: PrP)(PrP関連アミロイド: AScr),トランスサイレチン(transthyretin: TTR)(TTR関連アミロイド: ATTR),ゲルゾリン(ゲルゾリン関連アミロイド: AGel),ABri/ADan,ALの7種類が知られている❶.沈着するアミロイド蛋白の種類によるCAAの分類を 表1 に示す.これらのなかで,Aβによる孤発性のCAAの頻度が最も多く,高齢者やAlzheimer病(Alzheimer's disease: AD)患者でしばしば認められる❶.また,アミロイド前駆蛋白をコードしている遺伝子の変異によって,それぞれのアミロイド蛋白による遺伝性のCAAを認める 表1 .

　軽度のCAAは臨床症状と直接は関連しないが,高度なCAAは脳血管障害(脳出血,白質脳症,血管性認知症など)の原因となる.本稿では,最も多数を占める孤発性Aβ型CAAを中心に,その臨床的特徴と診断,治療について概説する.

1. 孤発性 Aβ 型 CAA の頻度

　孤発性Aβ型CAAの頻度は加齢とともに増加し,病理学的な検討では60歳以上の10〜50%にCAAがみられ,90歳以上では74%に達する.AD患者ではさらに多く,80〜90%にはCAAがみられる❶.また,1998年から2003年の間に我が国で行われた全国調査では,55歳以上のCAA関連脳出血の有病率は100,000人に7.49人で,CAA関連脳出血の有病率は加齢とともに増加し,女性に多かった❶❷.

2. 孤発性 Aβ 型 CAA の病理

　孤発性Aβ型CAAは主に大脳の髄膜と皮質血管にみられ,脳内分布では後頭葉により高度で,大脳基底核,視床,脳幹,白質,脊髄には稀である.軽度のCAAでは,髄膜や皮質血管に少量のAβ沈着を認めるのみであるが,高度の

表1 脳アミロイドアンギオパチーの分類

アミロイド蛋白	臨床病型
1. アミロイドβ蛋白（Aβ）	1. 孤発性 2. 遺伝性あるいは染色体異常に関連 　a. APP遺伝子変異に関連するもの（CAAと関連が深い点変異） 　b. プレセニリン遺伝子変異に関連するもの（CAAと関連が深い点変異） 　c. ダウン症候群に関連するもの
2. シスタチンC（ACys）	HCHWA-Icelandic type（シスタチンC遺伝子^{68}Leu→Gln変異に伴う）
3. トランスサイレチン（ATTR）	遺伝性トランスサイレチン型アミロイドーシスでの髄膜脳血管へのアミロイド沈着（TTR遺伝子変異に伴う）
4. ゲルゾリン（AGel）	遺伝性ゲルゾリン型アミロイドーシス（家族性アミロイドーシス，フィンランド型）にみられる髄膜脳血管へのアミロイド沈着（ゲルゾリン遺伝子変異に伴う）
5. プリオン蛋白（PrP）（AScr）	アルツハイマー病類似の経過を示すプリオン病（PrP遺伝子変異Y145stop）
6. ABri/ADan	1. 英国型家族性CAA（家族性英国型痴呆）（BRI遺伝子の停止コドン変異に伴う） 2. ADan（家族性デンマーク型痴呆）（BRI遺伝子のdecamer重複に伴う）
7. AL	脳に限局した単クローン性の形質細胞増殖による白質脳症を伴うCAA

APP: アミロイド前駆蛋白
HCHWA: アミロイドーシスに伴う遺伝性脳出血
（Yamada M. J Stroke. 2015; 17: 17-30❶ より改変）

　CAAでは，ほとんどの小動脈や細動脈が高度のAβ沈着を示す❸．毛細血管やときには細動脈，小動脈に沈着したAβが周囲の脳実質にしみ出したような像がみられ，周囲に変性神経突起の集簇を伴い，老人斑様構造を示す．Aβは，そのC末端に異質性があり，アミノ酸が（39-）40位で終わるAβ40，42（-43）位で終わるAβ42の2つの主な分子種がある．ADにおける老人斑のアミロイドがAβ42を主要構成成分にするのに対し，脳血管に沈着しているAβはAβ40を主体としている❸．

　CAAに関連した血管変化（CAA-associated vasculopathies）として，血管壁の重複化，内膜の閉塞性変化・ヒアリン化，微小動脈瘤様拡張，フィブリノイド壊死などが観察される．これらの血管変化は脳血管障害の病理学的基盤となる．CAAに関連した脳血管障害には脳葉型の大脳出血，小脳出血，白質脳症，皮質

小梗塞や小出血などがある．

3. 孤発性 Aβ 型 CAA の病歴および症候上の特徴

　CAA による症候性脳出血は，典型的な高血圧性脳出血とは異なり，脳葉型の大出血を特徴とする．脳出血に伴い，髄膜刺激症状，意識障害，神経学的局在症状（片麻痺，視野障害，失語など）を呈する．頭痛，髄膜刺激症状は脳内出血のくも膜下腔への穿破に関連している．発症時，正常血圧であることが多く，これは高血圧性脳出血では出血時血圧が高いことと対照的である．CAA による脳出血は再発・多発しやすいという特徴を持つ．CAA に伴う脳出血を誘発する背景として，抗血小板・凝固薬の使用，脳外科手術，頭部外傷などが挙げられている．
　進行性の認知症がしばしばみられ，その原因として CAA に関連する脳血管障害による血管性認知症，AD の合併，両者の混合型などがある．出血ばかりでなく白質病変を生じ，Binswanger 病様の白質脳症に発展する例も存在し，認知症や脳卒中様のエピソードを示す．
　一過性脳虚血発作様の神経症状を呈する例が時にみられ，それらは皮質の微小出血とそれに起因する局所てんかん発作である可能性が示されている[1]．また，CAA に関連して単球/マクロファージ系の浸潤がみられ，時に炎症あるいは肉芽腫性血管炎の所見が見られる[3]．血管炎あるいは CAA 関連炎症を合併する例では，しばしば亜急性に進行する白質脳症を呈し，早期に生検診断すれば免疫療法で治療しうる点で重要である．

4. 孤発性 Aβ 型 CAA の診断

　CAA の確定診断は病理学的な証明による．脳生検，血腫除去術で得られた組織，あるいは剖検によって病理診断される．しかし，全例で病理学的な検索が行えるわけではなく，それ以外の検査による臨床診断の精度を上げる必要がある．
　病理学的検索以外で CAA の診断に有用な検査として，頭部 CT や MRI による画像診断が挙げられる．CAA による脳出血は大脳の脳葉に好発するが，高血圧性脳出血の好発部位である基底核領域，視床，橋の CAA はまれであり，それによる出血も通常は起こらない[3]．しかし，脳葉型出血であれば CAA によるものであるとは必ずしもいえず，CAA 以外の原因の鑑別が重要であり，非定型的高血圧性脳出血，外傷性脳出血，全身出血傾向，脳動脈瘤・動静脈奇形による出血，腫

瘍に伴う出血などを除外診断する必要がある．

　CAAによる脳出血は再発，多発する傾向にあるため，新しい出血とともに古い出血が存在することが，CAAによる出血を強く支持する所見となる．さらに，CAAでは皮質に微小出血が散在してみられることが多い．これは，CAA脳の皮質には出血の基盤となる微小動脈瘤やフィブリノイド壊死が多発していることと関係し，大出血以外に，皮質微小出血がしばしば無症候性に起こっているためである．また，限局性のくも膜下出血（convexity subarachnoid hemorrhage/superficial siderosis）もしばしばみられる．こうした微小出血の検出にMRIのgradient-echo法（T2*強調画像）やsusceptibility-weighted imaging（SWI）が有用である[1]．

　また，出血の所見に加え，白質脳症を示唆する側脳室周囲の深部白質のCT上の低吸収域，MRI T2強調あるいはFLAIR画像上の高信号域がみられる場合がある．高齢者でしばしばみられる大脳白質病変の鑑別診断の一つとしてCAAは重要である．

　CAAでは脳血流SPECTや糖代謝PETによる脳機能画像の特徴は報告されていない．ADにCAA関連微小出血を合併している場合，大脳皮質の萎縮や代謝低下の分布が，CAA関連微小出血がないAD例とは異なっている[4]．最近，AD診断に使用され始めたアミロイドPETでは，CAAは後頭葉優位のトレーサー集積パターンを示すことが報告されている[1]．

　脳脊髄液中のAβ42低下やリン酸化タウ上昇もADの診断に有用であることが知られているが，CAAではAβ42のみならず，Aβ40も低下することが報告されている[1,3]．さらに，CAA症例の脳脊髄液中の総タウやリン酸化タウの濃度は，コントロール症例に比べて高いが，AD症例と比べて低いことが報告されている[1]．アミロイド前駆蛋白（amyloid precursor protein: APP）変異に伴う遺伝性CAAは，APP遺伝子検査がその診断に有用である．APP変異やプレセニリン1（presenilin 1: PSEN1）変異，プレセニリン2（presenilin 2: PSEN2）変異による家族性ADにもCAAを合併するものがしばしば存在し 表1 ，それらの診断も遺伝子検査が有用である．

　現在，CAA自体を診断する診断基準は存在しないが，CAAに関連した脳出血の診断基準として，ボストン基準 表2-1 がある[5]．脳葉型出血39例による検討では，この診断基準によるprobable CAAの特異度は100%であったが，感度は44.8%と低かった[5]．感度が低かった原因として，この研究では，CAAでしばしば見られる微小出血の検出に有用なgradient-echo MRIが行われていな

表 2-1 CAA 関連脳出血に関するボストン診断基準

確実（definite CAA）
剖検による完全な脳の検索により以下の 3 点が証明される：1. 脳葉型，皮質あるいは皮質皮質下出血，2. CAA 関連血管変化*を伴う高度な CAA，3. 他の原因病変の欠如．

ほぼ確実（生検組織の陽性所見を伴う）（probable CAA with supporting pathology）
臨床データおよび病理組織（血腫吸引標本あるいは皮質生検）が以下の 3 点を示す：1. 脳葉型，皮質あるいは皮質皮質下出血，2. 標本内に CAA，3. 他の原因病変の欠如．

臨床的にほぼ確実（probable CAA）
臨床データおよび MRI/CT が以下の 3 点を示す：1. 脳葉型，皮質あるいは皮質皮質下に限局する多発性出血（小脳出血を含む），2. 年齢 55 歳以上，3. 他の出血の原因**の欠如．

疑い（possible CAA）
臨床データおよび MRI/CT が以下の 3 点を示す：1. 脳葉型，皮質あるいは皮質皮質下の単発性出血，2. 年齢 55 歳以上，3. 他の出血の原因**の欠如．

*CAA 関連血管変化：フィブリノイド壊死を伴う微小動脈瘤形成など
**他の出血の原因：ワルファリン過量（INR＞3.0），頭部外傷，虚血性脳血管障害，脳腫瘍，血管奇形，血管炎，血液疾患あるいは凝固異常

(Knudsen KA, et al. Neurology. 2001; 56: 537-9[5]より)

表 2-2 CAA 関連脳出血に関する「アミロイドーシスに関する調査研究班」による診断基準（2003）

ボストン診断基準で除外すべき「**他の出血の原因」に，「高血圧症（収縮期血圧 160 mmHg 以上，または拡張期血圧 95 mmHg 以上，または降圧剤内服歴があるのどれかにあてはまること）」を加え改変したもの．

(Hirohata M, et al. Eur J Neurol. 2010; 17: 823-9[7]より)

かったことが挙げられており，今後 gradient-echo MRI による微小出血の検討も加えるとさらに感度が上がる可能性がある．わが国では高血圧に関連する脳出血が多いため，2003 年からわが国で行われた CAA 関連脳出血の全国調査ではこのボストン基準の除外項目である「他の出血の原因」に高血圧を含め，より特異度の高い診断基準を使用した 表 2-2 [7]．高血圧は CAA と共存しうるものであるが，高血圧のみでも CAA 類似の脳葉型出血をきたすことがあることに留意すべきである．

5. 遺伝的危険因子

孤発性 Aβ 型 CAA では，APP 遺伝子，PSEN1 遺伝子，PSEN2 遺伝子に変異はないが，いくつかの遺伝的な危険因子の関与が報告されている．その一つは，AD 発症の確立した危険因子として知られる ApoE の遺伝子型で，ApoE 遺伝子

にはε2，ε3，ε4のアリルとそれに対応するE2，E3，E4のアイソフォームがある．欧米のデータでは，ε4アリルがADの危険因子であるばかりでなく，CAAの独立した危険因子であることが報告されている[1]．さらに興味深いことには，AD発症に対して防御的な関連を有するとされるApoE ε2アリルが，CAAに伴う脳出血のリスクであることが報告されている[1]．さらに，ε2アリルを有する者に抗血小板あるいは抗凝固療法，高血圧，軽い頭部外傷などの危険因子が加わった時，出血のリスクが高まるという．また，ε2/ε4アリルが脳葉型出血の再発のリスクと関連することが報告されている．

6. 治療

　孤発性Aβ型CAAの予防・治療法として，血管壁のアミロイド蓄積予防や蓄積したアミロイドを除去するなどの根本的な方法は，現時点では存在しない．脳出血を生じた場合は，血腫の部位や大きさ，症状などによって治療法の選択が行われるが，多くの症例では外科治療を行わずに保存的に経過をみることが可能である．高血圧は，CAA関連脳出血を誘発する可能性があるので，適切な降圧療法を行うことが推奨される[6,7]．

　CAA関連脳出血に対する外科的処置については，1970年代より複数の報告があるが，いずれも症例報告や横断研究の域を出ておらず，長期予後についての結論は得られていない[7]．

　CAA患者における血栓溶解療法，抗凝固療法，抗血小板療法に関する報告は，いずれも症例報告や横断研究の域を出ていないが，これらの治療はCAAによる脳出血を助長する可能性があり勧められない[1,7]．

　CAA関連血管炎あるいは炎症に対する治療についても現在までにランダム化比較試験はないが，副腎皮質ステロイドやシクロフォスファミドといった免疫抑制薬が有効であった症例が多数報告されている[3,7]．

おわりに

　孤発性Aβ型CAAを中心にCAAについて概説した．孤発性Aβ型CAAは頻度の高い疾患であるにもかかわらず，その臨床診断法や治療法が確立されていない．今後，さらなる研究の推進が望まれる．

Pearls

抗アミロイド療法と CAA

近年，AD に対する抗アミロイド療法についての研究が盛んに行われており，特に Aβ に対する抗体を用いた治療は，臨床試験が複数行われている．Aβ42 に対する抗体を用いた臨床試験（AN1792, Elan）では，抗体治療を受けた症例で最も長期間存命した症例では，脳実質および脳血管の両方の Aβ 沈着がほぼ完全に消失していたが，抗体治療を受けた群では，CAA や皮質の微小出血，微小血管病変の頻度が，抗体治療を受けていない群と比べて有意に増加していた[1]．このことは Aβ に対する抗体が老人斑の Aβ42 を可溶化した結果，Aβ が脳実質から血管周囲間質を通って除去され，その際に CAA や CAA 関連出血が増加している可能性が考えられる．AN1792 で治療を受けた症例の 6％が髄膜脳炎を発症し，それらの症例はリンパ球の血管周囲の浸潤を CAA 周囲の血管に認めていた．さらに，Aβ に対するモノクローナル抗体である bapineuzumab の phase 2 試験では，amyloid-related imaging abnormalities（ARIA）を認めた[1]．これらの所見は，Aβ に対する免疫治療は，CAA を認める血管の透過性を変えて，血管の破綻を起こす可能性を示している．

文献

1. Yamada M. Cerebral amyloid angiopathy: emerging concepts. J Stroke. 2015; 17: 17-30.
2. Hirohata M, Yoshita M, Ishida C, et al. Clinical features of non-hypertensive lobar intracerebral hemorrhage related to cerebral amyloid angiopathy. Eur J Neurol. 2010; 17: 823-9.
3. Yamada M, Naiki H. Cerebral amyloid angiopathy. Prog Mol Biol Transl Sci. 2012; 107: 41-78.
4. Samuraki M, Matsunari I, Yoshita M, et al. Cerebral Amyloid Angiopathy-Related Microbleeds Correlate with Glucose Metabolism and Brain Volume in Alzheimer's Disease. J Alzheimers Dis. 2015; 48: 517-28.
5. Knudsen KA, Rosand J, Karluk D, et al. Clinical diagnosis of cerebral amyloid angiopathy: validation of the Boston criteria. Neurology. 2001; 56: 537-9.
6. Arima H, Tzourio C, Anderson C, et al. Effects of perindopril-based lowering of blood pressure on intracerebral hemorrhage related to amyloid angiopathy: the PROGRESS trial. Stroke. 2010; 41: 394-6.
7. 日本脳卒中学会　脳卒中ガイドライン委員会，編．脳卒中治療ガイドライン 2015．東京: 協和企画; 2015.

〈浜口　毅　山田正仁〉

脳出血の case approach

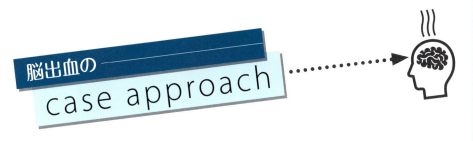

　脳出血における外科的治療（血腫除去術，外減圧術，水頭症に対するドレナージ術など）の適応は個々の症例において検討する必要がある．本稿では，外科的治療の必要性が非常に高かった症例と内科的治療のみで良好な転帰が得られた症例について提示を行う．

症例1 66歳女性
主訴 回転性めまい
現病歴 病院受診日の当日16時頃，自宅にて座位でテレビ視聴中に突然回転性のめまいが出現，悪心・嘔吐も認めた．その後も症状は持続したため救急車を要請，17:30分に病院へ到着した．来院時前頭部全体に疼痛の訴えあり．
既往歴 未治療の高血圧，緑内障（点眼薬加療中）
来院時所見 軽度意識障害JCS10 E3V4M6，血圧181/82 mmHg，脈拍102/分整，瞳孔3/3 mm，対光反射迅速，眼球運動に制限はないが，左右注視方向性眼振を認める．その他，脳神経系に異常なし，明らかな麻痺・感覚障害なし，右Babinski反射陽性
来院後経過 ライン確保後18時に頭部CTを施行　図1　，左小脳出血，脳室穿破，水頭症を認めた．ニカルジピンにより160/80 mmHg程度まで降圧，さらに収縮期血圧140 mmHg程度を目指した．しかしながら，その後頻回の嘔吐とともに意識レベルが低下しJCS 30-100となったため，19時に2回目の頭部CTを施行した．CTでは水頭症の増悪は軽度であるが，血腫の後方への拡大を認め，緊急で開頭血腫除去術，脳室ドレナージを行った．
　術後意識状態は緩徐ながら改善傾向となり，術後2週間でリハビリ病院に転院となった．転院時のJCSは10であった．

来院時

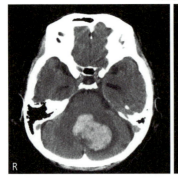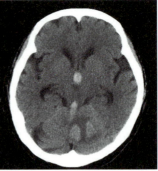

来院1時間後

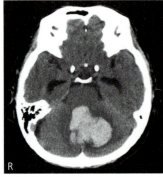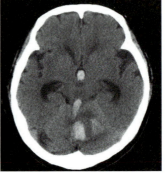

図1 66歳女性，左小脳出血の症例
来院時の頭部CTでは左小脳歯状核に出血，その他脳室穿破，水頭症を認めたが，意識障害が軽度であった．しかしその後意識障害が進行，来院1時間後の頭部CTでは血腫の後方への拡大と水頭症の増悪（側脳室後角が拡大している）を認めた．

問診・診察時の pitfalls and pearls

　程度の強い回転性めまいの場合，その原因が内耳等の末梢性であることもよく経験するが，本症例では意識障害や注視方向性眼振（脳幹病変を示唆する）を認め，年齢・高血圧等の血管系危険因子も有しており，脳血管障害を疑うことは容易であろう．また脳血管障害の場合，意識障害・構音障害・失語等の症状のため患者本人からの病歴聴取が難しい場合も多く，家族や発見者から病歴を聴取することも重要である．

● 症例1についての解説

　本症例は未治療の高血圧を認め，出血部位も高血圧性として矛盾しない小脳歯状核であり，脳出血の原因として高血圧を想定するのは妥当であろう．来院時の高血圧に関しては，INTERACT2[1]やATACH[2]等の大規模臨床試験の結果を踏まえ，以前より降圧目標が低くなり，脳卒中治療ガイドライン2015[3]でも「収縮期血圧140 mmHg 未満への速やかな降下」がグレードC1（行うことを考慮してもよいが，十分な科学的根拠がない）として勧められている．高血圧性脳出血の手術適応に関しては，テント上の脳内出血急性期の早期手術の有効性を検討した国際多施設大規模ランダム化試験として，STICH（Early Surgery versus Initial Conservative Treatment in Patients with Spontaneous Supratentorial Lobar intracerebral Haematomas）試験[4]やSTICHⅡ試験[5]が報告されているが，「適応のあるすべての患者に早期手術を行う方針」と「神経学的に増悪した場合にのみ手術を行う方針」に統計学的有意差は認められなかった．しかし小脳出血においての手術適応は比較的はっきりしており，本邦の脳卒中治療ガイドライン2015[3]においても，「最大径が3 cm 以上の小脳出血で神経学的症候が増悪している場合，または小脳出血が脳幹を圧迫し脳室閉塞による水頭症をきたしている場合には，手術を考慮する（グレードC1）」とされている．本症例でも血腫による脳幹圧迫と水頭症があり，かつ内科的治療に抵抗性の意識障害の進行性があり，手術を行った．一般的に小脳出血では，初期の後頭蓋窩の内圧上昇に伴う障害を乗り越えれば，機能予後が比較的良好な状態で退院できる症例も多く，手術のタイミングを逃さない努力が必要である．

初期対応と診断についての pitfalls and pearls

　来院時の血圧は高値であるが，脳梗塞（特に主幹動脈に狭窄・閉塞病変を有するアテローム性梗塞）の場合，安易な降圧によって脳虚血症状の進行をきたすことがあり，降圧は頭部の画像診断を行ってから判断を行う．施設によっては，脳梗塞に対する血栓溶解療法を念頭にMRIを最初に行うこともあるが，本症例は頭部全体の頭痛を訴えており，脳出血である可能性が高いと考えられる．一般的には虚血性脳卒中より出血性脳卒中の方が頭痛を伴いやすく，特に小脳出血において嘔吐を伴う頭痛を呈する場合が多い．しかし椎骨動脈解離においても本症例のような頭痛・めまい・眼振・意識障害等を呈することもあり，注意が必要である．

症例2 63歳男性

主訴 回転性めまい

現病歴 病院受診日当日の午前11時頃，会議中にめまいと悪心が出現し，歩行困難となったため救急車を要請，当院へ搬送された．来院時にはめまいが増強し，構音障害が出現していた．

既往歴 脳梗塞（抗血小板薬内服なし），前立腺肥大，高尿酸血症

来院時所見 意識清明，血圧160/80 mmHg，脈拍70/分 整，瞳孔3/3 mm，対光反射迅速，眼球運動に制限はないが，右方視時に眼振を認める．その他，脳神経系に異常なし，明らかな麻痺・感覚障害なし，四肢失調は認めないが，めまいで座位保持は困難

来院後経過 来院時の頭部CTにて左小脳歯状核に2 cm大の出血を認め，中脳水道，第四脳室に脳室穿破を伴っていたが，水頭症は認めなかった．厳重な経過観察のため集中治療室に入室，血圧管理とグリセリン投与による加療を行い，経過中意識障害は認めなかった．その後のCTで血腫の増大や水頭症の出現は認めず，リハビリテーションを施行し，第14病日に独歩退院となった．

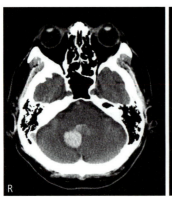 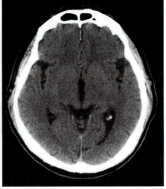

図2 63歳男性，右小脳出血の症例
頭部CTでは左小脳歯状核に2 cm大の出血を認め，第四脳室に軽度の脳室穿破を伴っているが，水頭症には至っていなかった．

● 症例2の解説

本症例も出血部位から高血圧性脳出血が疑われる．脳室穿破は認めるものの，水頭症や浮腫・再出血による脳幹圧迫もなく，入院後一貫して意識障害は認めなかった．本症例のような壮年期・中年期の患者においては脳萎縮がないため，スペースの狭い後頭蓋窩の血管障害では頭蓋内圧亢進による意識障害等の諸症状が出現しやすい．発症早期では意識

障害を認めなくても厳重な経過観察が重要であり，本症例においても入院初期には集中治療室で加療を行った．本症例では発症時の血腫自体が小さく，再出血もなかったため，良好な経過をたどったと考えられる．

おわりに

脳出血に対する手術療法の適応については，出血部位，意識レベル，年齢，発症前のADLや全身状態の他，本人や家族の希望等も鑑みて個々の症例に応じた対応が必要と考えられるが，今後，低侵襲手術（内視鏡下血腫除去術やナビゲーション下での手術等）の有効性に関する検討もなされれば，手術適応も変わる可能性もある．血圧管理等の内科的治療の変化とともに，手術療法に関しても最新に知見を取り入れ，個々の症例において最善の選択を行うことが重要である．

文献

1. Anderson CS, Heeley E, Huang Y, et al. Rapid blood-pressure lowering in patients with acute intracerebral hemorrhage. N Engl J Med. 2013; 368 (25): 2355-65.
2. Antihypertensive Treatment of Acute Cerebral Hemorrhage (ATACH) investigator. Antihypertensive treatment of acute cerebral hemorrhage. Crit Care Med. 2011; 38 (2): 637-48.
3. 日本脳卒中協会 脳卒中ガイドライン委員会，編．脳卒中治療ガイドライン2015．東京: 協和企画; 2015.
4. Mendelow AD, Gregson BA, Fernandes HM, et al. Early surgery versus initial conservative treatment in patients with spontaneous supratentorial intracerebral haematomas in the International Surgical Trial in Intracerebral Haemorrhage (STICH): a randomized trial. Lancet. 2005; 365 (9457): 387-97.
5. Mendelow AD, Gregson BA, Rowan EN, et al. Early surgery versus initial conservative treatment in patients with spontaneous supratentorial lobar intracerebral haematomas (STICH II): a randomized trial. Lancet. 2013; 382 (9890): 397-408.

〈大木宏一〉

くも膜下出血 V

脳動脈瘤の外科的治療の適応はどのように考えられていますか？

1. くも膜下出血の外科的治療

　破裂脳動脈瘤によるくも膜下出血では，再出血が転帰に大きな影響を及ぼすことから，再出血予防の外科的治療を考慮する必要がある．再出血は初回出血後72時間以内に多いことから，出血後72時間以内の早期外科治療が推奨される．しかし，搬入時すでに出血後72時間を過ぎている場合には，遅発性脳血管攣縮の時期以降の待機的手術も考慮する必要がある．また，画像上くも膜下出血を認めなくとも，動眼神経麻痺などを呈し，切迫破裂が疑われる場合には出血例に準じて早期手術を行う必要がある．

　外科的治療方法として，開頭手術もしくは血管内手術の選択肢があり，優劣に関する議論が活発である(pearls参照)．脳卒中治療ガイドライン2015では，「動脈瘤の治療は，開頭外科治療と血管内治療のそれぞれの立場から患者と脳動脈瘤の所見を総合的に判断して決定しても良い（グレードC1）」と，2009年のガイドラインにはなかった記載が追記されている[1]．くも膜下出血の中でも，脳内血腫を伴う症例や急性水頭症を合併する重症例に対しては，可及的早期に脳動脈瘤根治とともに血腫除去や脳室ドレナージによる頭蓋内圧管理を行う必要があり，開頭手術の良い適応と考えられる．脳室ドレナージや脳槽ドレナージは頭蓋内圧管理に有用であるばかりでなく，薬物の投与経路としても使用できる．脳腫脹が強い症例では，外減圧術や内減圧術を考慮する必要がある．以下，破裂脳動脈瘤の開頭手術の術式について概説する．

1 脳動脈瘤頸部クリッピング術

　くも膜下出血の開頭手術で最も一般的な方法であり，専用のクリップを使用して脳動脈瘤を閉塞し，脳動脈瘤内部への血流を遮断することで再出血を防ぐ方法である　図1 ．脳卒中治療ガイドライン2015において，クリッピング術は第一選択として推奨されている[1]．クリッピングに際しては，親動脈やその分枝，穿通枝が閉塞することによる虚血性合併症を回避する必要がある．ドップラー血流計・蛍光ビデオ血管造影・インドシアニングリーンビデオ血管造影などを使用して，クリッピング後の閉塞血管の有無を確認することが有効である．これらの方

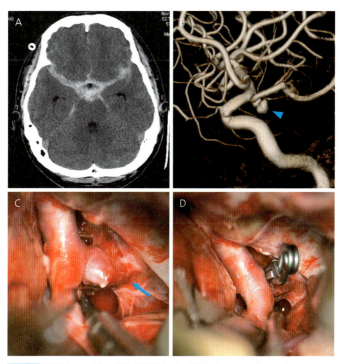

図 1 開頭クリッピング術を施行した破裂右内頸動脈瘤の 1 例（37 歳男性）
A: CT でくも膜下出血を確認
B: 右内頸動脈撮影で後交通動脈との分岐部に動脈瘤を確認（矢頭）
C: 緊急で開頭クリッピング術を施行．動脈瘤先端は動眼神経に癒着（矢印）
D: チタン製クリップを使用してクリッピング

法は，不完全クリッピングの検出にも有用である．また，運動誘発電位を術中にモニタリングすることで，血流障害による皮質脊髄路の虚血を電気生理学的に確認する方法も用いられている．これらの術中支援装置やモニタリングを使用することで，クリッピング術の治療成績は飛躍的に向上した．また，脳血管攣縮の原因物質であるくも膜下血腫を可及的に除去することで，術後の脳血管攣縮の発生を予防することも重要である．

2 親動脈閉塞＋血行再建術

大部分の動脈瘤でクリッピング術が可能であるが，クリッピング術が困難な場

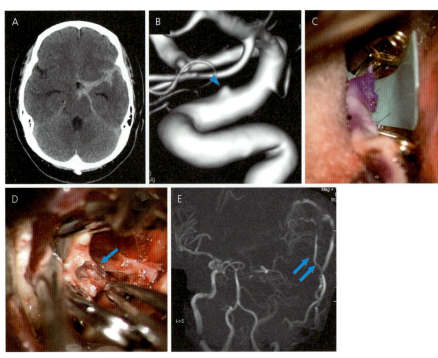

図2 血豆状動脈瘤に対して親動脈閉塞＋血行再建術を施行した1例（40歳女性）
A：CTでくも膜下出血を確認
B：血管撮影で左内頸動脈前壁に半球状の突出（arrowhead）を確認
C：大伏在静脈をグラフトとしたバイパス術を施行
D：破裂部（arrow）を確認し，クリップを使用してトラッピング
E：術後のMRAでバイパスの開存（double arrow）を確認

合には親動脈閉塞を選択する．親動脈閉塞には，動脈瘤の近位部と遠位部の2か所で閉塞するトラッピング術と動脈瘤の近位部1か所のみを閉塞する近位部閉塞術に分類される　図2 ．親動脈閉塞により，虚血性合併症をきたすことが予想される場合には，親動脈閉塞に先立ってバイパス術を行い，脳血流を補完する必要がある．脳卒中治療ガイドライン2015では，「ネッククリッピングが困難な場合には動脈瘤トラッピング術や親動脈近位部閉塞術も考慮し，必要に応じてバイパス術を併用しても良い（グレードC1）」とバイパス術に関する記述が新たに追加された❶．バイパス術を併用する場合には，外頸動脈系の分枝である浅側頭動脈や後頭動脈を使用する場合と，橈骨動脈や大伏在静脈をグラフトとして使用する場合がある．後者はグラフト血管が太く，高流量を補完することができること

から，high flow バイパスとも呼ばれる．親動脈閉塞術は開頭術野でクリップを使用して行うか，開頭術野での閉塞が困難な場合には血管内治療で親動脈閉塞を行い，開頭によるバイパス術と組み合わせる方法もある．

一般的に，くも膜下出血急性期の親動脈閉塞術は虚血性合併症のリスクが高いと考えられる[2]．親動脈の順行性脳血流が遮断されることにより，バイパス術により脳血流を負荷したとしても，脳血管攣縮期を乗り切るのに十分な灌流圧が確保できない可能性があるためである．

3 動脈瘤被包術

クリッピング術や親動脈閉塞術が困難な場合，クリッピング後に頸部が一部残存する場合に動脈瘤壁を補強する動脈瘤被包術を行うことがある．被包術はコーティング術，ラッピング術などとも呼ばれ，術後の再出血率はクリッピング術に比較して高いが，未処置の場合と比較すると低い．

2. クリッピング術が可能な動脈瘤とクリッピング術が困難な動脈瘤の特徴　図3

多くの破裂脳動脈瘤は囊状の形態を呈し，クリッピングによる根治が可能である．破裂囊状動脈瘤の好発部位は内頸動脈，前交通動脈，中大脳動脈，脳底動脈などの血管分岐部である．囊状動脈瘤の構造は，体部（body）と頸部（neck）に分けられ，体部の一部に隆起（bleb）を有し，ここが破裂点であることが多い．クリッピングに際しては，動脈瘤頸部をクリップにより遮断し，親動脈から流入する血流を遮断する．動脈瘤が大きい場合（大型動脈瘤: 12〜25 mm，巨大動脈瘤: 25 mm 以上）や，部分血栓化動脈瘤，紡錘状動脈瘤，解離性動脈瘤，血豆状動脈瘤などの場合にはクリッピングが困難で，上述した親動脈閉塞＋血行再建術が必要になることが多い．これらの動脈瘤はくも膜下出血で発症する他，巨大脳動脈瘤や部分血栓化動脈瘤の場合には圧迫症状や虚血症状を主訴に来院し，準緊急で手術が必要になることもある．

脳動脈は筋性動脈であり，内側から，内皮，内弾性板，中膜，外膜で構成される．巨大動脈瘤を含む囊状動脈瘤では，中膜欠損がその発生要因と考えられている．一方で，解離性動脈瘤では，内皮・内弾性板の急激な断裂によって，血管腔内の血液が中膜平滑筋層内に進入し，偽腔を形成して発生する．偽腔は中膜筋層の中を進むように形成され，部分的に外膜が破綻してくも膜下出血となる．偽腔によって血管内腔が狭窄もしくは閉塞する場合には虚血症状を発症する．解離性

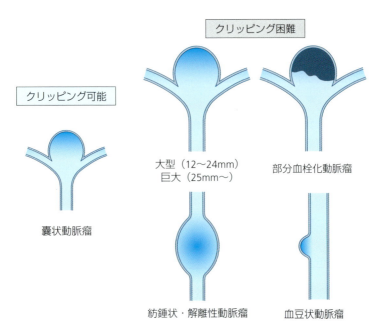

図3　クリッピング術が可能な動脈瘤とクリッピング術が困難な動脈瘤の特徴

動脈瘤は椎骨動脈に多く発生することから，内弾性板断裂の原因は血行力学的な負荷のみならず，頸部伸展などのささいな外力などが関係している可能性もある．血管撮影所見として，紡錘状の拡張部に不整な狭窄部を伴う peal and string sign が有名である．また，内頸動脈に生じる血豆状動脈瘤（blister like aneurysm）と解離性動脈瘤との関連性も報告されている．血豆状動脈瘤は頭蓋内内頸動脈遠位部の前壁に生じ，血管撮影でも小さな隆起にしか造影されないため，診断に苦慮することが多く，注意が必要である　図2　．

3. クリッピング術後の経過

破裂脳動脈瘤に対するクリッピング術後に脳動脈瘤が再発し，くも膜下出血を発症することがある．クリッピング後にくも膜下出血を発症するリスクは一般人口よりも高いとされている．手術した部位と同部位に再発を認める場合と，手術した以外の場所に動脈瘤が新生（de novo）する場合がある．手術した部位と同部位の再発は不完全なクリッピング術後に多い．また，喫煙，若年，高血圧，多

発性がくも膜下出血再発の危険因子であり，術後の長期経過観察とともに，喫煙や高血圧など危険因子の管理が重要である．

Pearls

開頭手術と血管内手術の優劣の議論

　1990年代まで，破裂脳動脈瘤の治療では開頭手術が主体であったが，血管内手術の有効性が2002年にInternational subarachnoid aneurysm trial（ISAT）研究で示された．同研究では，破裂脳動脈瘤患者における治療後1年での要介助＋死亡（mRS 3-6）は血管内手術で23.5％，開頭手術で30.9％であり，血管内手術の成績が良好だった[3]．しかし，2009年の中期報告では，治療後5年間での死亡（mRS 6）は血管内手術で有意に少なかったが（血管内手術：開頭手術＝11％：14％），自立（mRS 0-2）の割合は差がなかった[4]．さらに，最近報告された2015年の長期報告でも，治療後10年での自立（mRS 0-2）は開頭手術で78％，血管内手術で82％であり，両者に有意差は認めなかった[5]．以上の結果から，治療転帰に関しては，短期的には血管内手術の成績が良好であるが，長期的な視点に立つと両治療法の差はないとの解釈も可能であろう．血管内手術は開頭手術に比較して根治性に乏しいとの考え方もあるが，今回の2015年の追加報告では，治療した動脈瘤からの再出血は血管内手術13例，開頭手術4例と少数であり，いずれの治療方法も長期的な破裂予防効果があると考えられる[5]．術後再出血に関連して，1010例の破裂脳動脈瘤を対象に施行したCARAT研究でも，治療1年以降の再出血は開頭手術では認めず，血管内手術でもわずか1例（再破裂率0.11％/年）で両群間に有意差はなかった[6]．従来，破裂脳動脈瘤に対する血管内手術は，後方循環系・傍前床突起部・全身合併症例・スパズム期来院・高齢者・重症例などを対象とすることが多かったが，近年では血管内手術を破裂脳動脈瘤の第一選択とする施設が増加しつつあり，治療選択は施設毎に異なりつつある．上述した知見や今後の新たなエビデンスを基に両治療法の利点・欠点を考慮しつつ治療方法を症例毎に選択する必要があると考える．

文献

[1] 日本脳卒中学会 脳卒中ガイドライン委員会，編．くも膜下出血．脳卒中治療ガイドライン2015：協和企画；2015．p.182-209．
[2] Endo H, Fujimura M, Shimizu H, et al. Cerebral Blood Flow after Acute Bypass with Parent Artery Trapping in Patients with Ruptured Supraclinoid Internal Carotid Artery Aneurysms. J Stroke Cerebrovasc Dis. 2015; 24: 2358-68.

[3] Molyneux A, Kerr R, Stratton I, et al. International Subarachnoid Aneurysm Trial (ISAT) of neurosurgical clipping versus endovascular coiling in 2143 patients with ruptured intracranial aneurysms: a randomised trial. Lancet. 2002; 360: 1267-74.
[4] Molyneux AJ, Kerr RS, Birks J, et al. Risk of recurrent subarachnoid haemorrhage, death, or dependence and standardised mortality ratios after clipping or coiling of an intracranial aneurysm in the International Subarachnoid Aneurysm Trial (ISAT): long-term follow-up. Lancet Neurol. 2009; 8: 427-33.
[5] Molyneux AJ, Birks J, Clarke A, et al. The durability of endovascular coiling versus neurosurgical clipping of ruptured cerebral aneurysms: 18 year follow-up of the UK cohort of the International Subarachnoid Aneurysm Trial (ISAT). Lancet. 2015; 385: 691-7.
[6] CARAT Investigators. Rates of delayed rebleeding from intracranial aneurysms are low after surgical and endovascular treatment. Stroke. 2006; 37: 1437-42.

〈遠藤英徳　冨永悌二〉

2 脳動脈瘤の血管内治療はどのような症例に適応がありますか？

1. 脳動脈瘤治療の現状

　脳動脈瘤のコイル塞栓術は，1997年に保険収載された．当初は，高齢，重症，全身状態不良などの理由で全身麻酔でのクリッピング手術が困難な脳動脈瘤に対する代替治療という位置づけであったが，ISAT(International Subarachnoid Aneurysm Trial)[1]，The Barrow Ruptured Aneurysm Trialにより破裂脳動脈瘤に対するコイル塞栓術の成績が良好であると報告された．本邦でもJR-NET(Japanese Registry of Neuroendovascular Therapy) 1＆2により，破裂脳動脈瘤，未破裂脳動脈瘤に対するコイル塞栓術の良好な成績が報告された[2]．手技関連合併症は，死亡，主要合併症，軽度合併症あわせて破裂脳動脈瘤7.4％，未破裂脳動脈瘤2.8％と報告されている[3]．

　本邦の脳動脈瘤に対する手術件数は，2013年において破裂脳動脈瘤はクリッピング術が約12000件，コイル塞栓術が約6000件，未破裂脳動脈瘤はクリッピング術が約11000件，コイル塞栓術が約5000件である．コイル塞栓術は経時的に増加している[4]．

　脳動脈瘤に対する脳血管内手術は，瘤内塞栓と母動脈閉塞の2つに分けられる．瘤内塞栓は母動脈を温存，動脈瘤内のみにプラチナコイルを充填して瘤内への血流を遮断して破裂を予防する手術である．母動脈閉塞は①動脈瘤近位閉塞のみ(proximal occlusion)，②動脈瘤遠位と近位両方の母動脈を閉塞する，③動脈瘤遠位から動脈瘤を含めて近位まで動脈瘤ごと母動脈閉塞する (internal trapping) という3通りである．母動脈閉塞は，椎骨動脈などの解離性脳動脈瘤やサイズの大きな脳動脈瘤，（部分）血栓化脳動脈瘤の治療の場合に選択される 図1 ．

2. アクセスルートと動脈瘤の形状

　一般的に血管内治療が適している脳動脈瘤は，①アクセスルート（穿刺部から脳動脈瘤への走行）に屈曲・蛇行・閉塞がない，②脳動脈瘤の形状が適している (dome/neck比が2.0より大きく，neckが4mmより小さい，径が5mmから

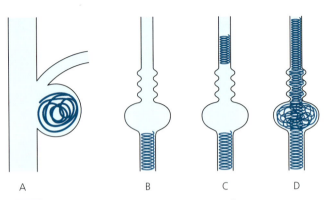

図1 脳動脈瘤に対する脳血管内手術のコンセプト
A: 瘤内塞栓．母動脈を温存，動脈瘤内のみにプラチナコイルを充填する．
B: 母動脈閉塞　①動脈瘤近位閉塞のみ（proximal occlusion）．
C: 母動脈閉塞　②動脈瘤遠位と近位両方の母動脈を閉塞する．
D: 母動脈閉塞　③動脈瘤遠位から動脈瘤を含めて近位まで動脈瘤ごと母動脈閉塞する（internal trapping）．

15 mm 程度，動脈瘤体部から分枝血管が起始しない）である．しかし，デバイスの進歩（ガイディングカテーテル，マイクロカテーテル，マイクロガイドワイヤーなど），技術的な進歩（バルーンアシストテクニック，ステントアシストテクニックなど），コイルの進歩（形状，性状，サイズなど），血管撮影装置の進歩によって，脳血管内手術が可能である動脈瘤は増えている．

コイルの性状には，ベアプラチナコイル（金属だけからなる従来のコイル）とバイオアクティブコイルに分類される．バイオアクティブコイルには，Matrix2 coil (Stryker)〔コイル表面に生体吸収性ポリマーである polyglycolic polylactic acid (PGLA) をコートし，瘤内の器質化を促進する〕，Cerecyte coil (Codman)〔polyglycolic acid (PGA) の素線に通常のプラチナコイルが巻いてある．瘤内に留置されるとプラチナコイルの間隙から PGA が血液に触れて溶解する際の組織反応性で瘤内の器質化が促進する可能性がある〕，HydroCoil (Microvention TERUMO)（コイル表面にコートされたハイドロゲルが血液中の水分を吸収して膨潤，体積が増加するため VER が上昇する．器質化促進作用はない）がある．

Key words

Dome/neck 比 (dome/neck ratio) と Dome/neck aspect 比 (dome/neck aspect ratio)　図2

・Dome/neck 比: 動脈瘤の横径を動脈瘤頸部（母動脈への開口部，ネック）の

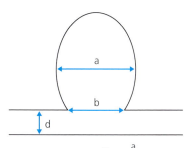
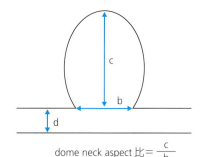

dome/neck 比 = $\dfrac{a}{b}$ dome neck aspect 比 = $\dfrac{c}{b}$

a. 動脈瘤の横径
b. 動脈瘤頸部（ネック）の長さ
c. 動脈瘤の高さ（奥行き，深さ）
d. 母動脈の血管径

図2 dome/neck 比と dome/neck aspect 比

長さで割った数値
・Dome/neck aspect 比: 動脈瘤の高さ（奥行き，深さ）を動脈瘤頸部（母動脈への開口部）の長さで割った数値

瘤内塞栓術の難易度を判断する要素のひとつ．wide neck（broad neck とも表現する）な動脈瘤の客観的指標となる．従来，dome/neck 比が頻用されていたが，バルーンアシストテクニックなどの必要性やコイル留置の可否予測には，dome/neck aspect 比が有用であるとの報告もある[5]．Dome/neck 比が 1.5 以上であればコイル塞栓術は可能である場合が多い．

動脈瘤の大きさ，頸部の形状（wide neck であるか narrow neck であるか）は，動脈瘤の横径（短径と長径），動脈瘤の高さ（奥行き，深さ），動脈瘤頸部（母動脈への開口部，ネック）の長さ，母動脈の血管径から評価する．

JR-NET 1&2 の報告では，脳血管内治療を受けた動脈瘤のサイズは 5〜10 mm の占める割合が最も多く 43％，3〜5 mm が 34％，3 mm 未満も 7.4％であった[2]．動脈瘤の形状は small size/small neck（動脈瘤の最大径が 10 mm 未満，動脈瘤頸部が 4 mm 未満，dome/neck 比が 1.5 以上）が 50％と最も多く，small size/wide neck（動脈瘤の最大径が 10 mm 未満，動脈瘤頸部が 4 mm 以上，dome/neck 比が 1.5 未満）が 34％であった[2]．

3. 動脈瘤の部位

　脳卒中データバンク2015によると，破裂脳動脈瘤の部位別頻度は前交通動脈瘤32.9％，内頚動脈後交通動脈分岐部動脈瘤29.0％，中大脳動脈瘤21.4％，前大脳動脈瘤6.5％，脳底動脈瘤4.4％，椎骨動脈後下小脳動脈分岐部動脈瘤3.2％，脳底動脈上小脳動脈分岐部動脈瘤1.4％，その他の内頚動脈瘤0.6％である[6]．

1 前交通動脈瘤 anterior communicating atery aneurysm（Acom）

　脳卒中データバンク2015によると，本邦では破裂前交通動脈瘤の20.9％に血管内手術が行われている[6]．前交通動脈瘤のコイル塞栓術では動脈瘤が遠位であるためアクセス困難，複雑な分岐など不向きな要素もあるが，クリッピング術の場合は穿通枝障害や高次脳機能障害合併の可能性もあるので以前よりも相対的にコイル塞栓術が選択されることが増えている．血管内手術の際には，両側A1，A2と4本の動脈を温存する必要がある．

2 内頚動脈後交通動脈分岐部動脈瘤 internal carotid artery-posterior communicating artery aneurysm（ICPC）

　脳卒中データバンク2015によると，本邦では破裂内頚動脈瘤の30.2％に血管内手術が行われている[6]．動脈瘤頚部から分枝血管（後交通動脈）が起始することが多いが，ダブルカテーテルテクニックやバルーンアシストテクニックといったadjunctive techniquesを用いることで分枝血管を温存できることが多い．

3 中大脳動脈瘤 middle cerebral artery aneurysm（MCA）

　脳表に近いことからクリッピング術が選択されることが多い．脳卒中データバンク2015によると，本邦では中大脳動脈瘤は直達手術の34％，血管内治療群の7％を占める．破裂中大脳動脈瘤の5.6％に血管内手術が行われている[6]．JR-NET 1&2において血管内手術が実施された脳動脈瘤のうち中大脳動脈瘤は6.3％であった[2]．中大脳動脈瘤は，ワイドネック動脈瘤が多く，分岐も複雑で血管内手術の適応になりにくいが，ダブルカテーテルテクニックやバルーンアシストテクニックといったadjunctive techniquesにより完遂することができる．

4 脳底動脈瘤 basilar tip aneurysm，脳底動脈上小脳動脈分岐部動脈瘤 basilar artery-superior cerebellar artery aneurysm（BA-SCA）

脳卒中データバンク2015によると，本邦では破裂椎骨・脳底動脈瘤の65.9%に血管内手術が行われている[6]．JR-NET 1&2において，血管内手術が実施された脳動脈瘤のうち脳底動脈瘤，椎骨動脈瘤，椎骨動脈後下小脳動脈分岐部動脈瘤を合わせた比率は26.2%と高率であった[2]．脳卒中データバンク2015によると，椎骨・脳底動脈瘤は直達手術の3%，血管内治療群の19%であった．椎骨・脳底動脈瘤は，深部にありクリッピング術にて到達が困難であることが多いこと，穿通枝障害をきたしやすいため血管内手術が選択されることが多い．

5 椎骨動脈後下小脳動脈分岐部動脈瘤 vertebral artery-posterior inferior cerebellar artery aneurysm（VA-PICA）

脳卒中データバンク2015によると，破裂脳動脈瘤のうち椎骨動脈後下小脳動脈分岐部動脈瘤は3.2%である[6]．椎骨・脳底動脈瘤のうち椎骨動脈後下小脳動脈分岐部動脈瘤は術野の比較的浅い部位にあり，直達手術の難易度も高くないが，血管内手術が選択されることが増えている．動脈瘤へのアプローチは容易であるが，瘤頚部が後下小脳動脈にあることが多いためマイクロカテーテルの安定性の確保とバルーンアシストテクニックやダブルカテーテルテクニックの可否が，血管内手術の難易度を決める．

6 椎骨動脈解離性脳動脈瘤 dissecting aneurysm of vertebral artery

直達手術，血管内手術いずれも，母動脈閉塞つまり近位閉塞術（proximal occlusion）あるいはトラッピング術が適応となる 図1 ．血管内手術による近位閉塞術あるいはトラッピング術，つまり internal trapping が選択されることが多い．

7 その他の内頚動脈瘤〔Distal ICA（ICA-anterior choroidal artery, ICA bifurcation），Proximal ICA（ICA-cavernous, ICA-paraclinoid），IC-dorsal（IC anterior wall）〕

内頚動脈瘤のなかでは，Proximal ICA はクリッピング術中に前床突起削除，硬膜輪切開などの操作を要するため血管内手術が選択されることが多い．Distal ICA は，クリッピング術が比較的容易だが血管内手術では分枝血管温存に難がある場合がある．しかしバルーンアシストテクニックなど技術的な進歩によりコイ

ル塞栓術の良好な成績が報告されている[7]．内頚動脈背側動脈瘤（IC-dorsal, IC anterior wall）は内頚動脈解離であることが多く，直達手術による母動脈閉塞（トラッピング）＋バイパス術が適応になるため血管内手術が行われることは少ない．

8 前大脳動脈瘤 anterior cerebral artery（distal ACA，A2-A3）

前大脳動脈末梢や後大脳動脈末梢動脈瘤は，遠位に存在するためマイクロカテーテルを瘤内へ誘導することが難しいのでコイル塞栓術に不向きとされる．しかし，トリプルコアキシャルシステムの開発，マイクロカテーテルやマイクロガイドワイヤー性能の向上により，治療可能な場合が増加している．

4. 臨床的な事情による手術方法の選択

1 複数脳動脈瘤があり，破裂脳動脈瘤が特定できない場合

出血源検索の 3D-CTA，脳血管撮影などを施行した際に，複数の脳動脈瘤が診断されることがある．くも膜下出血の分布や脳動脈瘤の形状から破裂脳動脈瘤が特定できることが多いが，特定できない場合もある．同一術野でクリッピング術が可能である場合には，複数の動脈瘤を一期的にクリッピングすることができるが，そうでない場合には血管内治療により複数の動脈瘤を治療することになる．

2 クリッピング術後の再発脳動脈瘤や不完全なクリッピングによる脳動脈瘤残存

開頭術後の再開頭術は，癒着や正常膜構造の破綻のために難渋することが少なくない．クリッピング術後の再発動脈瘤や不完全なクリッピングによる動脈瘤残存の場合，脳血管内手術を選択することがある　図3　．

3 全身麻酔が不可である

循環器や呼吸器合併症のために全身麻酔が困難である場合には，局所麻酔下で可能な血管内手術が選択される．

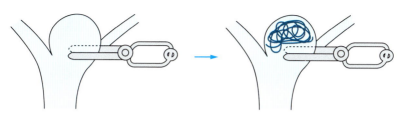

図3 クリッピング手術後の再発動脈瘤や動脈瘤残存に対するコイル塞栓術

5. 脳血管内治療が選択されない場合

1 造影剤使用に制限がある場合

腎機能障害やアレルギーのために造影剤使用が不可である，あるいは使用量に制限がある場合には，脳血管内治療は選択されない．

2 アクセスルートに制限がある場合

脳血管内治療は，大腿動脈穿刺あるいは右上腕動脈穿刺にて行われることが多いが，狭窄，閉塞，蛇行などのためにシースやカテーテルを挿入できない場合がある．脳血管撮影やCTAなどの術前検査の際に評価を行う．頸部内頚動脈狭窄や蛇行，椎骨動脈起始部狭窄や蛇行のため，脳血管内治療ができない場合もある 図4．

3 コイル塞栓術に不適な脳動脈瘤は，dome/neck比が2.0以下，wide neck（4 mm以上），径が3 mm以下または20 mm以上の動脈瘤，（部分）血栓化脳動脈瘤，動脈瘤体部から分枝血管が起始する場合，末梢の脳動脈瘤，アクセスルートに支障がある場合，仮性脳動脈瘤，細菌性脳動脈瘤である．

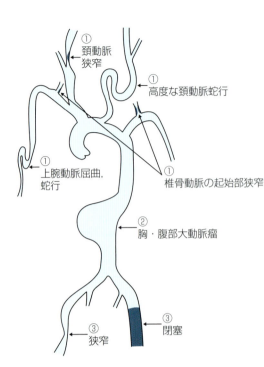

図4 アクセスルートに制限がある場合
①頚動脈，椎骨動脈，上腕動脈の蛇行，狭窄
②胸・腹部大動脈の屈曲，蛇行，動脈瘤
③総腸骨動脈，大腿動脈の屈曲，蛇行，閉塞のため，脳血管内治療ができない場合もある．

Pearls

脳動脈瘤に対する血管内治療数の推移

　本邦では，くも膜下出血（破裂脳動脈瘤），未破裂脳動脈瘤いずれも2001年ではクリッピング手術件数がコイル塞栓術より圧倒的に多かったが，経時的にはコイル塞栓術の割合が増加している．2013年では破裂脳動脈瘤，未破裂脳動脈瘤いずれもクリッピング術とコイル塞栓術の割合は約2：1である．くも膜下出血については，2000年以降の10年間で総治療数はやや減少，クリッピング術は3/4に減少，コイル塞栓術は約2.5倍に増加している．未破裂脳動脈瘤の治療数は，10年間で約1.5倍に増加，クリッピング術は約1.3倍に増加，コイル塞栓術は約3倍に増加している[4]．

　米国のThe Premier Perspective data baseでは，2006年から2011年までの未破裂脳動脈瘤[8]，破裂脳動脈瘤[9]それぞれに対するクリッピング術と血管内治療の周術期成績が報告された．未破裂脳動脈瘤はクリッピング術が28.3%，血管内治療が72.5%に行われた．破裂脳動脈瘤は，クリッピング手術が23.5%，血管内手術が76.5%に行われた．クリッピング術の頻度は，2006年には27%であっ

たが2011年には21％に減少していた．破裂動脈瘤，未破裂脳動脈瘤いずれも，死亡率には差がなかったが，入院期間の延長，虚血性合併症，術後神経症状，その他の外科的合併症についてはコイル塞栓術に比しクリッピング術が有意に高率であった．

　米国，欧州では，破裂脳動脈瘤，未破裂脳動脈瘤いずれも，コイル塞栓術が選択されることが多い．日本でもコイル塞栓術が選択される頻度は増加傾向ではあるが，クリッピング術が選択される方が多い．日本のクリッピング手術の成績が良いことが要因の一つとして考えられる．

脳動脈瘤を治療する際のテクニック（adjunctive techniques）
1）バルーンアシストテクニック
　　Wide neckの脳動脈瘤を塞栓する際には，塞栓術中のコイルが親動脈へ逸脱することを防ぐ目的で動脈瘤頸部をバルーンでふさぎながら塞栓する．
2）ダブルカテーテルテクニック
　　Wide neckの脳動脈瘤を塞栓する際に，瘤内へ2本のマイクロカテーテルを挿入し各々から挿入した2本のコイルを互いに干渉させながら瘤内へ挿入してframingを形成する方法．

　　未破裂脳動脈瘤を治療する際には，ステントアシストテクニック，Flow diverterの使用が認められている．

3）ステントアシストテクニック
　　動脈瘤頸部に専用のステントを留置し，コイルが逸脱することを防いで塞栓する．ただし適応は，外科的手術（クリッピング術など）または塞栓コイル単独のコイル塞栓術では治療困難なワイドネック型（ネック部が4 mm以上またはdome/neck比が2未満）脳動脈瘤のうち，2.5〜4 mm径の親動脈に最大径7 mm以上の未破裂脳動脈瘤に限られている．血栓塞栓性の合併症は増加する．
- ・Closed cell type（CODMAN ENTERPRISE™ VRD: Codman & Shurtleff, Inc. Raynham, MA, USA）
- ・Open cell type（Neuroform EZ: Stryker Neurovascular）
- ・Closed cell type（LVIS Jr®: MicroVention, Inc./TERUMO Corp.）

4）Flow diverter（FD）

　ステントのストラットをさらに密にした構造で，コイルを併用せずに整流効果で脳動脈瘤を治療しようとする新たなステント．本邦では，Pipeline™ flex flow diverter system（Medtronic）が，内頚動脈錐体部から上下垂体部における大型（最大瘤径が10〜25 mm）または巨大（最大瘤径が25 mm超）かつワイドネック型（ネック長が4 mm以上）の頭蓋内動脈瘤に対する血管内治療に適応が認められた（破裂急性期を除く）．FDは，Neck Occlusion Device（NOD）とも呼ばれる．これに対して，前述のステントアシストテクニックに用いるコイル塞栓と併用するステントは，Vascular Remodeling Device（VRD）やNeck Bridge Device（NBD）と呼ばれている．

文献

1. Molyneux A, Kerr RS, Yu LM, et al. International subarachnoid aneurysm trial (ISAT) of neurosurgical clipping versus endovascular coiling in 2143 patients with ruptured intracranial aneurysms: a randomized comparison of effects on survival, dependency, seizures, rebleeding, subgroups, and aneurysm occlusion. Lancet. 2005; 366: 809-17.
2. Imamura H, Sakai N, Sakai C, et al. Endovascular Treatment of Aneurysmal Subarachnoid Hemorrhage in Japanese Registry of Neuroendovascular Therapy (JR-NET) 1 and 2. Neurol Med Chir (Tokyo). 2014; 54: 81-90.
3. Sakai N, Yoshimura S, Taki W, et al. Recent Trends in Neuroendovascular Therapy in Japan: Analysis of a Nationwide Survey—Japanese Registry of Neuroendovascular Therapy (JR-NET) 1 and 2. Neurol Med Chir (Tokyo). 2014; 54: 1-8.
4. 中原一郎，太田剛史，松本省二，他．脳動脈瘤外科治療における直達手術と血管内治療の手技選択—ステント支援コイル塞栓術の普及を踏まえて．脳神経外科ジャーナル．2014; 23: 729-40.
5. Brinjikji W, Clot HJ, Kalmes DF. Difficult aneurysms for endovascular treatment: Overwide or undertall?. AJNR Am J Neuroradiol. 2009; 30: 1513-7.
6. 小林祥泰，編．脳卒中データバンク2015．東京: 中山書店; 2015. p.154-78.
7. Kim BM, Kim DI, Shin YS, et al. Clinical outcome and ischemic complication after treatment of anterior choroidal artery aneurysm: comparison between surgical clipping and endovascular coiling. AJNR Am J Neuroradiol. 2008; 29: 286-90.
8. McDonald JS, McDonald RJ, Fan J, et al. Comparative effectiveness of unruptured cerebral aneurysm therapies: propensity score analysis of clipping versus coiling. Stroke. 2013; 44: 988-94.
9. McDonald JS, McDonald RJ, Fan J, et al. Comparative effectiveness of ruptured cerebral aneurysm therapies: propensity score analysis of clipping versus coiling. AJNR Am J Neuroradiol. 2014; 35: 164-9.

〈片山正輝〉

遅発性脳血管攣縮の予防と治療はどのように行いますか？

1. 遅発性脳血管攣縮とは

　遅発性脳血管攣縮（delayed cerebral vasospasm: DVS）は，脳動脈瘤破裂などによるくも膜下出血（subarachnoid hemorrhage: SAH）後第4～14病日に発生する，可逆的な脳主幹動脈の狭窄である．SAH後，DVSが発生していると考えられる時期に脳血管撮影を行うと約70％にDVSが認められる．これを血管撮影上の脳血管攣縮（angiographical vasospasm: AVS）というが，血管撮影上攣縮があっても臨床症状が必ずしも出現するものではない．これに対し，様々な臨床症状を呈し，患者の死亡や重篤な後遺症の原因となるものを症候性脳血管攣縮（symptomatic vasospasm: SVS）という．SVSは動脈瘤破裂によるSAH患者の約20～40％に発生するDVSによる死亡率は約8％と高くはないが，患者の約30％程度が中等度から重度の精神・身体的後遺症を残し，その主要原因の一つがSVSである．

　なお，本邦においては，第25回スパズムシンポジウムにおいてSVSは以下のように定義されている（Consensus 2009）[1]．
(1) 神経症状（巣症状，意識障害，麻痺）が出現・増悪
(2) 他の原因（頭蓋内疾患，全身合併症）が同定されない
(3) 臨床検査にて脳血管攣縮の確認

　この中には，①脳血管攣縮そのもの（脳血管撮影，3D-CTA，MRA），②CT上脳血管攣縮に伴う新たなLDA，③脳血流低下，④TCDによる脳血流速度の上昇が含まれる．

2. 遅発性脳血管攣縮の機序

　DVSを引き起こす因子は多様であると考えられている．すなわちmultifactorialである．ただし，最も根本的な事柄はくも膜下腔に血液が存在しなければ，脳血管攣縮は生じない（No SAH, no vasospasm）ことである．以下，主要脳血管におけるDVSの発生機序に関して重要な点について概説する．

表1 Fisher 分類

Group	
1	No blood detected
2	Diffuse SAH, <1 mm thick
3	Localized clot or thick layer, >1 mm thick
4	Diffuse or none, with intracerebral or intraventricular blood

1 くも膜下腔の血腫量

　Fisher らは 1980 年に初めてくも膜下腔の血腫量と DVS との間に強い関係があると報告した[2]．現在 Fisher 分類として使用されており，DVS は Group 3 に高率に発生する．この報告がきっかけとなり 1980 年代以降急性期手術が一般的となっていった．また，DVS の予防にウロキナーゼなどによる線維素溶解療法が行われているが，その理論的な基礎となっている．くも膜下腔の血腫は時間の経過とともに洗い流されていく．したがって，DVS の発生を予知する上で，血腫の消失速度も考慮に入れる必要がある．

2 くも膜下腔の血腫から放出される攣縮誘発物質

　DVS を起こした脳動脈では，病理学的に弾性板の皺縮が認められることから，脳血管の収縮が DVS の重要な因子と考えられている．数多くの血管収縮物質中で，oxy Hb が常にその主要な位置を占めている．現在 DVS 発生の機序における oxy Hb の役割は数多くの実験から以下のように考えられている．

　SAH に伴い，溶血した赤血球から oxy Hb が放出され，この oxy Hb の二価鉄（Fe^{2+}）が過酸化水素と反応して強い脳動脈収縮作用を有する hydroxy radical を産生する．産生された hydroxy radical は脳血管の細胞膜に存在する脂質の過酸化を惹起し，その結果様々な細胞内情報伝達系が活性化され脳動脈の収縮反応をもたらす．

3 脳血管平滑筋の持続的収縮

　脳血管中膜平滑筋においてミオシン軽鎖キナーゼ（MLCK）が活性化されミオシンフィラメントとアクチンフィラメントの間に sliding が起きると収縮が発生する．一方，ミオシン軽鎖フォスファターゼ（MLCP）は血管拡張に働く．DVS ではまず血管攣縮物質が平滑筋の受容体に作用し，次いで，細胞内情報伝達系が活性化され，最終的に MCLK と MLCP のバランスが収縮方向に傾く．

MLCKの活性化には平滑筋細胞内Ca^{2+}濃度の上昇が必要であるが，攣縮誘発物質により受容体を通して細胞内に流入する経路と脂質過酸化により生じたイノシトール三リン酸により小胞体から放出される経路の2つがある．一方，MLCPの不活化については，タンパクキナーゼCをはじめ様々な細胞内情報伝達系の関与が示唆されている．最近，SAH後にはRhoキナーゼの活性化が起き，それがMLCPを抑制することで血管収縮をもたらすことが明らかになった．塩酸ファスジルはRhoキナーゼを抑制する作用があり臨床で使用されている．

4 内皮細胞障害

血管内皮細胞からは血管弛緩物質である一酸化窒素（NO）や収縮物質であるエンドセリン-1（ET-1）が産生される．くも膜下出血由来のoxy HbはNOを捕捉すると同時にNO産生酵素を阻害し脳血管を収縮させる．一方，ET-1は血管攣縮時に産生が更新していることが報告されている．

5 その他

血管平滑筋の収縮以外の機序として，血管壁の器質的変化，血管壁の形質転換などが想定されている．主要脳血管以外の微小血管においては，血小板の活性化による血栓形成や循環障害がSVSに関与しているものと考えられている．

3. 遅発性脳血管攣縮の診断

DVSの診断は神経症状の有無，血管収縮の有無，脳梗塞巣の有無，脳血流検査などによって行われる．

1 神経症状

見当識障害あるいは意識障害で発症し，次いで麻痺や失語などの脳局所症状が出現する．神経症状に先駆けて，体温上昇，血圧上昇，頭痛，不穏などがみられることも多い．

2 血管収縮の確認

血管収縮の評価は脳血管造影が最も正確であるが，最近はより低侵襲的な検査法である，3D-CTAやMRAが行われることが多い．ベッドサイドで行われる検査法としては，transcranial Doppler（TCD）がある．通常中大脳動脈水平部で

平均血流速度を測定する．SVS の発生が強く示唆されるのは，平均血流速度が 120〜150 cm/秒以上の場合と 1 日に 30 cm/秒以上の増加が認められる場合である．

3 脳梗塞の有無

虚血巣の有無や広がりの判定には MRI の拡散強調画像が有用である．

4 脳血流検査

SPECT で脳血流を評価することができるがやや煩雑である．最近 SVS による脳虚血部位を推定するのに perfusion CT や perfusion MRI が有用であることが報告されている．

5 血液検査

ヘマトクリット値，電解質，血清ナトリウム利尿ペプチド（BNP 値）などの血液学的所見も有用といわれる．また，高い血中コルチゾールレベルは，遅発性脳血管攣縮と相関するとされる．

4. 遅発性脳血管攣縮の予防[3][4][5]

DVS の予防には，まず脳動脈瘤をクリッピングあるいはコイル塞栓術により早期に処理することが必要である．術後にくも膜下腔の血腫除去，血管拡張薬の投与などを行う．

1 くも膜下腔の血腫除去

DVS の頻度はくも膜下腔の血腫量と相関する．したがって，早期にくも膜下腔から血液を洗い流すことが重要である．クリッピング術では，術中に血腫を洗浄・除去し，脳槽や脳室に留置したドレーンから血性髄液を排液する．また，ウロキナーゼや組織プラスミノーゲン・アクチベータ（t-PA）を用いて血腫の溶解・排出を促進させる線維素溶解療法も行われ SVS の予防に有効であることが示されている．線維素溶解療法に器械による頭部振盪を加え，血腫の溶解をさらに促進する治療法も行われている．コイル塞栓術後には腰椎ドレナージが行われる．

2 血管拡張薬の投与

　過酸化脂質による血管収縮や血液凝固能の抑制作用を有するトロンボキサン A2 合成酵素阻害薬であるオザグレルナトリウムや血管拡張に働く MLCP を抑制する Rho キナーゼ阻害薬である塩酸ファスジルが用いられている．カルシウム拮抗薬であるニカルジピン徐放製剤含有脳槽内インプラントが，脳血管攣縮発生を抑え，脳梗塞出現を抑えるという報告もある．その他にも，エダラボンの脳血管攣縮抑制効果と遅発性虚血性神経障害の抑制効果，メチルプレドニゾロンの臨床アウトカム改善効果の報告がある．

　DVS 予防として，高用量のマグネシウム療法，エンドセリン受容体拮抗薬である clazosentan の静脈内投与，プラバスタチンを経口投与，抗血小板薬であるシロスタゾールの急性期経口投与などが行われているが，その効果に関してはまだコンセンサスが得られていない．

5. 遅発性脳血管攣縮の治療[3][4][5]

　各種治療法を用い DVS の予防を行っても，症状が出現し SVS が進行する場合も多い．この場合には，トリプル H 療法を開始する．

1 トリプル H 療法

　脳血流を維持あるいは増加させるため，循環血液量の増加（hypervolemia），血液希釈（hemodilution），人為高血圧（induced hypertension）を組み合わせたトリプル H（triple H）療法が行われてきた．最近の報告によれば循環血液量を増加させなくても正常に維持できれば DVS の発症率に差がないことがわかり，手術後に循環血液量を維持することが推奨されている．ヘマトクリットは 30～35％程度に維持すると脳組織への酸素伝達が効率的に行われるが，術後に normovolemia に努めれば意識しなくても達成されていることが多い．また，循環血液量を維持し心機能をドブタミンで増強させる hyperdynamic 療法も行われている．

　SAH 後には脳血管の自動調節能が障害されているため，わずかでも血圧が低下すれば脳血流が虚血症状を呈する閾値以下に低下する可能性がある．このためドパミン製剤で昇圧を図り，脳血流を増加させる通常は病前の血圧の 15～20％アップを目標にする．

2 血管内治療

　　トリプルH療法を続けながら，速やかに脳血管撮影を行い血管拡張薬の選択的動注療法や経皮的血管形成術を行う．選択的動注療法には塩酸パパベリンや塩酸ファスジルが用いられる．最近では，ミルリノンの動注も行われている．塩酸パパベリンには神経毒性などの副作用があり注意が必要である．一般に選択的動注療法の効果の持続時間は短く何回か行う必要がある．経皮的血管形成術ではバルーンで攣縮血管を機械的拡張させる方法であり，主幹動脈に70％以上の狭窄がある場合がよい適応である．動注療法より効果的かつ持続的であるが，実施にあたっては血管解離に注意する．

3 その他

　　重症SVSに対して，減圧開頭術，バルビタール昏睡療法，軽度低体温療法が行われることがある．

Pearls

　くも膜下出血急性期にMRI拡散強調画像を撮影すると，しばしば高信号領域が認められる．この高信号領域に一致して，遅発性脳血管攣縮による脳梗塞がその後出現することが多く，急性期の拡散強調画像所見と遅発性脳血管攣縮発生との間には関係があることが示唆された．急性期の病態として最近重要視されているのが大脳皮質拡延性抑制（cortical spreading depression: CSD）である．CSDが認められた患者では，症候性脳血管攣縮を起こしやすい，あるいは，脳主幹動脈に狭窄が認められなくともCSDにより遅発性脳血管攣縮を引き起こすという．

文献

[1] Shirao S, Yoneda H, Ishihara H, et al. A proposed definition of symptomatic vasospasm on treatment of cerebral vasospasm after subarachnoid hemorrhage in Japan: Consensus 2009, a project of the 25 Spasm Symposium. Surg Neurol Int. 2011; 2: 74.
[2] Fisher CM, Kistler JP, Davis JM. Relation of cerebral vasospasm to subarachnoid hemorrhage visualized by computerized tomographic scanning. Neurosurgery. 1980; 6: 1-9.
[3] 中込忠好，田村　晃．脳動脈瘤によるくも膜下出血．In: 松谷雅生，他編．脳神経外科　周術期管理のすべて．第4版．東京: メジカルビュー社; 2014. p.20-56.
[4] Siasios I, Kapsalaki EZ, Fountas KN. Cerebral vasospasm Pharmacological Treatment: An update. Neurol Res Int. 2013; 2013: 571328.
[5] 日本脳卒中学会 脳卒中ガイドライン委員会，編．脳卒中治療ガイドライン2015．東京: 協和企画; 2015.

〈中込忠好〉

未破裂脳動脈瘤の治療指針はどのように考えられていますか？

1. 無症候性脳動脈瘤に対する治療指針

　脳動脈瘤はくも膜下出血の原因として最も多いもの（80％）である．くも膜下出血の mortality, morbidity は依然高く，若年でも発症することより，その原因となる未破裂脳動脈瘤は非常に重要視されている疾患の一つと思われる．

　ただし，以下の点から，その治療に関しては慎重にならざるを得ない．1）ほとんどが無症候性のものであり，治療はあくまで予防治療となる．2）現在のところ有効な治療は外科治療（開頭術，血管内手術）しかなく，1～5％と低いながらも治療合併症の確率は無視しえない．そして，3）脳動脈瘤は有病率が高いことが知られており（5％），くも膜下出血の頻度（人口10万人に対し6～20人/年）を遥かに上回るものであることがわかっている．

　動脈瘤破裂によるくも膜下出血患者は高確率で重篤となり，患者個々人や社会に与える影響は非常に大きいと言える．そのため，破裂予防の治療は理論的には望ましいのであるが，一般的な破裂率は低く，また治療の合併症の危険もあり，治療適応の判断には細心の注意を払う必要がある．

　そこで，本邦では，過去の研究報告より，脳ドックガイドライン❶を独自に作成し，偶然見つかる無症候性未破裂動脈瘤への対応指針の参考としている **表1** ．5～7 mm 以上の大きさの動脈瘤を治療するかどうか考慮するのが一般的である．繰り返しになるが，あくまで予防治療であるため，患者個々人の健康状況や，破裂の危険因子，そして希望を十分考慮に入れた上で治療するか決定する．

2. 破裂しやすい無症候性未破裂脳動脈瘤の選別

　前述のように，無症候性未破裂動脈瘤の破裂予防として確実なものは，外科治療しかなく，治療に伴う一定のリスクは必ず存在する．であれば，有病率が高く破裂率が低い無症候性未破裂脳動脈瘤において，治療リスクを上回る効果を上げるには，破裂しやすい動脈瘤を選択的に治療することが望まれる．医学的判断の根拠とするには介入試験が理想ではあろうが，外科治療か経過観察かの選択で

表1 脳ドックガイドライン2014[1]より抜粋

下記の特徴を有する病変はより破裂の危険性の高い群に属し，治療等を含めた慎重な検討をすることが推奨される． 　①大きさ5〜7 mm以上の未破裂脳動脈瘤 　②上記未満であっても， 　　a．症候性の脳動脈瘤 　　b．後方循環，前交通動脈，および内頸動脈-後交通動脈部などの部位に存在する脳動脈瘤 　　c．Aspect（dome/neck）比が大きい・size比（母血管に対する動脈瘤サイズの比）の大きい瘤，不整形・ブレブを有するなどの形態的特徴をもつ脳動脈瘤
経過観察する場合は，喫煙・大量の飲酒をさけ，高血圧を治療する．経過観察する場合は半年から1年毎の画像による経過観察を行うことが推奨される．
経過観察にて瘤の拡大や変形，症状の変化が明らかとなった場合，治療に関して再度評価を行うことが推奨される．

の大規模かつ長期にわたる介入試験の施行は事実上不可能であろう．そのため，未破裂脳動脈瘤の治療判断に際しては，様々な観察研究の結果をもとに判断している．脳ドックガイドラインも同様に作成されている．

　実際の診療上，破裂しやすい因子として，我々は以下のものを重要視している．患者因子では，性別（女性），年齢，高血圧，喫煙，くも膜下出血の既往，1親等以内のくも膜下出血の家族歴，多発性囊胞腎を代表とする遺伝病の有無を少なくとも聴取する．動脈瘤自体の因子としては，まず適切に撮影された画像（MRAであれば1.5テスラ以上，判断に迷う場合はCT angiographyの信頼性が高い）をもとに，症候性（非常に稀）か否か，動脈瘤の大きさ，部位，複数存在するかどうか，ブレブが存在するなど不規則な形状をしていないか，過去のデータがあれば増大傾向がないかをよく検討する．そして，前述の脳ドックガイドラインを参考に患者の希望も合わせ治療するかどうか決定する．治療を行わない場合，半年から1年の期間で画像検査（MRAが患者の負担より好ましい）を行い，増大傾向や形状変化，そして新出動脈瘤の有無に留意し経過を見る．禁煙と血圧管理は必ず強く推奨する．近年，スタチンの破裂予防効果が提唱されているが，血清コレステロール値が低い群に脳出血が多く，高脂血症患者群でくも膜下出血の発生率が低いなどの過去の報告もあり議論の余地が残る．現在小さな複数の動脈瘤がある患者で臨床研究（SUAVe-PEGASUS trial）が進行中であり結果が待たれる．

3. 無症候性未破裂脳動脈瘤の自然歴

　前項で治療判断の流れを説明したが，ここでは，その根拠となる主な研究の結果を紹介する．エビデンスレベルの高いランダム化介入試験はないが，大規模に未破裂脳動脈瘤の自然歴を前向きに調べた，欧米のISUIA2[2]，本邦のUCAS[3]という代表的な研究と，それらも2つも含む6つの前向き研究をメタアナリシスしたGrevingらの報告（PHASES score研究）[4]をとりあげる．以下で各研究より数字を抜粋しながら解説するが，発見時や観察途中の治療介入を代表とする様々なバイアスが存在していることをあらかじめ注意いただきたい．

　表2 にISUIA2，UCASの試験の結果を部位，大きさによる破裂率に着目してまとめた[2,3]．全体の年間破裂率に関しては，ISUIA2では0.7%，UCASでは0.95%と似かよった破裂率となっていて，実際の臨床現場での印象とmatchしていると思われる．また，個々の破裂率に着目すると，破裂率は大きさと部位に依存することが共通してみられる傾向である．具体的には，7 mm以上の動脈瘤で破裂率は高く（UCASでは5 mm未満の動脈瘤の3倍のハザード比），部位的には，内頸動脈-後交通動脈分岐部動脈瘤も含めた，後方循環系の脳動脈瘤は破裂しやすい．海綿静脈洞部の動脈瘤破裂率は逆に際立って低い．また，小さな動脈瘤でも，UCASのデータでは，小さな前交通動脈部の動脈瘤の破裂率が高く出ている．0.9%という年間破裂率より治療適応を決めるわけではないが，実際の現場で小さな前交通動脈瘤の破裂例を経験することは頻繁にあり，実際にその傾向が確認されたということは，重要な知見であろう．

　6つの試験結果をメタアナリシスしたPHASES score研究では全体の症例の9割近くを，ISUIA2，UCASの症例で占めているため，前2者と同様の傾向が観察される[4]．観察期間1年の平均破裂率は1.4%，観察期間5年では3.4%であった．本研究では，日本の研究が3つと半分を占めているという点と，8382人の患者の中で経過観察中に破裂した240人の破裂リスクの評価を行ったという点で興味深い．メタアナリシスを行った結果として，年齢，高血圧，他部位脳動脈瘤破裂によるSAHの既往，動脈瘤サイズ，部位，人種が破裂に大きくかかわる因子として検出された **表3** ．この結果によれば，日本人の脳動脈瘤患者は，欧米のそれと比較し2.8破裂しやすいことになる．本研究のもう一つの興味深い点は，個々のrisk因子に重みづけをし，統合的に判断しようとしたことにある．彼らはPHASES scoreというものを提唱し，主にISUIA2より得られたデータ

表2 ISUIA2 と UCAS の部位,大きさ別の年間破裂率のまとめ

	動脈瘤サイズ		前方循環系(後交通動脈分岐部を除く)			
			全体	中大脳動脈	前交通動脈	内頸動脈
ISUIA2, 2003	<7 mm	SAH−	0			
		SAH+	0.30			
	7-12 mm		0.52			
	13-24 mm		2.90			
	≧25 mm		8.00			
UCAS, 2012	3-4 mm		0.23	0.9		0.14
	5-6 mm		0.31	0.31		0
	7-9 mm		1.56	0.75		1.19
	10-24 mm		4.11	1.97		1.07
	≧25 mm		16.87	5.24		10.61

SAH: 他部位動脈瘤破裂によるくも膜下出血の既往

表3 動脈瘤破裂のリスクファクター

	単変量解析	多変量解析
年齢	0.6 (0.4-0.7)	0.7 (0.5-0.9)
高血圧	1.6 (1.2-2.0)	1.4 (1.1-1.8)
SAH の既往	0.7 (0.5-1.0)	1.4 (0.9-2.2)
複数の動脈瘤	1.3 (0.9-1.7)	
動脈瘤サイズ		
<5 mm	―	―
5.0-6.9 mm	1.1 (0.7-1.7)	1.1 (0.7-1.7)
7.0-9.9 mm	2.7 (1.8-4.0)	2.4 (1.6-3.6)
10.0-19.9 mm	5.3 (3.7-7.7)	5.7 (3.9-8.3)
≧20 mm	14.3 (9.4-21.8)	21.3 (13.5-33.8)
動脈瘤の部位		
前大脳動脈(前交通動脈瘤が含まれる)	1.6 (1.1-2.5)	1.7 (1.1-2.6)
内頸動脈	0.6 (0.4-0.9)	0.5 (0.3-0.9)
後交通動脈	2.4 (1.7-3.5)	2.1 (1.4-3.0)
中大脳動脈	―	―
椎骨脳底動脈系	2.5 (1.6-3.7)	1.9 (1.2-2.9)
地域差		
北米,欧州(フィンランド以外)	―	―
日本	2.0 (1.4-2.9)	2.8 (1.8-4.2)
フィンランド	2.4 (1.5-4.1)	3.6 (2.0-6.3)

(Greving JP, et al. Lancet Neurol. 2014; 13: 59-66[4]より改変)

後方循環系（後交通動脈分岐部を含める）				海綿静脈洞	全体
全体	後交通動脈	脳底動脈	椎骨動脈		
0.50				0	
0.68				0	
2.90				0	
3.68				0.6	
10.00				1.3	
	0.41	0.23	0		0.36
	1.00	0.46	0		0.50
	3.19	0.97	0		1.69
	6.12	6.94	3.49		4.97
	126.97	117.82	0		33.40

（文献❷❸より改変）

の破裂率をもとにして，患者それぞれの動脈瘤がどの程度の確率で破裂するかを予測した 表4 表5 ．詳細は参考文献を参照いただきたいが，1例を挙げれば，70歳の高血圧のある，くも膜下出血の既往のない，7 mmの前交通動脈瘤の日本人患者の場合，5年間で17.8％の破裂率があると予測される．このscoreと導き出される破裂率にどれほどの科学的妥当性があるかは疑問であるし，彼らの提唱したこのスコアに対する批判も多いのが実際である．ただし，日常診療を鑑みると，破裂の危険因子とされるものを，個々人について洗い出すことまでは標準化して行えるが，それらをどう統合的に判断するのかは，診療医や施設の経験に頼ってきたというのが事実である．一つひとつのリスクファクターが患者のアウトカムにどの程度寄与するかと統合的に考えることが重要なのは間違いなく，標準化された方法が望ましいのも間違いない．このPHASES scoreが定着するのか，新たな分類が作成されるかは現時点ではわからないが，患者個々人のリスク因子を統合化して治療適応を標準化するという試みは今後も続けられるべきであろう．

4. 症候性脳動脈瘤

　脳動脈瘤は破裂以外の症状を呈することは稀である．そのため，脳ドック，慢性頭痛やしびれのスクリーニングで発見される脳動脈瘤は，そのほとんどが無症候性の未破裂脳動脈瘤であり，患者の不安をあおることなく脳神経外科の受診を指示したので差し支えないと考える．ただし，稀ではあるが症候性の未破裂脳動

表4 PHASES score の抜粋

項目	スコア
人種（Population）	
欧米	0
日本	3
フィンランド	5
高血圧（Hypertension）	
なし	0
あり	1
年齢（Age）	
<70	0
≧70	1
瘤の大きさ（Size）	
<7 mm	0
7-9.9 mm	3
10-19.9 mm	6
≧20 mm	10
くも膜下出血の既往（Earlier SAH）	
なし	0
あり	1
瘤の部位（Site）	
内頸動脈	0
中大脳動脈	2
前大脳動脈/後交通動脈/後方循環	4

（Greving JP, et al. Lancet Neurol. 2014; 13: 59-66[4]より改変）

表5 PHASES score による推定破裂率（%/5年）

スコア	破裂率
0-2	0.4
3	0.7
4	0.9
5	1.3
6	1.7
7	2.4
8	3.2
9	4.3
10	5.3
11	7.2
≧12	17.8

（Greving JP, et al. Lancet Neurol. 2014; 13: 59-66[4]より改変）

脈瘤が存在する．

　巨大脳動脈瘤は症候性となることが多く，周辺組織の圧迫や脳浮腫によりさまざまな症状を呈する．症候性の大型脳動脈瘤は破裂率が非常に高いとされ，比較的早期に治療が望ましいのであるが，治療は非常に困難で合併症率も高いため，幅広い治療手技をもつ，特に経験の多い施設で治療方針を検討すべきである．

　また大きくなくても脳神経を直接圧迫して症状を呈することがあり，後交通動脈瘤による動眼神経麻痺の報告が多い．その場合画像検査で動脈瘤が確認されれば，切迫破裂の徴候（否定的な意見もあるが）として準緊急的な対応をすべきとされるため，直ちに脳神経外科医にコンサルトすることが必要である．

5. 実際の治療

　未破裂脳動脈瘤の治療は，大きく開頭クリッピング術と血管内コイル塞栓術の2つに大別される．バイパス術などを併用した母血管閉塞術もあるが稀なためここでは取り上げない．各々の手技や適応は，破裂例とあまり変わらないため，別項（V-1 and 2）を参照いただきたい．本疾患の治療は，あくまで予防手術であるため，近年は侵襲性の低い血管内治療が選択されることが多いと思われる．ただ，予防治療において，侵襲性よりも優先すべきことは，安全性と治療効果であることは疑いないであろう．

　治療全体の合併症の発生率は1.9〜12％と様々であるが，一般に治療されることが多い前方循環系の10 mm以下の動脈瘤に限定すると，死亡率1％以下で，死亡も含めた合併症率5％程度と，安全性は高い．一方で，破裂の危険性が高い大きな（12 mm以上）動脈瘤は合併症率も残念ながら高く（＞10％），巨大な（24 mm以上）動脈瘤はさらに高い合併症率が報告されている．そして，同様に破裂の危険性が高い後方循環の動脈瘤の治療も合併症率が高い．つまり，これらの動脈瘤（破裂例以外）に関しては特に，十分経験のある施設で治療を受けることが望ましい．

　各々の比較であるが，開頭術は，侵襲性は大きいが，複雑な形状の動脈瘤や術中のトラブルに対処しやすいメリットがある．また，開頭クリッピング術は歴史の深い治療で根治性が高く，治療10年での再発率は約1％と非常に良い成績が報告されている．一方，血管内コイル塞栓術は，小さな動脈瘤や複雑な形状の動脈瘤に対処しづらく，破裂などの術中トラブルへの対処が困難である．根治性という面では，治療自体が不完全に終わることが多く（14％），また十分治療しえ

た症例でも，時間をおいて閉塞部分に血流の再開がみられ，再治療を要することも多い（10%）ことは大きな問題である．

　実際の治療法の選択においては現在のところ，動脈瘤へのアプローチのしやすさ，つまり動脈瘤の部位により決定するのが一般的である．アプローチが煩雑であるほど治療の難度も合併症率も高くなることが，いずれの治療にも共通して言えるためである．具体的には，開頭術は脳表つまり血管の末梢側よりアプローチし，血管内手術は中枢側よりアプローチするため，アプローチに要する距離が正反対となる特徴がある．よって，表層の動脈瘤（中大脳動脈瘤，前大脳動脈遠位部動脈瘤）は開頭クリッピングが優先され，深部に位置する椎骨脳底動脈系の動脈瘤は，血管内治療が優先される．数の多いWillis動脈輪前方に位置する動脈瘤（後交通動脈瘤も含む内頸動脈瘤，前交通動脈瘤）は，開頭クリッピング，血管内コイル塞栓術いずれもよい適応であり，個々の動脈瘤の分析と施設の経験とをもって選択している．

　全般的にいずれの治療がよいかについて議論がなされることもあるが，そのような議論はあまり意味がないのではないかと考える．動脈瘤のバリエーションは非常に多岐にわたり，かつ開頭術も血管内治療もメリット，デメリットがあるためである．実際，全般的な選択に関して意味のあるエビデンスレベルの高い報告はない．安全性（侵襲性とは決して同義ではない）を優先し，患者背景と動脈瘤の状況（部位，向き，大きさなど）によって，経験に基づいた治療選択をするのが一番良い判断であろう．あくまで破裂予防を目的とした待機手術であることと，経験に基づく安全な治療法の選択が重要なことより，両方の治療が行え，経験値の高い施設にて治療を行うことが望まれる．

　血管内治療に際し，もう少し触れる．血管内コイル塞栓術は，確かに開頭クリッピング術に比較して合併症発生時の重篤さや再発率が目立つ印象はある．本治療は比較的新しい治療であり，歴史が深く確立された治療である開頭術と比較されれば，ある意味仕方がないことと思われる．しかしながら，近年，いずれの治療でもよいような動脈瘤治療において，患者選択のバイアスは否定できないまでも，本治療は開頭術と同等かより低い合併症率を示すという報告もなされている．未破裂脳動脈瘤の治療のほとんどが破裂予防治療であることから，そのような動脈瘤に対しては，侵襲性の低いこの治療は望ましいであろう．また，もう一つ重要なこととして，ほぼ確立された印象のある開頭術と違い，手技や用いるデバイスの進化にて今後も血管内治療の成績は向上し続けるという期待が持てる．実際，血管内治療では治療しにくいとされていた頸部の広い動脈瘤も，頭蓋内ス

テント併用によるコイル塞栓にて根治性が高まってきている．また，コイル塞栓以外にフローダイバーターステントなどの新しいコンセプトでの治療デバイスの開発，検証も進んできており，血管内手術の適応は今後も広がるであろう．もちろんデバイスが進化したからといって，過度の適応は慎まれるべきなのは当然であり，一般的な動脈瘤に関しては，開頭術と比較した安全性に関しての批判的検証が今後も必要であろう．ただし，開頭術で複雑な手技を用いても高い合併症率のある，いわゆる治療困難な一部の動脈瘤症例は今後も存在し続けるため，血管内治療技術の進歩にてこれらが安全に治療できるようになることが強く期待されるのである．

Pearls

PHASES score の検証について

本文でも妥当性に関して触れたように，PHASES score に対する批判は実際多い．サンプルに存在するバイアスはやはり問題であろうし，性差，喫煙，家族歴などに加え，動脈瘤の増大や形状，複数の動脈瘤の存在など重要視されている因子を除外している（せざるを得なかった）ためであろう．これに対し，Backes らは，破裂率の低い未破裂脳動脈瘤においてユニークな検証を行っている[5]．一般に大規模で長期の観察が必要な未破裂脳動脈瘤のコホートで，平均 2.7 年間，動脈瘤の増大を観察し，PHASES score との相関を見たものである．結果は，全体で 12%/2.7 年の増大が確認され，PHASES score の高いもの（破裂リスクが高い）ほど，増大する risk が高かった（score が 4 以上のものは，0-1 と比較し 2〜2.8 倍）．彼らはこれにより，PHASES score で除外されている動脈瘤の増大も破裂リスクの一つとして言えると結論づけている．脳動脈瘤の増大は臨床上重要視されており，近年の報告では増大した患者の年間破裂率は 18.5%との報告もあるため，さらなる検証は必要だが，reasonable な結論かと考える．また，以下の点でこの報告は興味深い．動脈瘤の増大傾向は大きいものほど顕著であり，圧倒的に患者数の多い前方循環の小さな動脈瘤（前交通動脈瘤を除く）の経過観察に自信を持てること．また，小さくても約 3 年で 7〜8%程度の動脈瘤は増大するため，やはり経過観察は続ける必要があること．最後に，彼らの論調とは逆に動脈瘤の増大が相関することで，PHASES score の蓋然性を高めるものであることである．PHASES score を用いたこのような検証は，本 score に対する適切な feedback にもなるため，今後も増えることが期待される．

文献

①日本脳ドック学会. 脳ドックのガイドライン 2014. 札幌: 響文社; 2014.
②Wiebers DO, Whisnant JP, Huston J, et al. Unruptured intracranial aneurysms: natural history, clinical outcome, and risks of surgical and endovascular treatment. Lancet. 2003; 362: 103-10.
③Morita A, Kirino T, Hashi K, et al. The natural course of unruptured cerebral aneurysms in a Japanese cohort. N Engl J Med. 2012; 366: 2474-82.
④Greving JP, Wermer MJ, Brown RD Jr, et al. Development of the PHASES score for prediction of risk of rupture of intracranial aneurysms: a pooled analysis of six prospective cohort studies. Lancet Neurol. 2014; 13: 59-66.
⑤Backes D, Vergouwen MD, Tiel Groenestege AT, et al. PHASES Score for Prediction of Intracranial Aneurysm Growth. Stroke. 2015; 46: 1221-6.

〈越智 崇　斉藤延人〉

くも膜下出血の case approach

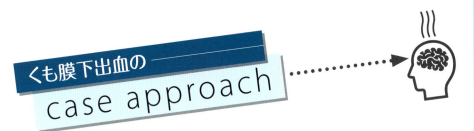

● 1. 問診, 診察

　非外傷性くも膜下出血（SAH）は, 全体で 40～60％ が死に至る未だに予後の悪い疾患であるにもかかわらず, SAH の診断が遅れる割合は全体の 20 から 30％ と報告されている. 頭痛で来院した患者全てにおいて, まず SAH を否定する意識を持つことが重要である.

症例 65 歳の男性

主訴 頭痛, 嘔吐

現病歴 2 日前の午前 7 時に, 自転車に乗ろうとした時に, 激しい頭痛を自覚した. 軽い嘔気も伴っていた. 痛みは持続していたが我慢できないほどではなく, 感冒ではないかと自己判断し, 自宅で安静にしていた. しかし, 2 日経過しても頭痛が軽快しないため, 近所の脳神経外科クリニックを受診した.

既往歴 高血圧（内服加療中）

家族歴 特記事項なし

生活歴 喫煙歴なし, 飲酒歴: 機会飲酒

初診時現症・検査所見 身長 169 cm, 体重 70 kg, 血圧 168/93 mmHg, 脈拍 70 回/分・整, 体温 36.4℃, 意識レベル: Ⅰ-1（JCS）, 15〔GCS（E4, V5, M6）〕, 明らかな神経脱落症状を認めない. 項部硬直を認める.

問診の pitfalls and pearls

　SAH の頭痛は「突然発症」がキーワードである. 慢性頭痛のガイドライン 2013 に記載されているように, 典型的な SAH の頭痛は,「今まで経験したことがない突然の頭痛」であるが特に,「突然」生じたことを聞き逃さないことが重要である.

　少量の出血による頭痛は, 必ずしも「今まで経験したことがない頭痛」ではなく「突然の頭痛」が主訴となることが多い. この点は,「何時何分に」あるいは「○○をしていた時に」といった表現になり得るため, 突然頭痛が起こったという情報を聞き逃さない, あるいは問診で正確に聞き出す必要がある.

2. 初診時診断

　本例は，発症から 2 日間経過している walk in 症例で，見た目の印象は重症感に乏しい．一般頭痛診療において，一見，まさかと思えるような状態の患者が訴える頭痛は，SAH の診断が遅れる可能性を秘めたハイリスク症例である．SAH を疑わずに診療を進め，頭蓋内精査のタイミングが遅れると，再出血による致命的な事態を招く可能性があるため，適格な問診が重要である．患者は，「2 日前の午前 7 時に自転車に乗ろうとした時に」と発症時刻をピンポイントで指摘しており，突然頭痛が起こったという情報を訴えている．これを聞き逃してはいけない．さらに，問診では，頭痛の強度がピークに達するまでの速度を問う．数秒あるいは数分でピークに達することも SAH の頭痛の特徴である．加えて，活動時発症の頭痛であることは独立した頭蓋内病変の予知因子であり，25％が SAH であったとの報告もあることから，本症例は，いかに患者が元気そうに見えても，複数ある頭痛のキーワードから SAH を疑うことが必要である．

> **SAH に伴う臨床症状の pitfalls and pearls**
>
> ▪ 項部硬直
>
> 　本症例では，発症 48 時間後の髄膜刺激症状として項部硬直が認められたが，この徴候は SAH 発症時には認められないことが多い．したがって，項部硬直の陰性所見は SAH の否定にはならないことは知っておく必要がある．オランダの研究結果でも，発症から 6 時間以内に項部硬直が見られた場合の 90％に SAH があり，6 時間以上 72 時間以内に項部硬直が見られた場合の 76％に SAH があったが，6 時間以内に項部硬直がなかった患者の 31％に SAH があり，6 時間以上 72 時間以内に項部硬直が見られなかった患者の 9％にも SAH が認められた．
>
> ▪ 動眼神経麻痺
>
> 　突然の頭痛に加え，片側の突然の瞳孔散大と眼瞼下垂を伴う動眼神経麻痺を認めた場合は，同側内頸動脈−後交通動脈分岐部あるいは脳底動脈−上小脳動脈分岐部動脈瘤の存在が示唆される　図1 ．仮に画像検査や腰椎検査で出血が認められない場合であっても，主訴と動眼神経の症状から切迫破裂を疑った場合は，SAH と同様に速やかに専門医へ紹介する必要がある．

3. 初診時検査

頭部 CT 検査：脳底槽には明らかな血腫はないが，右シルビウス裂および右内頸動脈周囲の脳槽にわずかなくも膜下血腫を認める（　図2 　矢頭）．明らかな水頭症は認めない．

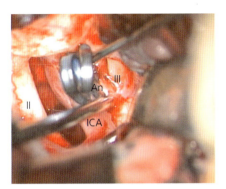

図 1-1 右内頸動脈-後交通動脈分岐部動脈瘤の術中写真
動脈瘤（An）にはすでにクリップがかかっている．動脈瘤のそばに右動眼神経（Ⅲ）が走行している様子がわかる．
Ⅱ: 右視神経　ICA: 右内頸動脈

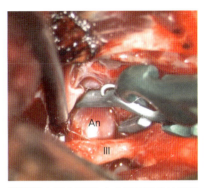

図 1-2 右脳底動脈-上小脳動脈分岐部動脈瘤の術中写真
動脈瘤（An）にクリップをかけようとしている．動脈瘤のそばに右動眼神経（Ⅲ）が走行している様子がわかる．

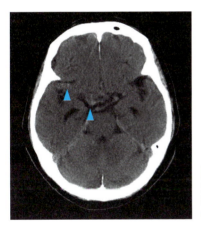

図 2 本症例における頭部単純 CT 所見
SAH 発症から 48 時間が経過しており，くも膜下腔の血腫は既に消失しつつあるが，右シルビウス裂と内頸動脈槽にわずかな血腫の残存（矢頭）を認める．

　SAH の画像診断では，頭部単純 CT が第一選択となる．第 3 世代 CT により，熟練した放射線医師が読影すると，発症 6 時間以内の SAH は感度，特異度，陽性・陰性的中率ともに 100％と報告されている．しかしながら，発症からの時間が経過するにつれてその検出感度は低下し，12 時間以内で 98％，24 時間で 93％，7 日で 50％と報告されている．CT 読影に際しては，いわゆる「ペンタゴン」と称される脳底槽の高信号域が有名であるが，発症から数日経過した本症例では，わずかに残存したくも膜下腔の血腫が SAH を物語る唯一の所見であった．

> **SAH における CT 所見の pitfalls and pearls**
>
> SAH も出血量が少なかったり，発症から数日経過していたりする場合，残存する血腫分布は脳幹周囲，大脳半球間裂，シルビウス裂，頭頂部のクモ膜下腔など，一部に限局している場合もあるため，読影においては十分な注意を払う．脳室内血腫やニコニコマークと称される水頭症によって拡大した側脳室下角にも注意する．椎骨動脈後下小脳動脈分岐部動脈瘤が破裂した場合，急性期であっても血腫の分布が脳底槽にいたらず，延髄周囲に限局する症例があることも知っておく必要がある．

4. CT で SAH が明らかではない場合の対応

臨床症状から SAH が強く疑われるものの，頭部単純 CT において SAH が明らかではない場合の画像診断には，頭部 MRI の FLAIR 像が有用である．急性期 SAH は FLAIR 像で高進号を呈する．また，亜急性期の SAH においては，FLAIR 像の検出感度も低下するため，T2*強調像の方が優れているとの報告がある．もしも，MRI の撮影が可能であれば，両者を組み合わせて診断精度を上げることが推奨される．また，MRA を同時に撮影すれば，脳動脈瘤の検出が可能となり，診断精度の向上に寄与する．

5. 腰椎穿刺の適応

臨床症状から SAH が強く疑われるものの，その段階で施行可能な画像検査上 SAH が明らかではない場合，腰椎穿刺の施行を考慮する．症状発現 12 時間から 2 週間の期間に脳脊髄液を採取し，分光測光法で分析すれば，SAH の 100％でキサントクロミーを呈するとされ，診断には有用である．科学的根拠に基づくくも膜下出血診療ガイドライン第 2 版では「CT 上くも膜下出血を認めなくとも警告症状を有する例や，発症後時間が経過している例で臨床上 SAH が疑われる場合には腰椎穿刺を行うべきである（グレード A）」と記載されている．

2012 年の米国心臓協会のガイドラインも同様の推奨を行っているが，2013 年の European Stroke Organization Guidelines では CT あるいは MRI で診断がつかない場合に腰椎穿刺を推奨している．腰椎穿刺の侵襲性を鑑みた場合，各施設における検査設備や診療体制，専門医の有無によって，MRI と腰椎穿刺の優先度は異なるものと思われる．

6. 初診時治療プラン

SAH の原因は 85％が脳動脈瘤の破裂であるが，初回出血で死に至らなくとも，発症 24 時間以内の再破裂が 4.1％に生じ，病態の重篤化につながる．したがって，SAH の初期診

療においては，的確な診断を下した上で，専門医による脳動脈瘤の再破裂予防が行われる必要がある．

SAH の初期治療は，再出血の予防と頭蓋内圧の管理および全身状態の改善を目的として行われる．特に，再出血の予防における降圧，鎮痛，鎮静は重要な意味を持つ．

再出血予防のための pitfalls and pearls

脳動脈瘤の再出血は発症 24 時間以内，特に発症早期に多い．このため，SAH 発症直後はできるだけ安静を保ち侵襲的な検査や処置は避けるよう推奨されている．さらに，再出血予防のためには，十分な鎮痛，鎮静に加え，積極的な降圧剤投与が推奨されている．また，専門施設への搬送時も，移動中の血圧管理，鎮静鎮痛をはかる必要があり，病態変化に即座に応じられるよう，医師の同乗が望ましい．

SAH の鎮痛で用いられる薬剤は，嘔気が強いこともあって静脈内投与が選択される．専門施設で用いられるのは，フェンタニル，ペンタゾシンなどのオピオイドであるが，プロポフォールあるいはジアゼパムといった鎮静薬と組み合わせて用いられることが多い．しかしながら，これらは一般医療機関においては，必ずしも安易に使用できる薬剤ではないため，非ステロイド性鎮痛薬も選択肢となり得る．

降圧剤では，ニカルジピン静脈内投与の有用性を示すデータが報告されている．

〈堀口 崇〉

リハビリテーション VI

脳血管障害のリハビリテーションはどのように進めればよいでしょうか？

1. 急性期リハビリテーション

　脳卒中急性期においては，不動・廃用症候群を予防し，早期のADL向上と社会復帰を図るために，十分なリスク管理のもとにできるだけ早期から積極的なリハビリテーション（以下リハビリ）を行うことが強く勧められている（グレードA）❶．不動・廃用を防ぐためには座位の獲得が重要である．座位がとれなければ，ADLを行うことは困難であり，いわゆる寝たきりとなってしまう．また車いすでの座位が30分以上とれない患者では，リハビリセンターでの積極的な訓練が行えない．よって廃用を防ぎ，ADLの改善を図るために，座位の獲得は非常に重要である．

　座位訓練や立位訓練などの離床訓練を開始する場合には，Japan Coma Scale 1桁で，運動の禁忌となる心疾患や全身合併症がないことを確認し，さらに神経徴候の増悪がないことを確認してから可及的早期に開始することが勧められている（グレードB）❶．一般的なリハビリの中止基準としては日本リハビリ医学会のリハビリテーション医療における安全管理・推進のためのガイドラインでの中止基準がある 表1 ．脳卒中においても一つの目安となるであろう．

　脳卒中急性期のリスク管理において重要なのは循環動態である．そこで日常生活での動作がどれくらいの心負荷となるかを知っておくことも重要である．片麻痺患者における酸素摂取量は安静臥位，座位保持，上肢挙上，立位保持，起き上がり，足踏み，立ち上がりの順に多くなる❷．ベッドサイド訓練にて安易に床上動作訓練から開始し，寝返りや，起き上がりをさせることは，実は，心負荷に関していうと，座位をとらせることよりも，負荷が高い動作であることは認識すべきである．ADLでは，まずはセルフケア項目（食事，整容，更衣，排泄）や移乗の獲得を目指す．急性期でもう一つ重要なことは，栄養手段の決定である．

　脳卒中では急性期に嚥下障害が多く認められる．嚥下障害があるから禁食・経管栄養，胃瘻増設というのはあまりに短絡的な考え方である．嚥下障害に対しては，嚥下機能のスクリーニング検査，さらには嚥下造影検査，内視鏡検査などを適切に行い，その結果をもとに，栄養摂取経路（経管・経口）や食形態を検討し，多職種で連携して包括的な介入を行うことが強く勧められる（グレードA）❶

表1 リハビリテーションの中止基準

1. 積極的なリハビリテーションを実施しない場合
① 安静時脈拍 40/分以下または 120/分以上
② 安静時収縮期血圧 70 mmHg 以下または 200 mmHg 以上
③ 安静時拡張期血圧 120 mmHg 以上
④ 労作性狭心症
⑤ 心房細動のある方で著しい徐脈または頻脈がある場合
⑥ 心筋梗塞発症直後で循環動態が不良な場合
⑦ 著しい不整脈
⑧ 安静時胸痛がある
⑨ リハビリ実施前にすでに動悸,息切れ,胸痛のある場合
⑩ 座位でめまい,冷や汗,嘔気等がある場合
⑪ 安静時体温が 38 度以上
⑫ 安静時酸素飽和度 90%以下

2. 途中でリハビリテーションを中止する場合
① 中等度以上の呼吸困難,めまい,嘔気,狭心痛,頭痛,強い疲労感が出現
② 脈拍が 140/分を超えた場合
③ 運動時収縮期血圧が 40 mmHg 以上または拡張期血圧が 20 mmHg 以上上昇した場合
④ 頻呼吸(30 回/分以上),息切れが出現した場合
⑤ 運動により不整脈が増加した場合
⑥ 徐脈が出現した場合
⑦ 意識状態の悪化

3. いったんリハビリテーションを中止し,回復を待って再開
① 脈拍数が運動前の 30%を超えた場合
② 脈拍が 120/分を超えた場合
③ 1 分間 10 回以上の期外収縮が出現した場合
④ 軽い動悸,息切れが出現した場合

(日本リハビリテーション医学会診療ガイドライン委員会.リハビリテーション医療における安全管理・推進のためのガイドライン,医歯薬出版; 2006 より)

ベッドサイドで簡便にできるスクリーニング検査としては反復唾液嚥下テスト(RSST),水飲みテストがある.頸部前屈,体幹後傾などの姿勢調節により誤嚥は減少させることが可能であり,ワレンベルグ症候群における輪状咽頭筋弛緩不全においては頸部回旋なども有効である.

2. 評価

リハビリテーション治療を考える上で重要なのは,「何ができて,何ができないのか」を明らかにすることであり,問題点の抽出が重要であり,そのためには,機能障害,能力低下(活動制限),社会的不利(参加制約)にわたる問題点を整理することが必要である.機能障害の評価には,運動麻痺の評価としての

Brunnstrom stage, 総合評価としての Fugl-Meyer Assessment, Stroke Impairment Assessment Set (SIAS) がよく用いられている[1]. 脳卒中後片麻痺患者の運動機能評価で重要なのはその運動の形態が共同運動レベルなのか分離運動が可能なのかということと, 動作時の筋緊張の変化である. 共同運動とは麻痺肢の手指を屈曲させようとすると, 手関節, 肘関節なども同時に屈曲してしまう等, 個々の関節をコントロールすることができない状態を言う. 共同運動には屈曲パターンと伸展パターンが存在する. 一方の分離運動は個々の関節を別に動かすことができるものを言う. 上肢の実用性を考える場合に手指の分離運動が可能かどうかは非常に重要である. 発症 2〜3 か月以内に手指分離運動が出現している (5 本の指を別々に親指から順番に曲げて, 小指から順に伸ばすことが可能) 例では回復期リハビリによりその 90％が上肢実用性の獲得が見込まれる.

一方, 下肢機能に関しては, 座位での下肢の随意運動が困難な例であっても, 立位時に伸展パターンの共同運動が出現し, 伸筋群の緊張の増加を認める例では, 立脚が可能であり, 装具歩行が可能となる. よって, 立ち上がり, 立位時の麻痺側下肢の筋緊張ならびに支持性を評価することは, 歩行機能の予後を予測する上で重要であり, 歩行に使用する装具を決定する上でも重要となる.

また歩行は困難な例であっても, 車いすレベルでの ADL を獲得するためには, 座位の安定が重要であり, 背もたれなしでの座位, すなわち端座位がとれるかどうかが非常に重要なポイントである. そこで, 機能障害の評価は上下肢だけでなく, 体幹機能の機能障害も評価することが重要である. 体幹機能の評価には Trunk control test や Trunk impairment scale がある.

能力低下としての ADL 評価法には Functional Independence Measure (FIM), Barthel Index がよく使われる[1].

3. 運動障害・ADL に対するリハビリテーション

脳卒中後の機能回復は, ①Dose dependent（量依存性）②task specific（課題特異性）であり, ③Neural plasticity（神経可塑性）に基づく. よって発症早期より, より効果的な回復を促すためには, 訓練量や頻度を増やすことが強く勧められ（グレード A）[1], 下肢機能や ADL に関しては, 課題を繰り返す課題反復訓練が勧められる（グレード B）[1].

VI リハビリテーション

1 脳血管障害のリハビリテーションはどのように進めればよいでしょうか？

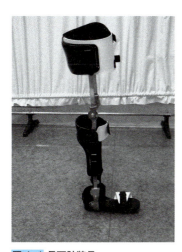

図 1-1 長下肢装具

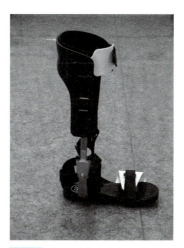

図 1-2 短下肢装具

1 歩行障害に対するリハビリテーション

　歩行機能獲得のためには，量依存性と課題特異性の考えから，歩行や歩行に関連する下肢訓練の量を多くすることが強く勧められる（グレード A）[1]．

　歩行訓練を行うために，下肢機能に応じて，長下肢装具や短下肢装具を使用する ．痙縮による内反尖足が歩行の妨げとなっている例では短下肢装具の処方やボツリヌス療法，5％フェノールによる脛骨神経または下腿筋への筋内神経ブロックを行うことが勧められる（グレード B）．

　短下肢装具の目的としては内反尖足での遊脚期の振り出しを用意にすることと，立脚期の膝の安定性の獲得がある．足継手は底屈制動により遊脚期での振り出しをコントロールし，背屈制動により膝折れをコントロールすることが可能である．短下肢装具による足継手のみでは膝折れのコントロールが困難な場合には，膝継手による膝の固定を行う長下肢装具を用いる．麻痺重度例では，長下肢装具を用いての歩行訓練から短下肢での歩行訓練へ移行する．

　重度麻痺患者で膝の支持性も得られないような例では平行棒内での立位訓練や長下肢装具を使用しての歩行訓練を開始する．膝の支持性がある程度ある例では短下肢装具と介助により平行棒内での歩行訓練を行い，歩行能力の改善に伴い，杖と装具を使用しての歩行訓練へ進んでいく．また歩行に関連した下肢体幹の訓練量を増やすためには，ペダリング訓練も有効である．脳卒中発症 6 か月以内の患者に対してトレッドミル歩行訓練やペダリングなどの歩行訓練，歩行関連動作

訓練量を増やすことにより歩行能力，歩行速度が改善する[3]．

2 上肢機能障害に対するリハビリテーション

　片麻痺上肢機能障害の特徴としては，上肢の麻痺があるとたとえそれが軽度であっても，健側が存在するため，日常生活の大半の動作は健側で行えてしまうので，廃用が起こりやすく，いわゆる learned non-use（学習された不使用）が起こりやすい．中等度以上の麻痺の患者では肩関節亜脱臼の存在と自動運動が困難であるため，肩関節の拘縮，拘縮による痛み，肩手症候群などを引き起こしやすいので，早期からの患肢保護法の指導が重要であり，ADL に支障をきたさない関節可動域（ROM）の維持が必要である．重度弛緩性麻痺で感覚障害や半側空間無視を伴う例では，麻痺側上肢を忘れがちであり，麻痺側上肢が体の下になったり，牽引力がかかり，機械的な損傷も加わる可能性がある．このような症例では車いすにオーバーテーブルを装着し，患肢は常にテーブル上におく，ベッド上臥位時には肩枕を使用する，移乗時や歩行訓練時に下垂によるけん引を防ぐためにアームスリングを装着させる等の対応が必要である．アームスリングや三角巾の使用の際には固定による拘縮のリスクがあることを認識し，ROM 訓練を必ず行うことと，不必要に長時間装着させることは避ける．

　肩関節の疼痛，拘縮に対しては ROM 訓練を行う．疼痛が強く ROM 訓練が困難な場合には NSAIDs の使用や肩峰下滑液包内へのステロイド注射を検討する（グレード B）[1]．

　上肢の機能回復，関節可動域の維持，痙縮のコントロールのためには，麻痺のレベルに応じて，補助的にでも日常生活で使用させることが重要である．特に，前述したような発症後 1～2 か月で分離運動が出現している例では実用手の獲得が見込まれるので，積極的な日常生活での使用を指導するとともに訓練を行うことが重要である．

　麻痺肢の筋活動の促通のためには，両上肢によるサンディング訓練などを用いて伸展運動を促通したり，筋再教育訓練を行うとともに，日常生活で使用するために必要な基本動作である，リーチ動作や握る・離す，摘まむ・離す等の基本動作を組み合わせた作業療法を行う．麻痺の重症度に応じて，利き手交換等による，代償的な ADL 動作の指導も行う必要がある．適切な予後予測に基づき，機能改善を目指す機能訓練と，代償的な日常生活動作訓練を組み合わせて行うことが必要である．

　従来の運動療法ならびに作業療法に加えて，Constraint-induced movement

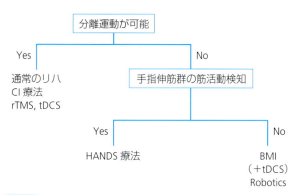

図2 脳卒中片麻痺上肢に対する新しい治療戦略

therapy（CIMT）[4]，Hybrid Assistive Neuromuscular Dynamic Stimulation（HANDS）therapy[5]，反復促通療法[6]，反復経頭蓋磁気刺激（rTMS）・経頭蓋直流電気刺激（tDCS）[7]，Brain Machine Interface（BMI）[8]などの様々な機能障害へのアプローチが報告され，上肢機能障害の改善が報告されている．図2に新しい機能障害に対するアプローチの治療戦略を示す．

Pearls

Hybrid Assistive Neuromuscular Dynamic Stimulation（HANDS）therapy

脳卒中片麻痺上肢機能障害に対する治療．随意運動介助型電気刺激装置と装具を1日8時間3週間着用し，日常生活での麻痺側上肢の使用を促す[5]．随意運動介助型電気刺激装置は標的筋の随意筋電量に比例した電気刺激が可能であり，随意収縮の強弱のコントロールや，運動の中止，収縮後の脱力の学習が可能である．装具の使用はピンチ動作を行いやすくするとともに，屈筋群の緊張を抑える働きがある．すでに回復期でのRCT[9]も行われており，慢性期脳卒中患者での脳可塑性ならびに相反性抑制の改善も報告されている[10]．

文献

1. 日本脳卒中学会 脳卒中ガイドライン委員会，編．脳卒中治療ガイドライン 2015．東京: 協和企画; 2015.
2. 森 英二．脳卒中片麻痺患者の基本動作に関する運動生理学的研究．リハ医学．1996; 33: 49-59.

❸ Veerbeek JM, Koolstra M, Ket JCF, et al. Effects of augmented exercise therapy on outcome of gait and gait related activities in the first 6 months after stroke. A meta analysis. Stroke. 2011; 42: 3311-5.
❹ Wolf SL, Winstein CJ, Miller JP, et al. Effect of constraint-induced movement therapy on upper extremity function 3 to 9 months after stroke. The EXCITE randomized clinical trial. JAMA. 2006; 296: 2095-104.
❺ Fujiwara T, Kasashima Y, Honaga K, et al. Motor improvement and corticospinal modulation induced by hybrid assistive neuromuscular dynamic stimulation (HANDS) therapy in patients with chronic stroke. Neurorehabilitation Neural Repair. 2009; 23: 125-32.
❻ Shiomdozono M, Noma T, Nomoto Y, et al. Benefits of a repetitive facilitative exercise program for the upper paretic extremity after subacute stroke: a randomized controlled trial. Neurorehabil Neural Repair. 2013; 27: 296-305.
❼ Hummel FC, Cohen LG. Non-invasive brain stimulation: a new strategy to improve neurorehabilitation after stroke? Lancet Neurol. 2006; 5: 708-12.
❽ Shindo K, Kawashima K, Ushiba J, et al. Effects of neurofeedback training with an electroencephalogram-based brain-computer interface for hand paralysis in patients with chronic stroke: a preliminary case series study. J Rehabil Med. 2011; 43: 951-7.
❾ Shindo K, Fujiwara T, Hara J, et al. Effectiveness of hybrid assistive neuromuscular dynamic stimulation therapy in patients with subacute stroke: a randomized controlled pilot trial. Neurorehabil Neural Repair 2011; 25: 830-7
❿ Fujiwara T, Honaga K, Kawakami M, et al. Modulation of cortical and spinal inhibition with functional recovery of upper extremity motor function among patients with chronic stroke. Restor Neurol Neurosci. 2015; 33: 883-94.

〈藤原俊之〉

Ⅳ 脳出血　　Ⅴ くも膜下出血　　Ⅵ リハビリテーション

2 脳卒中のクリティカルパス，地域連携パスはどのように利用すればいいでしょうか？

1. 脳卒中クリティカルパス

1 クリティカルパスとは

　クリティカルパス（以下，パス）とは，良質な医療を効率的，かつ安全，適正に提供するための手段として開発された診療計画表である．もともとは，1950年代に米国の工業界で導入されはじめ，1980年代に米国の医療界で使われ出した後，1990年代に日本の医療機関においても導入された考え方で，診療の標準化，根拠に基づく医療の実施，インフォームドコンセントの充実，業務の改善，チーム医療の向上などが可能となってきた[1]．

2 脳卒中パスのエビデンス

　コクラン研究所で，脳卒中パス（care pathway）の systematic review が行われている．Randomized controlled trial（RCT）の3研究（340例）と non-randomized study の12研究（4081例）のデータによると，①死亡・退院先に有意差なし，②退院時の非自立の増加，③患者の満足度・QOL低下，④再入院の減少，⑤尿路感染症の減少，⑥CTの施行率の上昇，⑦在院日数・コストの差も不明である[2]．

　その後の脳卒中パスの報告でも，治療の過程を改善することはできる，急性期脳卒中診療においての有益性はない，あるいはパスの導入のみでは脳卒中診療のレベルアップにはならず，専門家の学際的チームによる stroke unit（脳卒中専門病棟）の導入が必要であるという[3]．

　以上，急性期脳卒中パスは，個々の治療・ケアの過程・質の向上あるいは個々の職種の仕事の向上は可能となるが，stroke unit のような脳卒中転帰の改善効果は証明されていない．stroke unit では専門家の学際的チームが，①プログラムに沿った診断・治療，②早期離床・早期リハ，③感染対策・栄養管理（誤嚥対策・合併症対策）を実践することにより脳卒中の生命予後・機能予後を改善し，在院日数短縮も図れる．パスは，医療を標準化し，チーム医療を実践する stroke unit を補完する手段である．

3 運用日数

　熊本の脳梗塞パスのハイアップコースとAコースの運用日数は14日である．1999年5月から2000年4月に熊本の3つの施設に入院した発症後7日以内の虚血性脳血管障害806例の検討では，在院日数は17.3日，中央値14日であった．

　米国の報告によると，1998年のcommunity hospital 137病院での平均在院日数は，くも膜下出血11.5日（中央値8日），脳出血7.5日（中央値5日），脳梗塞5.9日（中央値5日），一過性脳虚血発作3.9日（中央値3日）であった．実際，5日間の脳卒中パスが運用されている．このように運用日数には中央値がよいと考えられる．

　パスを導入したからといって在院日数が減るわけではなく，在院日数を短縮するためにはリハビリテーション（以下，リハ）専門病院などとの連携構築が必要である．

2. 地域連携パス

1 目的

　脳卒中診療ネットワーク構築のための医療連携を推進する1手段として地域連携パスが登場してきた．地域連携パスは，熊本で2003年に立ち上げられた大腿骨頚部骨折シームレス研究会が，院内パスの発展型として策定したものが最初でわが国独自のものである[4]．地域連携パスは，パスの発展型であり，パスの原則を理解し，作成・運用にあたることが大切である[4]．脳卒中地域連携パスの役割は患者に最終ゴール（達成目標）まで示した診療計画を提示し，目的をもって療養に臨んでもらうこと，地域の中で医療を標準化し，急性期病院から回復期や維持期，在宅になっても同様に良質なシームレスケアを受けられることである．

2 循環型

　地域連携パスには「循環型」と「一方向型」の2パターンがある[5]．「循環型」とは，糖尿病，高血圧，慢性肝炎，喘息などの慢性疾患，虚血性心疾患，悪性腫瘍などに対して，かかりつけ医と急性期病院（専門病院）を患者が定期的に循環するものである．かかりつけ医と病院の機能別にアウトカムが設定され，一定期間で反復を繰り返すパスである．運営上，バリアンスが発生した際のバックアップシステムを備え，患者とかかりつけ医の不安の解決法を明確にしておく必要が

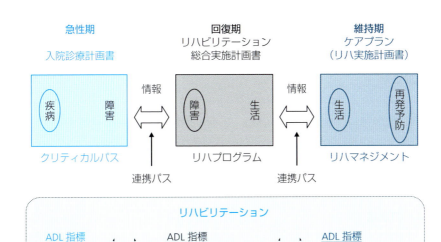

図1 脳卒中地域連携パスの concept

ある．

3 一方向型

　大腿頸部骨折や脳卒中は，急性期・回復期・維持期と病期が変わるごとに診療するチームが変わり，それを繋ぐための地域連携パスとなるため「一方向型」と考えられる．急性期は「疾病」，回復期は「障害」，維持期は「生活」と，病期によって対象が変化する　図1　．急性期パスとは異なり，すべてアウトカムを達成せずに進行するパスで，未達成のアウトカムを次のステップ，すなわち次の施設に持ち越すことが可能であり，治療の経路が一方向にのみ流れるものである．多くの職種が関わる必要があり，また連携の範囲が広大となり，連携システム構築は大変難度の高いものとなる．原疾患の再燃あるいは再発により治療の再スタートとなると急性期施設に回帰する．在宅になれば「循環型」となる．

3. 地域連携パス運用のためのネットワーク構築

1 医療連携

　　医療の高度・専門化あるいは機能分化が進む中で，①良質かつ適切な医療の提供，②地域の医療資源の有効活用，③診療報酬（医療政策），④患者・家族と医療従事者の満足度向上などの面から，医療連携はますます必要となっている．急性期病院にとっての医療連携には，かかりつけ医との前方連携，リハ専門病院との後方連携，脳卒中の非専門病院あるいは専門病院との水平連携がある．

2 リハの連携

　　脳卒中診療はリハの観点から，①急性期，②回復期，③維持期の3つの病期に分けられ，①かかりつけ医，②急性期病院，③リハ専門病院，④療養型病院や老人保健施設など，の4つのチームが必要である．この機能分化と医療連携による脳卒中診療ネットワーク構築には困難を伴うが，脳卒中診療の多くの問題点の解決策となる．

　　急性期病院に入院した軽症患者は急性期治療を受けて自宅退院し，回復期リハの適応のない最重症患者（遷延性意識障害）は急性期治療から直接維持期ケアに移行する．回復期リハについては，急性期以降もリハを必要とする患者を対象に，回復期リハ病棟で集中的なリハを行う．そして在宅医療への取り組みも含めて維持期リハへのスムーズな移行を図る．急性期チームから回復期チームへバトンタッチする時期は，収支が合い，かつ急性期ベッド確保，急性期リハから回復期リハへの移行などの観点から現時点で発症から1～4週間経過した時点が最適であろう．この際，継ぎ目のない医療（シームレスケア）を実現するために，①施設内あるいは地域における各チーム間の交流，②評価スケールの共通化，③診療指針の共通化，④施設間の診療情報の共有などを図り，円滑なバトンタッチを行う．

4. 地域連携パスの必須項目

1 退院時日常生活機能評価と転院・退院基準

　　地域連携診療計画管理料を算定する計画管理病院（急性期病院）からの転院時および地域連携診療計画退院時指導料を算定する連携医療機関（回復期リハ病

院）からの退院時においては，「日常生活機能評価」を行い，その結果を地域連携診療計画書（地域連携パス）に記入すること，また，連携保険医療機関（回復期リハ病院）が退院時に行った日常生活機能評価の結果は，計画管理病院（急性期病院）に対し文書にて報告することとなっている．

　実際には，急性期病院では，入院後 7 日以内に地域連携診療計画に基づく診療計画を作成し，患者・家族に説明し文書（地域連携パスの患者用）で提供する．またこの地域連携パスの公示日を患者用パスに記載しなければならない．地域医療計画には，「退院基準，転院基準」および「退院時日常生活機能評価」を明記するとなっているが，医療者用のみならず患者用の地域連携パスにも記載しなければならない．

2 年3回の合同会議

　情報交換のための会合が年 3 回程度定期的に開催され，診療情報の共有，地域連携診療計画の評価と見直しが適切に行われていることも必須項目となっている．医療連携では，出来上がった地域連携パスの存在よりも，地域連携パスの策定あるいは改訂の作業のために地域の医療機関のメンバーが定期的に会合を行うことが，一番のポイントとなる．なお地域のいくつかの急性期病院が独自に地域連携パスを策定すると，リハ病院はそれぞれの急性期病院が開催する会合に年 3 回出席しなければならない．

3 平均在院日数

　急性期病院（計画管理病院）の平均在院日数が 17 日未満であること，急性期・回復期の施設は，都道府県が作成する医療計画において脳卒中に係る医療提供体制を担う医療機関として記載されている保健医療機関であること（通常，都道府県のホームページで公開，熊本県 http://www.kumamoto.med.or.jp/cts16_apoplexy/index.html）が必須となっている．

5. 熊本の脳卒中地域連携パス[5,6]

1 作成

　脳卒中診療では違う対象を地域連携パスで繋ぐために，key word を「リハの継続性」と「治療の継続性」として，パスのポイントとして，①どの症例も十分にリハが受けられる，②どの地域でも使える地域連携パス（シンプルで，仕事が

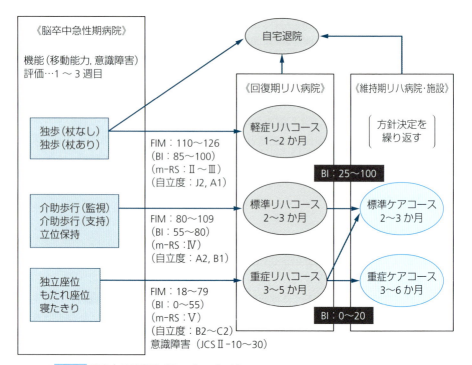

図2 脳卒中地域連携パス　オーバービュー
(橋本洋一郎, 他. In: 副島秀久, 他編. 変化の時代に対応するクリニカルパス, どう作り, どう動かす. 照林社; 2007. p.74-81[5]より)

増えない），③地域で1種類の地域連携パス，④ゴール設定は在宅を十分に考慮する，⑤現在の院内パスをそのまま利用を掲げて策定した[5]．図2．地域連携パスでは，「在院日数」と「退院基準」からなる「退院時達成目標」を設定することが必要であり，回復期は3つのコース，維持期は2つのコースを運用している．リハの継続がメインになるが，脳卒中再発予防のための治療の継続も重要である．

2 運用

熊本市とその周辺では，2007年4月に熊本脳卒中地域連携ネットワーク研究会（K-STREAM, http://k-stream.umin.jp/）が発足し，約50施設で脳卒中地域連携パスの運用を開始した．現在，熊本県内の9急性期病院，38回復期リハ病院，38療養型病院，19介護老人保健施設，40クリニックが参加している．患者用パス，医療者用パスと連携シートとともに，薬剤のオプションパス，さらに

特定の施設間で摂食・嚥下のオプションパスを運用している．

　急性期病院では，入院 1 週間以内に患者用の地域連携パスを入院診療計画書（院内パス）とともに患者・家族に提示し，地域全体で治療とリハに取り組むことを説明する．転院時での移動能力（ADL）に応じて回復期リハ病院でのコース選択の予測（暫定的な選択）についての大まかな説明を行い，さらに回復期リハ病院転院後 1 週間以内に評価（FIM など），正式なコース設定が行われることを述べておけば，転院時の混乱が防げる．なお地域連携パス（医療者用）とともに地域連携シートに各病期の情報を記載し，次のチームへバトンタッチするときに診療情報提供書とともに持参させる．さらに紹介元にこれを郵送してフィードバックをかける．

　医療制度改革の中で今後，多くの脳卒中症例は，急性期病院，回復期リハ病床，施設，居住系での治療・ケアとなってくる．このような中で，重度障害や意識障害（JCS Ⅱ桁）の脳卒中例のリハ切り捨てとならないようにすべきである．

3 地域連携パスの IT 化

　2007 年に地域連携パスの運用を開始した時点では全て，紙による運用であった．そのためデータの保管や質の維持が困難なことや，データ収集と分析作業に膨大な労力を要していた．近藤班や小林班の支援を受けて，File Maker Pro を用いて脳卒中地域連携パスの電子版を作成した[6]．File Maker Pro を保有していない施設でも運用できるようにマルチユーザー版（通常版）のほかにランタイム版も作成した．このため K-STREAM 参加施設には費用は生じていない．2009 年 10 月に配布を開始し，従来の紙によるパスと共存しながら電子化導入を促進していった．ダウンロードサイトからダウンロードできるようになっている（http://www.sunfusion.net/streamdownload.html）．現在，印刷して情報提供は行っているが，データの収集は電子媒体に統一している．電子版では 2015 年 6 月末までに 15,262 例（急性期から回復期への転院が 10,003 例）が登録されており，熊本の脳卒中患者データベースとしての役割を果たしている．

Pearls

脳卒中診療の"均てん化"のために医療連携と地域連携パスが必要である．脳卒中患者の転帰，連携の実態，全国とその地域のデータの比較，急性期病院間の比較，回復リハ病院間の比較（補正式を用いての解析）など多くの検討を行って，地域全体の脳卒中診療の実態を把握して改善を図らなければならない．最近問題になっている日常生活機能評価表の10点が9点の2～3倍存在する点についての検討では，熊本ではこの差がないことが示されている．一度，地域の実態を調べてみてはどうであろうか．

文献

1. 米原敏郎，稲富雄一郎，橋本洋一郎，他．脳血管障害の医療手順．神経治療学．2004; 21: 155-66.
2. Kwan J, Sandercock P. In-hospital care pathways for stroke. Stroke 2005, 36: 1348-9.
3. Tan KM, Austin B, Shaughnessy M, et al. An audit of the impact of implementation of a stroke care pathway in an acute teaching hospital. Ir J Med Sci. 2007; 176: 75-9.
4. 野村一俊，監修．大腿骨近位部骨折地域連携クリティカルパス ―大腿骨頚部骨折シームレスケア研究会―．東京: メディカルレビュー社; 2008. p.1-187.
5. 橋本洋一郎，他．脳卒中地域連携パス．In: 副島秀久，他編．変化の時代に対応するクリニカルパス，どう作り，どう動かす．東京: 照林社; 2007. p.74-81.
6. 寺崎修司，平田好文，橋本洋一郎，他．脳卒中地域連携パス電子版の開発．脳卒中．2010; 32: 654-9.

〈橋本洋一郎〉

索 引

■あ

悪性中大脳動脈梗塞	115
アクセスルート	275, 281
アスピリン	251
アセタゾラミド	214
アセタゾラミド負荷脳血流検査	130
アテローム血栓性脳梗塞	15, 90
洗い出し理論	132
アルガトロバン	248
アルテプラーゼ	78, 79, 106

■い

一過性脳虚血発作	68, 104, 225
遺伝性脳血管障害	189

■う

右左シャント疾患	152
運動障害	310

■え

遠位塞栓防止デバイス	203
遠隔医療システム	28
嚥下障害	308

■お

横静脈洞血栓症	157

■か

外減圧術	261
介護保険制度	6
開頭外減圧療法	115
海綿静脈洞血栓症	158
解離性動脈瘤	271
過灌流現象	178
過灌流症候群	178
核家族化	6
過呼吸	174
下肢静脈エコー	151
ガドリニウム造影剤	49
間欠的空気圧迫法	232
間接バイパス術	176

■き

奇異性脳塞栓	16, 146, 189
機械的血栓除去術	81
機能障害	309
急性期脳卒中診療	39
境界領域梗塞	129
凝固亢進状態	187
凝固線溶系マーカー	167
共同運動	310
共同偏視	104
虚血ペナンブラ	86

■く

くも膜下腔の血腫	286
くも膜下出血	268
クリッピング	268
クリティカルパス	315
クロピドグレル	252

■け

経静脈 rt-PA 血栓溶解療法	74
経食道心エコー図検査	147
経頭蓋超音波検査	147
頸動脈狭窄	217
頸動脈血栓内膜剥離術	202
頸動脈ステント留置術	133, 203
頸動脈内膜剥離術	93, 133

経皮的血管形成術	81
経皮的脳血栓回収療法	24
頸部頸動脈血行再建術	93
頸部内頸動脈狭窄症	201
血液希釈療法	93
血液脳関門	124
血管炎症候群	190
血管拡張薬	289
血管内治療	91
血行再建療法	122, 123
血行力学性脳虚血	209
血行力学的機序	129
血栓溶解療法	90, 124, 143

■こ

コイル塞栓術	147
後遺症	2
高額療養費制度	12
抗凝固薬	92
抗凝固療法	71, 106
高血圧	215
抗血小板薬	92, 175
抗血小板薬2剤併用療法	199
抗血小板療法	70
抗血栓療法	143
高張グリセロール	232
抗てんかん薬	233
高度狭窄	216
項部硬直	302
誤嚥性肺炎	2

■さ

再開通療法	46
再灌流障害	123
再灌流療法	106
再就職	5

■し

止血薬	231
脂質異常症	219

視床出血	239
死亡数	2
死亡率	2
社会的支援	4
社会的不利(参加制約)	309
若年性脳梗塞	183
重度後遺症	4
就労困難	5
就労支援	12
主幹動脈閉塞症	82
手術デザイン	177
出血性梗塞	105
腫瘍マーカー	168
障害者総合支援法	7
障害年金	12
症候性頭蓋内出血	123, 124
症候性脳動脈瘤	295
上肢機能障害	312
少子高齢化	6
上矢状静脈洞血栓症	157
小脳出血	241
傷病手当金	12
静脈血栓塞栓症	194
初期神経診察	40
初期神経評価	32
神経学的検査チャート	35, 40
神経学的診察法	32
心原性脳塞栓	15, 104
心原性脳塞栓症罹患数	3
身体障害者福祉法	7
深部静脈血栓症	150
心房細動	3

■す

水頭症	261
頭蓋内圧亢進	113, 157, 264
頭蓋内出血	174, 220, 245
スタチン	219
ステントアシストテクニック	283
ステント血栓症	199

ステントリトリーバー	82, 84
スマートフォン	28

■せ

生活習慣病	215
成人の脳室内出血	242
成年後見制度	13
前交通動脈瘤	278
前大脳動脈瘤	280
穿通枝梗塞	99

■そ

塞栓性機序	131
塞栓防止デバイス	203

■た

退院時日常生活機能評価	318
大動脈解離	75, 144
大動脈原性脳塞栓	18
大脳深部静脈血栓症	159
ダビガトラン	77
ダブルカテーテルテクニック	283
担癌患者	166

■ち

地域ネットワーク	24
地域連携パス	316
遅発性脳血管攣縮	285
血豆状動脈瘤	272
中大脳動脈瘤	278
中和抗体	249
直接作用型経口抗凝固薬	107, 194, 221
直接トロンビン阻害薬	196
直接バイパス術	177

■つ

椎骨動脈解離	263
椎骨動脈解離性脳動脈瘤	279
椎骨動脈後下小脳動脈分岐部動脈瘤	279

■て

低血糖	217
低体温療法	232
適正治療指針第2版	74
転院・退院基準	318

■と

動眼神経麻痺	302
糖尿病	217
動脈解離	185
動脈瘤破裂	294
特別養護老人ホーム	6
トラッピング術	270
トリプルH療法	289
トルーソー症候群	165
ドレナージ術	261

■な

内頸動脈後交通動脈分岐部動脈瘤	278
内中膜複合体厚	59
内皮細胞障害	287

■に

妊娠分娩	233

■の

脳幹出血	242
脳血管アミロイドアンギオパチー	254
脳血管疾患受療率	3
脳血管主幹動脈閉塞	216
脳血管障害国民医療費	4
脳血管障害再発率	4
脳血管障害推計患者数	3
脳血管障害生存率	4
脳血管障害総患者数	3
脳血管造影	136
脳梗塞	225
脳室穿破	261
脳出血	221, 236

脳静脈洞血栓症	155
脳卒中急性期	42
脳卒中治療ガイドライン 2015	237
脳卒中パス	315
脳底動脈瘤	279
脳動脈解離	135
脳浮腫治療薬	93
脳保護薬	93, 121
能力低下（活動制限）	309

■は

バイオアクティブコイル	276
肺塞栓症	150
肺動静脈瘻	146
バイパス（手）術	93, 271
バルーンアシストテクニック	283
バルサルバコントラスト法	149
破裂脳動脈瘤	268

■ひ

ピオグリタゾン	218
被殻出血	238
非細菌性血栓性心内膜炎	166
皮質下出血	240
皮質静脈血栓症	159
微小栓子	149
微小栓子シグナル	132
ビタミン K 依存性凝固因子	195
一人暮らし	6
非ビタミン K 阻害経口抗凝固薬	153
非弁膜症性心房細動	104, 194
病院機能分担	6

■ふ

複合バイパス術	179
復職	5
フリーラジカル	124
プロトロンビン時間国際標準比	195
プロトロンビン複合体	231
分水嶺梗塞	129

分離運動	310

■へ

ベアプラチナコイル	276
平均在院日数	319
閉塞血管の評価	46
ペナンブラ	122
ペナンブラ領域	46, 83
ヘパリン	106, 248

■ほ

歩行障害	311
ボストン診断基準	258
母動脈閉塞	275

■み

未分画ヘパリン	247

■む

無症候性脳動脈瘤	291

■も

もやもや病	173, 186

■よ

要介護の原因の第 1 位	4
腰椎穿刺の適応	304

■ら

ラクナ梗塞	15, 96
ラモトリギン	233
卵円孔開存症	146

■り

リハビリテーション	308
瘤内塞栓	275
療養型病院	6

■れ

レベチラセタム	233

レンズ核線条体動脈	96, 173

■ろ

老人保健施設	6

■わ

ワルファリン	107, 246, 248

■数字

1割を自己負担	7
Xa 阻害薬	196
Xa decoy 製剤	249

■A

A-S-C-O 分類	18
ABCD$_2$スコア	69
adjunctive techniques	283
ADL	310
AMORE (asymptomatic moyamoya registry)	176
artery susceptibility sign	54
ASL (arterial spin labeling) 法	54
ASPECTS	43, 86

■B

BAD (branch atheromatous disease)	18, 96
BAD 型梗塞	96
BAD の画像診断	226
BAD の治療	227
BAT (bleeding with antithrombotic therapy) Study	246
body mass index	222
BPAS (basi-parallel anatomical scanning)	56

■C

CAA (cerebral amyloid angiopathy)	254
CAS	133, 201, 203
CBF	176
CEA	133, 201, 202
CHADS$_2$スコア	198
CHANCE	251
CISS 分類	20
CREST trial	204
CSPS2	252
CVR	176

■D

DAPT (dual antiplatelet therapy)	199
DOAC (direct oral anticoagulant)	76, 194, 246, 249
dome/neck aspect 比	276
dome/neck 比	276
drip & ship	25
drip, ship & retrieve	26
DSC (dynamic susceptibility contrast)	54
DVT (deep venous thrombosis)	150
DWI-FLAIR mismatch	53

■E

early CT sign	42
EC-IC バイパス	209
ECST (European Carotid Surgery Trial) 法	60
ED ratio	62
EDMAPS (encephalo-duro-myo-arterio-pericranial synangiosis)	180
EDV (endodiastolic velocity)	59
eicosapentaenoic acid	221
EPD	203

■F

FD (flow diverter)	284
FLAIR intraarterial signal	53
FLAIR-DWI mismatch	53

G

Galen 静脈	158
Gd 造影剤	49

H

hyperdense artery sign	42
hyperintense vessel sign	53

I

IMT (intima media thickness)	59
ISAT	275
IST (International Stroke Trial)	247

J

J-STARS	219
JAM (Japan Adult Moyamoya) Trial	174
Join	28
JR-NET	275

M

MES (microembolic signal)	132, 149
microbleeds	251
MMP-9	124
mobile endovascular-therapy team	27
multimodal CT	44

N

NASCET (North American Symptomatic Endaterectomy Trial) 法	60
NBTE (non-bacterial thrombotic endocarditis)	166
NIHSS (National Institute of Health Stroke Scale)	34, 80, 85
NINDS-III 分類	15
NOACs (non-vitamin K antagonist oral anticoagulants)	153
NVAF	194
NVU (neurovascular unit)	124

P

paradoxical hypercoagulability	195
PAVF (pulmonary arteriovenous fistula)	146
PCC	248
PFO (patent foramen ovale)	146
PHASES score	299
PSV (peak systolic velocity)	59
PT-INR	107, 195
PTA	81

R

rt-PA (recombinant tissue-plasminogen activator)	74, 245
rt-PA 静注療法	24, 94

S

SAPPHIRE trial	204
Ship & Drip	24
SPARCL	219
SPECT	176
STA-MCA anastomosis	175

T

t-PA	123
tailored CAS	205
TCD (transcranial Doppler)	147
telestroke	28
The Premier Perspective data base	282
therapeutic time window	123, 126
TIA (transient ischemic attack)	68, 174
TICI grade	87
TOAST 分類	17

■ V

VTE 194

■ W

Willis動脈輪閉塞症 186

神経内科 Clinical Questions & Pearls
脳血管障害   ©

―――――――――――――――――――――――――

発　　行　2016 年 10 月 1 日　　1 版 1 刷

シリーズ
監修者　　鈴　木　則　宏

編集者　　伊　藤　義　彰

発行者　　株式会社　　中 外 医 学 社
　　　　　代表取締役　青　木　　　滋

　　　　〒162-0805　東京都新宿区矢来町 62
　　　　　電　　話　03-3268-2701（代）
　　　　　振替口座　00190-1-98814 番

―――――――――――――――――――――――――

印刷・製本/三報社印刷（株）　　〈RM・HO〉
ISBN 978-4-498-22872-6　　　Printed in Japan

JCOPY ＜(社)出版者著作権管理機構 委託出版物＞

本書の無断複写は著作権法上での例外を除き禁じられています．
複写される場合は，そのつど事前に，(社)出版者著作権管理機構
（電話 03-3513-6969，FAX 03-3513-6979，e-mail: info@jcopy.
or.jp）の許諾を得てください．